U0294988

# 银屑病解读

**主　编**　张学军

**副主编**　史玉玲　崔　勇　杨春俊

**编　者**（按姓氏笔画排序）

丁杨峰　上海市皮肤病医院
卜晓琳　第二军医大学附属公利医院
史玉玲　同济大学附属第十人民医院
匡叶红　中南大学湘雅医院
闫玉红　广东省中医院
吕成志　大连市皮肤病医院
任韵清　浙江大学医学院附属第二医院
关　欣　北京大学第三医院
孙良丹　安徽医科大学第一附属医院
李　欣　上海市中医药大学附属岳阳中西医结合医院
李　薇　四川大学华西医院
李　霞　上海交通大学医学院附属瑞金医院
杨春俊　安徽医科大学第二附属医院
张三泉　广州市皮肤病防治所，广州医科大学皮肤病研究所
张学军　复旦大学附属华山医院，安徽医科大学第一附属医院
陈　崑　中国医学科学院皮肤病研究所
陈　敏　中国医学科学院皮肤病研究所
陈柳青　武汉市第一医院
林志淼　北京大学第一医院
周冬梅　北京中医医院
赵　邑　清华大学附属北京清华长庚医院
陶　娟　华中科技大学同济医学院附属协和医院
崔　勇　中日友好医院
满孝勇　浙江大学医学院附属第二医院
颜克香　复旦大学附属华山医院

**编写秘书**

卜晓琳　第二军医大学附属公利医院
赵梓含　同济大学附属第十人民医院

人民卫生出版社

**图书在版编目（CIP）数据**

银屑病解读 / 张学军主编 . —北京：人民卫生出
版社，2018
ISBN 978-7-117-27493-7

Ⅰ.①银… Ⅱ.①张… Ⅲ.①银屑病－防治－问题解
答 Ⅳ.①R758.63-44

中国版本图书馆 CIP 数据核字（2018）第 222819 号

| | | |
|---|---|---|
| **人卫智网** | **www.ipmph.com** | 医学教育、学术、考试、健康， |
| | | 购书智慧智能综合服务平台 |
| **人卫官网** | **www.pmph.com** | 人卫官方资讯发布平台 |

**版权所有，侵权必究！**

## 银屑病解读

主　　编：张学军
出版发行：人民卫生出版社（中继线 010-59780011）
地　　址：北京市朝阳区潘家园南里 19 号
邮　　编：100021
E - mail：pmph @ pmph.com
购书热线：010-59787592　010-59787584　010-65264830
印　　刷：北京画中画印刷有限公司
经　　销：新华书店
开　　本：710×1000　1/16　印张：18
字　　数：266 千字
版　　次：2018 年 10 月第 1 版　2018 年 10 月第 1 版第 1 次印刷
标准书号：ISBN 978-7-117-27493-7
定　　价：56.00 元

打击盗版举报电话：010-59787491　E-mail：WQ @ pmph.com
（凡属印装质量问题请与本社市场营销中心联系退换）

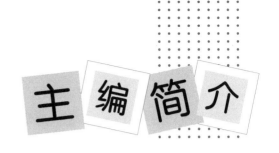

## 主编简介

张学军

二级教授、主任医师、博士研究生导师

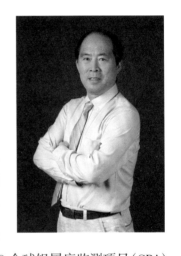

安徽宿松人，1955 年 8 月生。现任复旦大学皮肤病研究所所长，华山医院特聘教授，国家卫生健康委员会中日友好医院特聘兼职教授，教育部皮肤病学重点实验室（安徽医科大学第一附属医院）主任，海南博鳌超级医院国际皮肤医学中心领衔专家。兼任国际皮肤科学会联盟常务理事，美国皮肤科协会国际名誉会士，国际银屑病协会委员兼 WHO 全球银屑病监测项目（GPA）亚太地区协调员，中华医学会皮肤性病学分会名誉主委、银屑病专业委员会主委兼首席专家，中国遗传学会常务理事；J Invest Dermatol 等 5 种 SCI 杂志编委。曾任亚洲皮肤科学会第九届主席，中华医学会皮肤科分会第十一、十二届主任委员，安徽医科大学校长（2002—2014）。担任国家临床医学本科规划教材《皮肤性病学》第 5~9 版主编，国家住院医师规范化培训教材《皮肤性病学》主编，国家研究生规划教材《中英文医学科研论文撰写与发表》主编。致力于人类疾病基因组变异研究，在 NEJM、Nature、Nat Genet、Nat commun 等发表 SCI 论文 300 余篇，引用超过 1 万次。以主持人身份获国家科技进步二等奖 1 项、省部级自然科学或科技进步一等奖 5 项，成果入选 2010 年"中国十大科学进展"和 2012 年"中国高等学校十大科技进展"。获得谈家桢科学奖临床医学奖、中国医学科学家奖、中国健康传播大使奖和国家名医 - 国之大医称号。

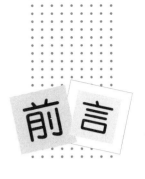

前言

银屑病是一种常见的慢性、复发性、炎症性、系统性疾病。典型临床表现为鳞屑性红斑或斑块，局限或广泛分布。该病病程慢性，易于复发，尚无治愈方法，对患者的生活质量有着极大的负面影响。任何年龄都有发病可能，并且越来越多的研究证明：银屑病是一种系统性疾病，与银屑病相关的疾病包括心血管疾病、代谢综合征、糖尿病、肥胖、肿瘤、自身免疫性疾病及精神心理疾病等。近年来，发现银屑病的患病率有逐年升高的趋势，这可能与新发银屑病患者数量和银屑病诊断率提高有关，也可能与现代生活节奏快、工业化进程有关。如果按照 2018 年最新的人口调查总数 13.9 亿为基数，据测算，我国银屑病患者总数大概在 600 万 ~700 万之间，由此可见银屑病患者数在我国也比较庞大。

由于银屑病的确切病因和发病机制迄今尚未完全弄清楚，因此，并不存在"永不复发"等说法。但是，很多患者对银屑病缺乏基本的了解，盲目轻信媒体广告的夸大宣传而乱投医、滥用药，接受不正规甚至危害身体健康的治疗，以致病情加重，给患者本人及其家庭带来了沉重的负担，同时也造成了治疗上的困难。尽管如此，随着医学、药学的进步与发展，皮肤科医师也有越来越多的手段引导、帮助患者正确地防治银屑病，对每位患者进行个体化的综合治疗。患者应该选择正规医院就诊，调整好心态，以积极阳光的态度主动配合皮肤科医师的治疗措施，以达到最好的治疗效果。

为了银屑病患者及其家属能够正确认识银屑病，走出治疗上的误区，提高银屑病患者的治疗效果和生活质量，并且向全社会加强银屑病常识的普及，2014 年以来，中华医学会皮肤性病学分会银屑病专业委员会组织开展"蒲公英行动"银屑病患者教育活动，已经在全国多个省市开展了 100 多场"蒲公英科

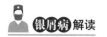

普教育行动",旨在帮助患者树立对银屑病正确的认识,接受正规、安全、个体化的治疗。

在这本书里,我们将患者常问的问题和日常门诊所见的一些常见误区汇集起来,并集合多位国内知名的银屑病专家的经验,查阅并借鉴了大量国内外银屑病防治资料,对这些问题一一做了详细解答。限于时间和经验,难免存在不足之处,有请广大读者和同道批评指正。同时向在撰写过程中我们曾参阅借鉴过的所有文献的作者致谢。

张学军

国际银屑病协会委员兼全球银屑病监测项目(GPA)亚太地区协调员

中华医学会皮肤性病学分会名誉主委

中华医学会皮肤性病学分会银屑病专业委员会主委兼首席专家

2018 年 8 月

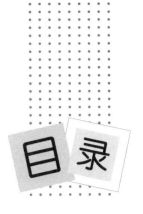

# 目 录

 **第一部分　银屑病的一般知识**

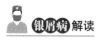

## 第二部分　银屑病的病因和发病机制

# 第三部分　银屑病的临床表现

## 第四部分　银屑病的实验室和影像学检查

## 第五部分　银屑病的鉴别诊断

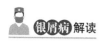
# 第六部分　银屑病的治疗

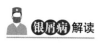

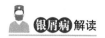

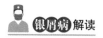

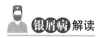

## 第七部分　银屑病患者的健康教育

# 第一部分 银屑病 的一般知识

张学军　复旦大学附属华山医院,安徽医科大学第一附属医院

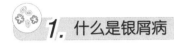 **1. 什么是银屑病**

说到银屑病,可能我们中的很多人都知道它是"一种不太好治疗的疾病,长久存在,反复无常,常常起皮,大量脱屑,甚至还可能会传染别人",都会望而生畏。但是,银屑病究竟是一种什么样的疾病呢? 恐怕除了从事皮肤病诊疗的专业医师或从事银屑病基础研究的人员外,非医学专业人员很难说得清、道得明。

还是来看看专业人士是如何定义银屑病的吧:银屑病是免疫介导的多基因遗传性皮肤病,多种环境因素如外伤、感染及药物等均可诱导易感患者发病。银屑病的典型临床表现为鳞屑性红斑或斑块,局限或广泛分布。

以上关于银屑病的定义来自于全国高等学校教材《皮肤性病学》第8版。这是面向全国大中专医学院校的医学生使用的标准教材,其对银屑病的定义既具有权威性,又具有专业性。那么,非医学从业人员如何理解这个定义呢? 换句话说,普通百姓该对银屑病有个怎样的总体认识呢?

首先,银屑病是免疫介导的疾病,与银屑病有关的免疫系统主要是细胞免疫,也有体液免疫的参与;其次,该病还与遗传有关系,是有很多基因参与的遗传性疾病;再次,环境因素也与银屑病的发病有关,如一次手术外伤、一次感冒化脓性扁桃体炎,甚至是某些药物,都有可能诱导该病的发生。一句话,银屑病很复杂,它的发病是很多因素参与的结果,有多种临床表现。

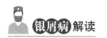

## 2. 银屑病又称为牛皮癣吗

银屑病被人们俗称为"牛皮癣",虽不确切,但这是千百年来形成的通俗叫法。我国中医古籍对于银屑病有以下记载:"牛皮癣状如牛领之皮,厚而且坚。"另外,在中医记载中,银屑病还有"白疕疮、蛇虱"等别名,根据描述,似西医所说的神经性皮炎,也符合银屑病的基本特征,因此,早期所说的牛皮癣中可能也含有神经性皮炎和银屑病这两种疾病。后来的《医宗金鉴外科》关于牛皮癣的描述为:"生于皮肤,形如疹疥,色白而痒,搔起白皮。"根据描述可知,这两种"牛皮癣"并非同一疾病,有可能名同实异。

现代医学已经放弃牛皮癣的称呼,作为皮肤性病科专业人士,我们也不赞成以"牛皮癣"来称呼银屑病。现代医学中所言的"癣"是由真菌感染所致,人与人之间可相互传播,如手足癣就是由浅表真菌感染所致,可以在人群中相互传播,而银屑病并不是由真菌感染所致,也不会在人与人之间传播,因此以"癣"来命名该病是不科学的。

随着基础医学研究不断深入,对银屑病的病理机制的认识也越来越清晰,此时还将该病称呼为"牛皮癣"有损于患者的身心健康,不利于该病的康复。

## 3. 全世界范围内银屑病的发病率如何

世界各地均有银屑病的报道,但是发病率差异较大,这与种族、地理位置和环境因素有关。

总体来说,寒冷地区人群患病率较热带地区人群患病率高,北欧白种人人群较亚洲人群患病率高。英国的患病率在1.5%~2.8%、西班牙为1.17%~1.43%、挪威为1.4%,男女患病率接近。1996年美国报道的患病率为2.6%,其中大西洋南岸、太平洋沿岸、新英格兰地区的患病率较高,女性患病率高于男性,白种人高于亚裔、非洲裔的居民。与欧美地区相比,我国与日本等亚洲国家银屑病的患病率相对较低。

## 4. 我国银屑病的发病率如何？我国大概有多少银屑病患者

银屑病在不同的地域和人种中的发病率都有所不同，况且我国人口众多，流动性又非常大，导致调查取样的困难更大。到目前为止，我国尚没有确切的银屑病患病率统计，全国总体发病率如何也不得而知。1984年进行的一次全国性的银屑病流行病学调查，发现总患病率为0.17%，同时发现南方城市患病率为0.153%、北方城市为0.227%、南方农村为0.078%、北方农村为0.176%。在2008年进行的一次六省市调查研究中发现总患病率为0.47%。

近年来，发现银屑病的患病率有逐年升高的趋势，这可能与新发银屑病患者诊断率提高有关，也可能与工业化程度加深，现代生活节奏快有关。银屑病临床分型以寻常型为主(97.06%)，其他型的银屑病所占比例较少。如果按照2018年最新的人口调查总数13.9亿为基数，据测算，我国银屑病患者总数大概在600万~700万之间，由此可见，银屑病患者数在我国比较庞大。

## 5. 银屑病的发病与地理环境有关吗

银屑病的发病与地理环境确实存在一定的关联，多次的流行病学调查显示出北方地区的发病率高于南方地区，城市的发病率高于农村地区。进行进一步的调查研究，可以发现一个地区一年当中平均气温、气压、相对湿度、年降水量与银屑病的发病率关系密切。

北方地区冬季寒冷，阳光照射时间少、强度低，春秋季持续时间短，气温升降变化幅度大，空气干燥，降水量少，而南方地区春秋季持续时间长，紫外线照射时间长，气温变化缓和，降水量多，空气湿润，上述气象特点导致银屑病在南方患病率明显低于北方。

城市生活环境的挤压、空气质量的下降也是导致城市银屑病发生率高的重要诱因。同时，城市居民的工作性质、生活习惯、日光照射及生活节奏快和心

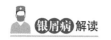

理负担重对银屑病的发病也有一定的影响。

**6.** **银屑病的发病与气候及温度有关吗**

银屑病发病率高低与气候因素关系密切,研究发现,一年当中平均气温、气压、相对湿度、年降水量与银屑病的发病率呈负相关,也就是说,在平均气温高、相对湿度大、年降水量多的环境中,银屑病的发病率反而较低。

此外,大部分患者症状表现为冬重夏轻的特点,不过也有少数发病于其他季节,或者一年四季症状差别不大。部分患者患病早期有明显的发病季节,但反复发作之后就没有季节性了。

不过气候对银屑病的影响并不是单一性的,银屑病发病率的高低是综合作用的结果,气候和温度并不是决定性因素。

**7.** **银屑病为什么会冬重夏轻**

流行病学调查发现,绝大多数银屑病的症状呈现出冬天重,夏天缓解和减轻的规律,并且北方发病率高于南方。

为何会出现这一现象,至今也没有找到确切的原因。可能是由寒冷对人体内的代谢过程、免疫功能以及血液循环等造成的不良影响引起的。冬季天气比较寒冷、干燥,银屑病患者出汗相对减少,毛孔很容易堵塞,并且在冬天,患者洗澡的次数也相对减少,体内一些有害物质不能得到及时有效的清除;同时,户外运动减少,房间内的空气不能保持流通、干燥。此外,阳光中的长波和中波紫外线,对银屑病有一定的防治作用,在寒冷季节,患者接触阳光少,这也可能是在冬季银屑病容易复发或加重的一个因素。另外,冬季容易感冒,感冒会引起上呼吸道感染,从而导致银屑病病情加重。这些综合因素都可能是导致冬季银屑病患者易复发的原因。相反,夏季天气炎热,阳光充足,日照时间长,人们在户外活动较多,穿衣服少或薄,皮肤接收日光的照射较多,排汗也较多。上述诸多因素导致大多数银屑病患者表现出冬重夏轻的变化规律。

**8. 银屑病的发生有性别差异吗**

我国 1984 年调查的资料显示,男性银屑病患病率为 0.193%,女性患病率为 0.139%。而 2008 年进行的一项六省市银屑病调查发现,男性银屑病患病率为 0.65%,女性患病率为 0.54%。2 次大规模的流行病学调查均发现女性患病率略低,但是进行统计学研究发现差别并无显著性意义。

2009 年美国的一项调查研究报道了其一个州某个郡的男性银屑病患者占51%,与女性患病率也无太大差别。多数文献认为男性和女性银屑病患病率基本相同,也无证据表明男性和女性银屑病患者之间皮损形态方面具有差异。

 **9. 银屑病的发生有种族差异吗**

银屑病在世界各地均有报道,不论是白种人、黄种人,还是黑种人,都有银屑病的发生。对不同种族的调查资料表明,本病的发生有很大的地理性差异。总体来说寒冷地区患病率较热带地区患病率高,北欧白种人较亚洲人患病率高,白种人发病较多,黄种人次之,黑种人、阿拉伯人及美国印第安人发病较少。美国报道的白种人患病率为 2.6%、丹麦法罗群岛发病率为 2.8%(为报道中最高)、西班牙为 1.17%~1.43%,英国人总体患病率在 1.5%~2.8%,其中白种人的患病率为 1.5%~3%。

黄种人中,中国人的发病率约为 0.47%,日本人的发病率在 0.2%~1.0%之间。

 **10. 哪个年龄段最易患银屑病**

大至 80 岁的老人,小至刚出生的婴儿,都可能患银屑病。关于银屑病发病年龄的分布特点的研究也是一项非常重要的流行病学内容。

在银屑病的临床和科研中,通常根据发病年龄划分为两型:I型患者在 40

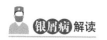

岁以前发病,发病高峰在 20 岁左右,病情往往较重;Ⅱ 型患者在 40 岁之后发病,病情相对较轻。在我国 1984 年的银屑病调查中,男性初发年龄比例最高在 20~24 岁,占 17.22%,而女性较男性提前 5 年左右发病,为 15~19 岁,占比为 18.46%。总体来看,初发年龄大多在 34 岁以前,占总数的 75%。在我国 2008 年关于银屑病的调查中发现,20~29 岁和 40~49 岁是银屑病初发年龄的 2 个高峰;男女患者的初发年龄高峰相似;67.65% 的患者在 40 岁以前发病,但 40 岁前发病与 40 岁后发病者临床表现差别不大。

 ## 11. 银屑病会传染给别人吗

首先,我们必须了解一下:何为传染病?

传染病是指由特定的病原体引发的疾病,这种病原体可以通过人与人之间的密切接触而传播,患者有可能把这个病原体传播给其他人,导致其发病。比如乙型肝炎就是由乙型肝炎病毒造成的,结核病是由结核杆菌所致的,梅毒是由梅毒螺旋体攻击人体皮肤黏膜组织后造成的。传染病之所以能够传播,其前提条件就是有特定的病原体存在,并且该病原体能够在人与人之间相互传播,可以通过空气飞沫(如结核杆菌)、性途径(梅毒螺旋体)等特定途径传播。

在平时的生活工作中,有些人见到银屑病患者会退避三尺,唯恐传染到自己身上来。其实,这是一种常识性的错误,银屑病虽然被称为"牛皮癣",但它并不是真正的"癣",与常见的真菌感染引起的"癣"不是同一种疾病。银屑病的发病不是由细菌、真菌、寄生虫等微生物直接引起,也就是说,它不是由特定的病原微生物引起的,与传染病不同,不会在人与人之间进行传播。

我们在临床中通过家族调查,也发现夫妻之间很少有共患病的现象,患者和他们的伴侣在一起亲密接触了十几年,甚至几十年,他们的伴侣也没有发生银屑病,这也说明银屑病没有传染性。

因此,我们应该平等对待银屑病患者。银屑病是一种顽固性疾病,但不是传染性疾病,我们并不会因为接触患者而被传染。银屑病患者本身就有自卑、苦恼的情绪,甚至还会产生轻生的念头,我们应当鼓励他们参加各种各样的日常活动,而不是疏远和孤立他们。

## 12. 银屑病的病程有多长? 会伴随终生吗

银屑病的病程没有所谓的时间限制,每个银屑病患者的病情不同,疾病存在时间的长短也不尽相同。有人在治疗一段时间后,几年、几十年不再复发,有人则病情反反复复,皮损可能一直存在。临床中,我们会发现很多患者出现一过性的银屑病症状,经过治疗,或者未曾治疗,缓解后可能很长时间不再复发,甚至终生不再出现。因此,银屑病的病程长短不一,不可预测。

多数银屑病患者通过正确合理的治疗,能把病情控制住,尽量延长缓解期,减少系统用药,减少对内脏的损害,银屑病的皮损也可以恢复到正常皮肤。这就需要我们与银屑病做一对和平共处、互相了解、互不伤害的朋友。患者需要深入了解银屑病的各种治疗方法(当然是科普性了解),了解其加重和复发的诱因,积极配合医生进行正确处置,减少和避免造成银屑病病情加重和复发的因素;在皮损稳定时或者病情缓解期,更要积极做好自我保健,保持心态平和,与银屑病和平相处。

## 13. 银屑病可以治愈吗

我们临床工作中,被银屑病患者问到的最多的问题就是:"我的病能治好吗? 银屑病能治愈吗?"

这是一个难以回答,又不得不面对的实际问题!

银屑病和高血压、糖尿病等内科疾病一样,是由多种因素参与的复杂性疾病,以目前的医疗水平还不能完全治愈。但我们在临床中也治疗了很多的患者,他们中的很多人可以做到几年甚至几十年都不复发,达到了临床治愈。也有一些患者每年复发一次或者几次,通过规范的治疗,也可以对病情实施有效控制。

理性地理解银屑病的治疗结局是每个患者都应该做到的。不要盲目治疗,

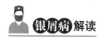

一定要到正规医疗机构接受专科医生的指导。千万不要轻信"治愈银屑病""根治银屑病"的谣言,这种说法是不科学的,也是极端不负责任的。不过,银屑病虽然顽固,但并非不能治,部分患者经过有效治疗后可以不复发,而且,目前有很多治疗手段,可以很好地控制银屑病。

## 14. 银屑病为什么会复发

银屑病是一种由免疫介导的多基因复杂性疾病,还有多种环境因素参与其发病。它的病因比较复杂,复发因素也有很多。

(1)感染是常见的复发因素,如感染可能是诱发银屑病的关键因素,在银屑病病程中如果反复感染,也可能再次诱发已经缓解的症状;

(2)外伤和预防接种也可能是复发的因素;

(3)银屑病患者大多情绪烦躁,不能很好地调理心态,长期处于精神紧张状等,这也可能导致银屑病的复发;

(4)患者饮食作息不规律,吸烟、暴饮暴食、多食辛辣刺激性食物、酗酒,这些都有可能导致免疫力下降,从而导致银屑病复发或加重;

(5)有些患者治疗过于积极,来回奔波于各个医院和医疗机构,用尽各种方法。但事与愿违,这样很难保证患者得到恰当的治疗,往往不但延误病情,还造成病情的加重;

(6)有些患者过早应用糖皮质激素和免疫抑制剂,在停药后造成病情的加重或者复发。也有一些患者由于工作、学习和日常生活不能坚持长期及时用药导致病情的复发。

## 15. 银屑病会影响寿命吗

这个问题是大多数银屑病患者所担忧的问题。银屑病作为一种顽固性、难治性疾病,对于有些患者,甚至会终生伴随,对患者的身体和精神都有直接的影响。那么,它到底会不会影响寿命呢?

总的来说,银屑病不会对患者的寿命产生影响,特别是占90%以上的寻常型银屑病,患者寿命几乎与正常人没有多少差别。在临床上出现危及生命的银屑病类型主要是红皮病型银屑病。而其他类型,如脓疱型和关节型银屑病虽然伴有皮肤、内脏、关节等的损害,但引起患者死亡的病例并不多见。

红皮病型银屑病是银屑病中最严重的类型,可能危及患者生命。红皮病患者可出现皮肤潮红、皮肤大量鳞屑、发热、水肿,甚至肝脏肿大、水和电解质平衡紊乱等紧急状况,据报道,红皮病型银屑病死亡率高达10%以上。但是这种类型银屑病通常是由于患者治疗不规范、依从性差所致。很多患者原本患的是普通的寻常型银屑病,却因为长期到处就医,寻找名医,听信广告宣传,相信"包治""根治";或者自暴自弃,生活没有规律,暴饮暴食,随便使用大剂量激素或抗细胞增殖类药物等,导致了红皮病型银屑病的发生。

因此,患者朋友一定要到正规医院或医疗机构接受正规、专业的治疗,切不可盲目相信江湖郎中,不可使用偏方验方,以免使原本能够得到很好控制的病情反复复发或者恶化成脓疱型银屑病甚至红皮病型银屑病。

**杨春俊**　安徽医科大学第二附属医院

## 16. 银屑病患者可以结婚吗

银屑病并不影响结婚。

我国婚姻法规定禁止结婚情形之一为:患有医学上认为不应当结婚的疾病,如双方家系中三代内患有相同隐性遗传性疾病(如白化病、全色盲、青光眼、着色性干皮病等)患者不能结婚。银屑病属于多基因疾病,它的发病不仅仅与遗传有关,同时与环境、免疫等都有关联。银屑病不属于我国婚姻法规定的禁止结婚的严重遗传病。银屑病也不是一种传染性疾病,它没有真菌、病毒、寄生虫等致病因子,夫妻共同生活几十年也不会导致传染的发生。因此,银屑病患者是可以结婚的。

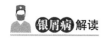

## 17. 银屑病患者可以生育吗

银屑病是一种慢性皮肤病,但不影响结婚和生育,除了一些重症类型如脓疱型和红皮病型银屑病可能会因为服用一些药物暂时影响生育外,绝大多数患者病情都较轻,对工作、学习和生活的影响并不大。

患者如果在服用一些如维甲酸类、环孢素、甲氨蝶呤等药物,可能造成不孕,甚至导致胎儿畸形,因此,建议在患者服用药物期间避孕。如果要怀孕,需要在医生的指导下进行。因为有些药物的半衰期较长,在体内可能停留很长时间,需要根据不同药物的半衰期长短决定停用多长时间的药物后再考虑生育。

研究证实,银屑病患者在妊娠期,有些病情会减轻甚至出现消退的现象,这可能与妊娠期的激素水平变化有关。这种状况的出现还可能与精神和身体状态有关,孕期患者大多比较注意保养,生活、饮食规律,心情愉悦,这些对银屑病的恢复有很大的帮助。

## 18. 银屑病会遗传给下一代吗

银屑病有一定的遗传几率,该病属于多基因遗传性疾病,即该病在遗传的基础上,也可能受到精神因素、皮肤外伤以及体内外环境因素等多种因素的影响而发病。当然,对于患者及其家属来说,本病会不会遗传给下一代,是他们最关心的问题。总的来说,有遗传因素并不等于后代一定遗传。

研究发现,父母双方均患银屑病,那么他们后代发生银屑病的概率会比夫妻双方均没有银屑病的后代要高,反之亦然。但这种概率只是统计概率,不是指后代一定发病。

据调查,虽然银屑病与遗传密切相关,但是遗传给后代的概率并不高,因此不用太担心银屑病的遗传问题。即使后代中有患者出现,也不是每个成员都会发病,发病的毕竟也是少数。况且,这是一种客观存在,担心害怕也解决不了问题,因为当前科学还没有能够预测到后代会不会发病的方法。

我们在临床工作中还遇到过这样的误解,有人认为,银屑病患者在患病期间生育会遗传给后代,但是一旦把病治好后再生育就不会遗传了。这是不正确的。患者携带的遗传因子不会因疾病是否治愈而改变,相反,有些治疗银屑病的药物有可能影响生育,或者具有致畸作用,若用这些药物治疗,在病变消退之后立即怀孕是不可取的。

 **19. 银屑病患者可以哺乳吗**

原则上来说,银屑病患者是可以哺乳的,本病虽然有一定的遗传性,但不是传染病,疾病不会通过乳汁传染给婴儿。但一些接受系统性口服药治疗的患者,最好在停药后等药物半衰期过后再哺乳。另外,使用外用药物时,最好避免婴儿接触到用药部位,或者在哺乳前拭去外用药物,以防婴儿接触吸收造成不良反应。患者哺乳期间,应注意及时补充营养,避免过多的忌口,保持良好的心态,这样才能保证有优良乳汁。

**20. 银屑病患者可以献血吗**

银屑病是一种复杂性皮肤病,那么,患上银屑病后还能不能献血呢?这是一些热衷于献血的患者想要了解的问题。献血者的健康检查标准中,有下列情况之一者不能献血:慢性皮肤病患者,特别是传染性、过敏性及炎症性全身皮肤病,如广泛性湿疹及全身性银屑病等。

所以全身性银屑病,如关节型、红皮病型或者范围广泛的脓疱型患者都不能献血,对于一些局限性银屑病,病情稳定的患者可以去参加一些献血活动。一些在口服药物(如阿维A)治疗银屑病的患者,也不主张去献血。

献血本身是一种公益性活动,我们不希望把血液中已存在的一些药物通过输血的形式输送给需要血液的患者。因此,作为银屑病患者,我们根据自身情况参与献血是好事,但是不可强求,以免对其他需要血液的人造成伤害,相信这也是作为一个热心公益的公民不愿看到的结局。

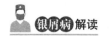

## 21. 儿童会患银屑病吗

在临床工作中,儿童银屑病患者虽然没有成年人多,但也不少见。

儿童银屑病有其突出的特点,即其与链球菌感染关系密切,多数患儿在发病前有扁桃体炎或上呼吸道感染史,半数以上的患儿伴有扁桃体慢性肿大;研究还发现,儿童期发病的银屑病,70%左右有明显的家族史,也就是说儿童银屑病患者更容易追溯出其父母存在银屑病病史。

与成人银屑病相比,精神因素、饮食因素对儿童银屑病的影响不如成人明显,并且其病情轻、病程短,多数患儿治疗转归理想、不易复发。

## 22. 老年人会患银屑病吗

人到老年时,免疫力和身体各项功能等都有所下降,还常常合并高血压、糖尿病或者心血管病,容易因内分泌失调、精神刺激、感染、外伤、恶性肿瘤等诱发银屑病病变,或者使原本缓解的银屑病复发,或使原本存在的银屑病病情加重等。老年银屑病患者皮疹以斑块为主,鳞屑较厚,病程较长者皮损顽固,难以治疗缓解。

在了解老年容易患银屑病的因素后,我们要从以下方面着手,提前预防银屑病的发生:积极治疗高血压病、糖尿病等;老年人体质有所下降,一定要适当锻炼,提高机体免疫力,防治疾病侵袭;要克服不良情绪,保持心态平和,以免大喜大悲;生活规律,清淡饮食,但也要均衡营养。

## 23. 银屑病会转变为癌症吗

银屑病因病情反复,不能根治,因此被人们称为"第二癌症",给患者身心带来极大的压力和创伤。但是银屑病与癌症是完全不同的两类疾病,癌症是指人体组织成分癌变所导致的疾病,而银屑病是一种慢性炎症性疾病,银屑病也不会转变为癌症。

皮肤癌主要有皮肤基底细胞癌、鳞状细胞癌和恶性黑素瘤等,在我国发病率都很低。银屑病虽然难治,甚至皮损可能终生不愈,但并没有相关的报道显示银屑病有转变为癌症的风险性,也没有比正常人增加转变为癌症风险性的证据。

不过需要提醒的是,很多年前,临床使用一些砷剂外用治疗银屑病,长期使用后可导致皮肤鳞状细胞癌的发生;还有以前发生过使用"白血宁"(一种治疗白血病的口服药物)治疗银屑病导致皮肤癌的发生的病例。这些药物现在已经被禁止用于治疗银屑病,因此,银屑病患者没有必要担心银屑病会转变为癌症。

但是,现在还是有一些江湖郎中,使用所谓的"祖传秘方"或"特效药物"来治疗银屑病,大肆宣传,"包治、根治",往往其主要有效成分就是上述被禁止使用的药物。

## 24. 银屑病患者的皮肤为什么会增厚

临床中经常会遇到一些患者咨询这样的问题:我得了这个病,皮屑怎么那么多,那么厚,去掉之后又会很快长出来? 走到哪里皮屑掉到哪里……

这其实与银屑病患者的表皮代谢异常有关,正常人表皮更替代谢时间为28天左右,而银屑病患者的表皮更替时间仅为3~4天,表皮角质形成细胞增殖加速,细胞周期大大缩短,大量的角质形成细胞还没有来得及完全死亡就已经聚集在皮肤表面,形成厚厚的角质层,这就是银屑病患者皮损中表皮堆积增厚的原因。

## 25. 银屑病是"癣"吗? 如何区别

"癣"是发生在皮肤表浅部位(如毛发、表皮和手足甲等部位)的真菌性皮肤病,皮损上有白色鳞屑,通过真菌镜检及真菌培养检查,可以发现菌丝和孢子等致病因子,同时这些皮肤病通过破损皮肤、衣物、用具还会自身传染或传染给他人。

银屑病虽然被人们称之为"牛皮癣",但并不是真正意义上的由真菌感染所引起的癣。银屑病是一种复杂性多基因皮肤病,主要发生在头部、躯干和四肢伸侧,虽然也会发生在头皮,但其临床表现及发病机制与头癣有明显差异,而且

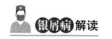

头皮银屑病较少引起脱发,同时,银屑病皮损真菌检查并没有菌丝和孢子。

当患者出现类似皮损,建议及早就诊,不能统统以"癣"概称之,更不要乱用药物,以免延误病情。

## 26. 银屑病的发病原因有哪些

现代医学把银屑病概括为慢性复发性、炎症性,有遗传倾向的疾病。其发病机制尚未明确,比较明确的发病原因主要有:

(1)遗传因素:大量的研究支持银屑病的遗传倾向。约20%的银屑病患者有家族史,父母一方有银屑病时,其子女银屑病的发病率为16%左右;而父母双方均有银屑病时,其子女银屑病的发病率达50%左右。目前已经发现10余个与银屑病发病密切相关的所谓易感基因位点。

(2)免疫因素:通过研究发现参与银屑病皮损部位免疫反应的细胞主要有淋巴细胞、角质形成细胞、抗原呈递细胞等,而细胞因子、趋化因子是各种免疫细胞之间相互作用的枢纽。其中,朗格汉斯细胞与银屑病的发生、发展及预后密切相关。

(3)环境与代谢因素:研究发现显示吸烟、嗜酒、精神紧张、感染、喜食鱼虾、喜食辛辣食物、外伤、居住地潮湿等可作为其独立危险因素,对银屑病的发病有一定影响作用。同时发现高血压、糖尿病、高脂血症、冠状动脉疾病,特别是代谢综合征在银屑病患者中具有很高的发病率。

## 27. 银屑病是一种血液病吗

有人观察发现银屑病的皮损呈红色斑块,同时上面有白色鳞屑,去除鳞屑后还会出现出血现象,产生了这样的疑问:银屑病会不会是一种血液病呢?

银屑病是在一定的遗传背景基础上发生的免疫相关性慢性炎症性皮肤病。而血液病是由于造血系统或影响造血系统伴发血液异常改变的疾病,多是指红细胞、白细胞、血小板异常,以出血、发热、贫血为特征的疾病。两者的发病机制完全不同,因此银屑病不是血液病。虽然中医认为银屑病是由血热所致,但这只是银屑病的中医辨证的证型,并非指银屑病属于血液病。

 ## 28. 诱发或加重银屑病的因素有哪些

银屑病的发病和加重与很多因素相关,常见的有:

(1) 感染:感染可诱发和加重银屑病,已经明确超过一半以上的儿童银屑病的初次发病与急性上呼吸道感染有关,特别是急性点滴型银屑病与化脓性扁桃体炎有关。临床上治疗初次发病的点滴型银屑病时,我们往往把治疗重点放在治疗扁桃体炎上,通过简单的抗生素治疗,可以使很多患儿皮损获得缓解,且可能保持长期不再复发。脓疱型银屑病也与急性病毒或细菌感染密切相关,我们常常见到很多因急性上呼吸道感染导致脓疱型银屑病反复发作的患者。对于很多关节病型银屑病患者或寻常型银屑病患者在病情稳定后,一次重感冒、一次局部皮肤感染或者来自体内的感染,都可能造成关节和皮损症状的反复和加重。

(2) 创伤:一次烫伤、一次阑尾炎切除手术都有可能是银屑病的诱发原因。临床上常见到车祸后患者出现银屑病的皮损,还常见到创伤后造成原本缓解的银屑病复发和加重等。

(3) 精神刺激:强烈的精神刺激,特别是严重的负性事件极有可能诱发或加重银屑病。临床上常遇到这样的患者,本来皮损症状控制得很好,可是一次家庭重大事件就能导致患者皮损加重,甚至可能诱发寻常型银屑病转变为红皮病型银屑病。

(4) 药物:如非甾体抗炎药、抗疟药、β-受体阻滞剂等可能会加重和诱发银屑病。银屑病患者在日常生活和工作中,需要留意一些药物可能加重银屑病。

(5) 吸烟、饮酒:长期大量抽烟、酗酒等与银屑病的发病和病情加重有一定关系。烟酒与银屑病的关系历来受到重视,大量的流行病学调查研究发现烟酒可以加重银屑病症状和造成银屑病的复发。特别是酗酒,它是银屑病发生转型的常见诱因。

(6) 不恰当的治疗:银屑病患者长期大量使用一些刺激性药物后,骤然停

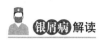

药可造成已经缓解的症状复发和加重。如口服阿维A治疗大面积的寻常型银屑病和红皮病型银屑病,通常能够收到良好的效果。可是如果在症状缓解后减量过快,或者突然停药,往往可能造成银屑病复发和加重。而长期系统使用激素药物治疗银屑病,停药后反弹和加重,甚至诱发疾病的转型也是常见的现象。

**29. 为什么感染是银屑病复发和加重最常见的原因**

现代医学研究证实,感染与银屑病的发病密切相关。特别是儿童银屑病及点滴型银屑病,常与感冒、咽炎、慢性扁桃体炎和上呼吸道感染有关。据报道,儿童银屑病患者中,患慢性扁桃体炎者占90%以上,继扁桃体急性炎症后发作银屑病的患者占49.5%。在最初发病时通常表现为点滴型,其在发病前1~2周左右的时间内,常有咽痛或上呼吸道感染史。临床上治疗这种类型的银屑病,常仅给患儿静脉点滴青霉素,连续2周,皮损会逐步改善,慢慢消失,往往能收到意想不到的效果,甚至有的患者在几年或几十年后才复发,甚至还有终生不再复发的。这提示上呼吸道感染或咽部感染与点滴型银屑病有密切的联系。

但感染是如何使银屑病加重及复发的?目前,我们对其具体机制仍不清楚,上呼吸道感染的主要致病菌有链球菌和溶血性链球菌等。有研究发现,26%的急性点滴状及13.5%的慢性斑块状银屑病患者能分离出链球菌;另有研究发现,银屑病急性发作期链球菌血清学试验抗体滴度升高4倍。这些表明,链球菌导致银屑病的诱发和加重现象可能与免疫系统有关。

**30. 银屑病与精神因素有关吗**

银屑病是一种身心疾病,精神因素在银屑病的发病中起着重要作用。紧张及应激事件可促发或加重银屑病,包括工作紧张、过度疲劳、精神抑郁、环境变迁、考试、失业等。而用精神松弛、安定药物治疗能使银屑病有所缓解。因此,银屑病患者要改变不良情绪,保持乐观平和的心态,保持身心健康。

# 第二部分　银屑病 的病因和发病机制

崔　勇　中日友好医院

## 31. 外伤会引起银屑病的复发或加重吗

外伤还真能引起银屑病！

在临床上，我们会发现很多银屑病患者在其发生银屑病之前的一段时间内，或数天，或数周，有过摔伤病史，或者有过手术史。如大学生小刘说，在她发生银屑病前半个月左右，曾经有过阑尾炎切除病史。

银屑病是一种全身性疾病，在外观看似正常的皮肤上如果受到外伤刺激，比如切割伤或者抓伤等，也有可能出现银屑病的复发和加重，甚至出现新的银屑病皮损。具体原因总结如下：

（1）当患者出现伤口的时候，伤口处产生的超抗原与伤口中的淋巴细胞接触，从而引起了类似银屑病皮损的病理发生，此外，也可能是由其他复杂的病理改变所引发。

（2）外伤导致局部组织释放多种细胞因子和淋巴细胞浸润，造成免疫异常，同时损伤毛细血管，使毛细血管扩张、通透性增强，造成毛细血管祥改变，以及血管内皮细胞释放血管内皮生长因子等，两者共同作用于皮肤，使角质形成细胞过度增殖，从而产生银屑病的病理变化。

## 32. 什么是银屑病的同形反应

在银屑病的进行期，皮肤处在对外界刺激的高度敏感状态，如银屑病患者经常发现在皮肤受到切割伤、挤压伤、抓伤、针刺或者严重日晒后，受伤部位会

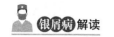

出现新的皮损,这种现象被称为"同形反应"。

银屑病的同形反应有以下几种特征:

(1)一般出现在皮肤受到刺激后的第 3~18 天(以 10~14 天多见)。处于急性进展期的银屑病患者在受到刺激后,可以在 24 小时内发生同形反应。

(2)银屑病的同形反应可继发于药物刺激、注射、手术切口、过度瘙痒、针刺、虫咬伤、挤压伤、日晒伤、文身和疫苗接种后等,出现同形反应后不宜外用刺激性较大的药物,也不宜过量照射紫外线。

(3)骤然停用皮质类胆固醇激素也可使银屑病发生同形反应。一般来说,病情越严重、活动性越强,则发生同形反应的可能性越大。据统计,银屑病患者中,同形反应现象的发生率为 11%~75%。

## 33. 为什么文身和针刺的地方会有银屑病皮损出现

无论过去和现在,文身都受到很多人的推崇,岳母刺字"精忠报国"的故事激励着一代又一代华夏儿女保家卫国、报效国家。当代的大牌明星和球星更是把文身作为一种时尚和荣耀加以追捧。

文身指的是用针刺入真皮层,在皮肤上制造一些图案或字眼,然后再在针孔处涂抹墨汁或色彩,形成永久性的标志。对皮肤进行针刺会造成皮肤内的细胞、神经被破坏,降低机体抵御各种刺激的能力,细菌等微生物就会异常繁殖,乘虚而入,因此,文身特别容易导致细菌、病毒等的感染。在银屑病的皮疹上并不存在细菌繁殖感染的现象,所以银屑病皮损肯定不是由细菌直接感染引起的。然而生命科学研究发现,有些疾病是由细菌间接引起的。细菌感染可导致机体的免疫功能紊乱,从而引起许多疾病。人体的免疫系统不仅有抵抗外来微生物侵袭的功能,还有对人体本身细胞的监视功能。当细菌体内某些受免疫系统识别的标志与人体内的某些标志相同或相似时,人体免疫系统便不能准确鉴别,就可能把人体本身的细胞当作细菌消灭掉,从而引起疾病。当然,有时机体并不是简单地消灭,而是通过一些异常的病理生理反应,使机体正常生理功能持续发生改变。医学上把这种情况称为自身免疫的交叉反应现象。临床上很久以前就发现,有时银屑病会发生在人体细菌感染消退之后的一段时间内,如患上呼吸道、咽喉、扁桃腺炎的儿童患者,感染消退后可能发生点滴型银屑病。如果在银屑病进行期文身还可引起同形反应。

因此,银屑病患者不能为了追求时髦而跟风在身体上文身,要根据自身的病情,注重自我保养,尽量不损伤皮肤。

 ## 34. 哪些药物会诱发或加重银屑病

有些药物可以诱发或加重银屑病的病情,这些药物是银屑病患者所必须加以重视的,了解这些药物,在使用这些药物前先与你的医生沟通,可以提前预防银屑病病情的加重。这些药物主要有:

(1) 心管血药:①血管紧张素转化酶抑制剂:卡托普利、依那普利、贝那普利、福辛普利等;②β-肾上腺素受体阻断药:β1-受体阻断药如美托洛尔、贝凡洛尔、醋丁洛尔、阿替洛尔、妥拉洛尔等。β2-受体阻断药:普萘洛尔、阿普洛尔、塞他洛尔、吲哚洛尔、索他洛尔等;③钙通道阻滞药:硝苯地平、维拉帕米、氨氯地平等。

(2) 非甾体抗炎药:甲酸类、阿司匹林、双氯芬酸、安乃近、保泰松、吲哚美辛、布洛芬、舒林酸、萘普生、美洛昔康等。

(3) 精神性类药物:主要是锂盐,如碳酸锂和枸橼酸锂。

(4) 抗生素:主要是四环类药如四环素、土霉素、多西环素、米诺环素等。

(5) 降糖药:降糖药物中以二甲双胍最为常见。

此外,免疫调节剂中的干扰素,以及抗疟药中的氯喹和羟氯喹等,均有诱发或加重银屑病的嫌疑,需要我们在使用时加以重视。

 ## 35. 银屑病存在免疫功能紊乱吗

免疫学研究证实,银屑病患者存在体液免疫紊乱,患者血液中 T 抑制细胞明显下降,T 辅助细胞升高,细胞免疫功能偏低,淋巴细胞转化率降低,皮肤

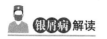

迟发性超敏反应试验减弱。这说明银屑病患者免疫系统的异常改变在本病的发生中有重要作用。在皮损部位的浸润细胞中主要为T细胞,这些细胞表面HLA-DR及LL-2受体表达,可分泌一些细胞因子,受这些因子作用,可引发皮损区角朊细胞发生一系列代谢异常,引起银屑病皮损发生。表现在外就是我们所见的红斑、鳞屑等典型的临床症状。

银屑病患者细胞免疫功能也常常低下,表现为对旧结核菌素(old tuberculin, OT)、二硝基氯苯(DNCB)皮试和对皮内注射白念珠菌、毛癣菌素等抗原的迟发性变态反应的阳性率低下,与正常人相比,皮试后硬结的发生率降低。银屑病患者在治疗前免疫球蛋白A、G、M值与健康人对照组相比明显提高。荧光免疫技术证实患者体内存在抗表皮角层的自身抗体。

## 36. 银屑病与内分泌有关系吗

首先,我们需要了解什么是内分泌。

内分泌是指由无导管腺体产生的一种或几种激素,直接分泌到血液中,通过血液循环运输到靶细胞,促进其生理、生化应答的现象。进行内分泌的腺体被称为内分泌腺,其分泌物就是激素。激素的影响范围颇广,涉及机体的生长发育、适应环境、应激等。内分泌现象常见于人或其他高等动物。内分泌紊乱也可称为内分泌失调,男女均有可能发生,但以女性的症状更为明显,也易引起关注,并进行相对应预防与治疗。内分泌系统疾病,显然与内分泌系统所包括的器官或腺体、激素水平有密切相关性。

虽然目前银屑病病因不明,但某些现象提示其可能与内分泌系统有关。银屑病患者体内的内分泌改变,早已受到一些研究人员的注意和重视。有人曾怀疑银屑病患者存在脑垂体-肾上腺皮质功能异常,也有人怀疑银屑病与甲状腺功能减退、血钙降低有关,但给予对应的治疗并未获得确切的疗效。有人对银屑病患者的胸腺照射X线,或给甲状腺素制剂的药物,并取得疗效,但部分患者经过上述治疗,根本无效。曾有部分女性诉妊娠期间皮损有所减少,甚至消退,提示女性激素可能也影响银屑病发展;但也有部分女性银屑病患者在妊娠期间病情加重,说明性激素在银屑病发病机制中的作用仍需进一步探讨。另有报道,某些甲状腺疾病或糖尿病患者更易罹患银屑病,这同样提示银屑病和内分泌相关。所以,内分泌的变化对银屑病的发生或变化的关系尚不明确。目前看来,内分泌系统的变化还不是银屑病发生的根本原因。内分泌系统很可能是通过对免疫系统的影响,而影响银屑病的病情。银屑病是一种身心方面的疾病,精神因素也可以影响到身体的内分泌功能,进而导致银屑病的发生或复发。

 ## 37. 银屑病是一种身心疾病吗

银屑病的发生和发展与精神心理因素有关,因而它是一种身心疾病。在早年研究中发现神经精神因素,如精神创伤、心理压力及情绪过度紧张等,有时与银屑病的发生或加重有关,并推测是由于受到严重精神创伤后,血管运动神经受刺激而发生本病。一些学者研究发现银屑病的发生、发展与患者的人格、个性、情感、情绪等心理因素及社会环境有密切关系,这些因素是银屑病发病和加重的重要因素。故有很多学者提出保持乐观向上的积极情绪有利于银屑病的恢复和预防其复发。但是,在第二次世界大战和苏联卫国战争时期,欧洲和苏联精神受严重创伤者非常多,而本病患者却未增多。所以单用神经精神障碍学说还不能解释本病的病因,只能说有一定的关系。目前,对于心理、精神因素诱发和加重银屑病的机制已有一些研究,可能是由于心理紧张诱导皮肤中许多感觉神经末梢释放出 P 物质和其他神经多肽等神经传导介质。这些介质影响了局部表皮细胞的正常增殖,而发生皮疹。长期处于紧张状态或一段时间过分紧张的生活工作可影响神经、内分泌和免疫系统,造成机体一系列功能发生变化。现代医学模式认为,人机体的患病不仅仅是生物方面的原因,生活中的内外环境也是重要因素。有人采用生物反馈疗法、心理暗示疗法等治疗银屑病,收到了一定的疗效。

银屑病患者首先需要保持乐观的情绪。有人统计,银屑病患者大多伴有急躁、激动、易怒的不良情绪。很多患者因精神刺激而发病或加重,也有些患者因心情开朗而自愈。因此,树立战胜疾病的信心,保持平和、安详的心境,是预防银屑病复发的一剂良药。银屑病患者应该学会消除紧张因素,并适时的自我放松。其次,应进行合理的运动和适当的休息。运动出汗是一个很好的预防银屑病的方法,可以加速体内物质的新陈代谢,锻炼自己的体魄,增强抵抗力。但银屑病患者运动也要注意劳逸结合。

以上可以看出,银屑病的发病和精神心理因素有一定的相关性。在临床上,我们可以见到经治疗皮疹消退稳定的银屑病患者,因家庭工作挫折等一些不良事件的刺激,银屑病很快复发。而一些久治不愈的银屑病患者,遇到一些高兴的事情之后,心情轻松了,皮疹也逐渐好转。故银屑病患者保持良好的精神心理状态是很重要的。

## 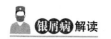 38. 银屑病与生活习惯相关吗

目前认为,银屑病与生活习惯有一定的相关性。消除精神紧张因素,避免过于疲劳,注意休息,对预防银屑病和缓解症状很有好处。现代人生活节奏增快,身心压力都很大,日常生活不注意,工作加班加点,熬夜增多,身体疲劳,心情紧张,长时间处于亚健康状况,违背了人的正常生理规律,有损身体健康。《内经》云"春生夏长秋收冬藏",是指万物生息的一般规律,春天富含生发之气,应更多出外活动;夏天日照时间最长,可以适当多些户外活动的时间;秋天果实成熟,气候转凉,精气要有所收敛,不可使用过度;冬天万物凋零,人要将精气藏而养之。道家讲"人法地,地法天,天法道,道法自然",就是指人体对应自然界的规律而产生相应的变化,该劳作时劳作,该休息时休息,保持适度的生活作息,使身体、心理都达到一个最佳状态,从而避免疾病,怡养人生。保持良好的饮食习惯也很重要,银屑病患者每天皮肤表面有大量的鳞屑脱落,从另一个方面来说,就是有大量的蛋白质流失。所以银屑病患者一定要合理膳食,适当补充营养。而且要注意忌口,不饮酒,不吸烟,但是切忌盲目忌口。如曾经食用过的某种食物可导致患者银屑病病情加重,就需要多加注意。

## 39. 银屑病与心血管疾病相关吗

最近流行病学研究显示,银屑病患者较易伴发心血管疾病。银屑病和动脉粥样硬化具有相同的病理特征,都涉及 T 细胞、单核细胞、巨噬细胞,尤其是 T 细胞经内皮外渗。活化的炎性细胞和促炎性因子参与银屑病皮损和动脉粥样硬化斑块的形成。

同时发现,银屑病患者的高血压、高血脂、糖尿病、肥胖发生率比普通人群高,有些治疗银屑病的药物增加了银屑病患者发生心血管疾病的危险性。银屑病的主要发病原因很多,例如:遗传有关、精神过度紧张相关、感染和气候环境因素等。而且,银屑病会引发循环和代谢障碍以及心血管疾病的一些危害症状。

以上,可以得出结论,银屑病患者更容易罹患心血管疾病,所以银屑病患者更应该重视心血管疾病相关的症状,出现症状及时去医院就诊,以便于早期治疗,早期干预。

## 40. 银屑病与糖尿病相关吗

由美国宾夕法尼亚大学医学院的研究人员开展的一项研究发现,与一般患者相比,银屑病患者罹患 2 型糖尿病的风险更高,且病情越严重风险越高。研究发现,与非银屑病患者相比,体表受累面积(body surface area,BSA)超过 10% 的银屑病患者罹患糖尿病的风险升高 64%,并与常规的危险因素无关,包括体重。此外,BSA 每增加 10%,罹患糖尿病的相对风险增加 20%。该研究小组还推算,鉴于银屑病的全球化流行,这意味着每年将有 12.565 万例糖尿病新病例是由银屑病引起。此外,BSA≤2% 的银屑病患者罹患糖尿病的风险比非银屑病患者高 21%。目前已知银屑病中所发生的炎症类型能促进胰岛素抵抗,而且银屑病和糖尿病共享相似的基因突变,这揭示了研究中发现 2 种疾病之间存在着生物学基础的关联。我们知道,银屑病与较高的糖尿病发病率相关,该研究首次专门研究了这种疾病的严重程度如何影响患者罹患糖尿病的风险。

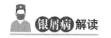

故我们在临床治疗中,应对银屑病患者的 BSA 进行常规监测,并对高危患者采取针对性的糖尿病预防策略。

综上,对于银屑病患者,需要时刻注意个人的血糖情况,定期到医院检查,如发现有血糖升高,需要到内分泌科就诊,检查有无糖尿病的可能。早期发现,早期治疗。

## 41. 银屑病与肥胖相关吗

随着人类的进步和现代文明的发展,促使人体发胖的后天因素越来越多,肥胖也越来越常见。肥胖与饮食有较大的关系。早在 21 世纪初,就有人认为饮食过度,尤其是高脂饮食是银屑病的诱发因素。那么有人会问,欧美国家银屑病发病率高是否与欧美人肥胖有关系呢? 在人类历史上的两次世界大战中,就曾发现在饥饿、营养状况不良的情况下或在当时的难民营中,银屑病患者的病情有所好转,而离开集中营后,营养状况好转时,病情反而加重。不过肥胖的人群请不用担心,肥胖导致银屑病的情况还是比较少的,因为影响体内血脂代谢的因素很多,包括种族、遗传、年龄、性别、饮食习惯等,对脂质代谢、肥胖与否引发银屑病还缺乏严谨的对照资料,所以观点是不统一的。而在一些较肥胖的种族、国家,银屑病的发病率和患病率并不高,有的还很低。有人试图用低脂肪饮食来治疗银屑病,但是并未收到预期的疗效。想要预防治疗银屑病,最好做到合理饮食,多做运动,增强自身的抵抗力,防止各种疾病的侵入。

综上所述,肥胖和银屑病有关系吗? 这个观点虽然不统一,但是肥胖会引起其他的疾病如心血管疾病、内分泌疾病等,所以大家要特别关注自己的身体健康,能不肥胖当然更好。

## 42. 银屑病与代谢综合征相关吗

银屑病和代谢综合征是相关的,银屑病不仅是一种皮肤病,而是一个系统性炎症的过程,常伴发精神抑郁、肥胖和代谢综合征等。代谢综合征是以中心性肥胖、血脂异常、高血压和糖代谢异常为特征的一组症候群，是动脉粥样硬化个体中高危因素的聚集，早期识别、干预对预防心血管疾病的发生有重要意义。

近年来多项流行病学研究发现在银屑病患者中代谢综合征的发生率显著增高。其具体原因尚不清楚，可能与下列因素有关：①银屑病和代谢综合征具有共同的发病机制；②环孢素、维 A 酸和甲氨蝶呤治疗银屑病的药物可能影响血脂异常、糖耐量异常、高血压等代谢性异常的发生；③银屑病患者常由于病情迁延不愈，生活质量下降而出现不同程度的抑郁症状，易导致不健康的生活方式，如吸烟、饮酒、运动减少、肥胖等，这些均为代谢综合征的危险因素。在银屑病患者的治疗中要强调控制代谢综合征的必要，要注意饮食和营养均衡，才能获得治疗银屑病和控制代谢综合征的双重益处。医生在给银屑病患者治疗时，要清楚患者潜在的心血管疾病危险因素。为了有效和全面理解、管理和银屑病及其并发症，必须采取多学科合作的综合治疗方式。

## 43. 银屑病的发生和缺少维生素 D 有关吗

银屑病的发生和缺少维生素 D 有关，很多银屑病患者有维生素 D 不足或缺乏，通过补充维生素 D 可降低银屑病的发病风险并改善银屑病皮损。维生素 D 衍生物是目前银屑病治疗最常用药物之一，人们在应用维生素 D 治疗骨质疏松患者时，发现银屑病明显改善，从此开启了维生素 D 衍生物治疗银屑病的新纪元。维生素 D 治疗银屑病的作用机制可能是通过角质形成细胞上的维生素 D 受体影响细胞功能，与维生素 D 受体结合后活化相关基因转录，影响角质形成细胞增殖和分化。维生素 D 在银屑病治疗中扮演重要角色，对于缺乏维生素 D 的患者，适当的补充维生素 D 有利于提高银屑病患者疗效，对治疗银屑病有着重要意义。

## 44. 银屑病与体内微量元素的缺少有关吗

人的身体由化学元素组成，要维持正常的生理功能，合成各种蛋白质，每

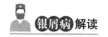

天需要补充许多种类的化学元素、矿物质,如铜、铁、锌、钾、钙、硫、铝、锡、碘等。这些物质的需要量极少,故称微量元素,在人体重占比还不到万分之一。微量元素有重要而复杂的生理功能,可从多方面参与机体的调节。人体如果缺乏这些微量元素,就不能合成生命活动必需的氨基酸、蛋白质,新陈代谢就会紊乱,或者发生某些疾病。皮肤是人体微量元素的重要贮存库之一,微量元素主要贮存在皮下组织内,表皮和真皮内也存有一些。微量元素的含量约为皮肤重量的0.6%。这些微量元素主要作用是参与维持机体内或细胞内的渗透压、酸碱平衡、代谢酶的激活、细胞间的粘连、体能贮存和能量转换等。目前许多研究发现,银屑病患者存在着微量元素的异常,所以银屑病与体内微量元素的改变密切相关。锌为微量元素中最重要的元素,有"生命元素"之称。研究表明,银屑病的发病与锌的水平存在一定关系,银屑病患者血清中锌水平较正常者明显降低,锌元素与病程呈负相关。银屑病进展期患者血清铜消耗较多,血清铜水平明显降低,在静止期病情稳定,铜水平有所恢复,退行期则基本恢复。锰是体内多种酶的活性基因或辅助因子,又是某些酶的激活剂,参与体内多方面的物质代谢,锰超氧化物歧化酶对体内自由基和过氧化脂质的清除起着重要的作用,研究发现银屑病患者锰的含量是降低的。银屑病患者血清铁在进展期稍升高,在静止期和退行期,血清铁明显升高。机体内能量的释放与细胞线粒体聚集铁的数量有关,铁升高对人体是有害的,它可以干扰细胞的正常分裂,使细胞分裂加速,这可能与银屑病细胞分裂加快有关。银屑病患者血硒含量降低,硒有抗氧化作用,可以清除自由基,参与辅酶Q的合成,与维生素E有抗氧化协同作用。综上所述,银屑病患者存在着微量元素失衡的状况,虽然有些元素是原发改变还是继发改变目前仍不清楚,但机体内所有的元素都不是孤立存在的,都存在直接或间接的联系,彼此相互影响、相互作用而处于平衡状态。银屑病患者有生化学方面紊乱表现,适当补充缺损的微量元素有利于疾病的治愈。

# 第三部分 银屑病 的临床表现

满孝勇 浙江大学医学院附属第二医院

## 45. 银屑病如何分型

有些患者看见身上起了几处红斑、丘疹和脱屑,还有一点点痒,就觉得特别恐怖,立刻觉得自己得了"牛皮癣"。其实,医学上的银屑病并不仅仅只有前述那些表现,还可出现脓疱、关节痛、全身弥漫性红肿和大量脱屑等症状。根据这些不同的临床特征,银屑病可分为寻常型、关节病型、脓疱型及红皮病型这四型,其中寻常型占 90% 以上,其他类型多由寻常型银屑病转化而来,并且各型有时共存。

(1) 寻常型银屑病:初期皮损为红色丘疹或斑丘疹,逐渐扩展为境界清楚的红色斑块,有多种形态(如点滴状、钱币状、地图状、蛎壳状等),上覆有厚层银白色鳞屑,刮除皮损最上层的银白色鳞屑,可观察到鳞屑成层状的特点,就像在刮蜡滴一样(蜡滴现象),刮去银白色鳞屑可见淡红色发光半透明薄膜(薄膜现象),刮去薄膜可见点状出血(Auspitz 征)。蜡滴现象、薄膜现象、点状出血对银屑病有诊断价值。自觉不同程度瘙痒。

点滴型银屑病又称发疹型银屑病,常见于青年,发病前常有咽喉部链球菌感染病史。起病急骤,数天可泛发全身,皮损为 0.3~0.5cm 大小的丘疹、斑丘疹,色泽潮红,覆以少许鳞屑,痒感程度不等。经适当治疗可在数周内消退,少数患者可转化为慢性病程。

反向型银屑病又称屈侧银屑病,属于一种发于特殊部位的寻常型银屑病,主要发生于腋窝、乳房下、腹股沟、臀间沟、阴股部(外阴和两大腿内侧)、肘窝、脐窝、腘窝等皮肤皱褶部位(寻常性银屑病的皮损一般好发于四肢的伸侧,如

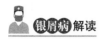

肘关节、膝关节的伸侧和躯干的背侧)。皮损表现为有光泽的红斑,无典型的干燥厚层鳞屑。由于这些部位较多汗潮湿,摩擦频繁,易产生浸渍、皲裂,表面湿润,甚至有渗液、糜烂和黄色油腻性痂皮。边界清楚的红斑边缘仍是银屑病诊断的依据之一。同时,往往能在寻常型银屑病常见的发疹部位,如头皮、四肢伸侧及背部发现典型的银屑病皮损,鳞屑性红色丘疹或斑块。

(2) 关节病型银屑病:除皮损外,约有 10%~30% 的银屑病患者可出现关节炎症状,任何关节均可受累,包括肘膝的大关节,指、趾小关节,脊柱及骶髂关节。可表现为关节肿胀和疼痛,活动受限,严重时可出现关节畸形,呈进行性发展。

(3) 红皮病型银屑病:表现为全身皮肤弥漫性潮红,浸润肿胀并伴有大量糠状鳞屑,其间可有片状正常皮肤,可伴有全身症状如发热、表浅淋巴结肿大等。病程较长,易复发。

(4) 脓疱型银屑病:分为泛发性和局限性。

1) 泛发性脓疱型银屑病:常急性发病,在寻常型银屑病皮损或无皮损的正常皮肤上迅速出现针尖至粟粒大小、淡黄色或黄白色的浅在性无菌性小脓疱,密集分布,可融合成片状脓湖,皮损可迅速发展至全身,伴有肿胀和疼痛。常伴全身症状,出现寒战和高热。一般 1~2 周后脓疱干燥结痂,病情自然缓解,但可反复呈周期性发作;患者也可因继发感染、全身衰竭而死亡。

2) 掌跖脓疱型银屑病,皮损局限于手掌及足跖,对称分布,掌部好发于大小鱼际,可扩展至掌心、手背和手指,跖部好发于跖中部及内侧。皮损为成批发生在红斑基础上的小脓疱,1~2 周后脓疱破裂、结痂、脱屑,新脓疱又可在鳞屑下出现,时轻时重,经久不愈。甲常受累,可出现点状凹陷、横沟、纵嵴、甲浑浊、甲剥离及甲下积脓等。

## 46. 银屑病如何分期? 各期的特点是什么

银屑病是最常见的皮肤病之一,临床表现也比较具有特征性,所以其诊断并不困难,甚至部分患者不去医院看医生也知道自己患的是银屑病。但不接受系统正规的治疗,而是在药店买些外用药自己治疗,有时不但无效,反而会越治越重,可见治疗银屑病并不那么简单。银屑病发病过程中,皮疹的颜色、鳞屑多少、皮疹的厚度不完全相同,治疗原则及所选择的药物也不一样。根据这些情况,通常把寻常型银屑病分为三期:①进行期,新皮损不断出现,旧皮损无消退,皮损炎症浸润明显,周围皮肤可发红,针刺、搔抓、手术及其他损伤可导致受损部位出现典型的银屑病皮损,称为同形反应或 Koebner 现象;此期患者的治疗应以保护、安抚性药物为主,应使用温和性药物,否则会加重病情;②静止期,原皮损稳定,无新皮损出现;③退行期,皮损缩小变平,炎症基本消退,遗留色素减退或色素沉着斑。患者痒感也明显减轻。消退一般先躯干、上肢,而后头部及下肢,小腿伸侧往往顽固不退。

分清不同期的银屑病,对指导临床治疗有帮助。

## 47. 银屑病的类型会发生改变吗？为什么

银屑病根据临床表现分为寻常型、关节病型、红皮病型及脓疱型四种。这四种类型的银屑病虽然临床表现各有不同,但互相之间存在着密切联系,可以进行转变。我们可以把它们看成一个病谱,寻常型银屑病是最轻型,是基本损害,在其基础上可发展为其他三种类型银屑病。

银屑病的基本损害是浸润性红斑,上覆厚层鳞屑。由于该病是一种慢性炎症性疾病,病情迁延,反复发作,寻常型银屑病治疗过程中,如果外用刺激性药物,突然停止系统使用糖皮质激素、免疫抑制剂以及发生感染或精神压力较大,就可使病情发展加重,导致脓疱型甚至红皮病型的产生,或是累及其他器官,如关节损害的关节病型银屑病,或指甲、舌的改变等。三种较严重类型的银屑病经过适当的治疗,红皮、脓疱或关节症状可逐渐减轻,转归为寻常型银屑病的表现。尤其是关节症状会随着皮损的好转而减轻。另外,三种特殊类型的银屑病的表现并不是孤立存在的,都是伴随着寻常型的皮损同时存在。它们三者之间也会互相转变,如脓疱型可以转成红皮病型,红皮病型也可伴有关节损害或出现脓疱。

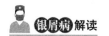 

 ## 48. 银屑病为什么会有大量白色皮屑脱落

大多数皮肤病的皮损主要表现在皮肤表面,因此观察病情也更直观方便。皮肤分为表皮和真皮,表皮中的角质形成细胞从下至上主要分为四层,即基底层、棘细胞层、颗粒层和角质层。在某些皮肤较厚的部位,如手掌和脚底,在角质层的下方还可见到透明层。每一层又由单层或数层细胞组成。角质层是皮肤最表面的一层,我们平常肉眼看到的表皮就是角质层。角质形成细胞生长到达角质层时已经呈死亡状态,没有了细胞核和细胞器等细胞结构,也没有繁殖增生的能力。但这个没有生命的角质层,对人体有很重要的保护作用。随着正常的细胞新陈代谢,角质层不断地脱落,保持一种生物学动态平衡。

各种细胞正常的生长周期都有固定的时间。而大量细胞学、组织学、生物化学等研究均证实,银屑病患者皮损处表皮生长速度明显快于正常人。故银屑病是一种表皮角质形成细胞分裂、增殖过度的疾病。正常的表皮细胞每天都在新陈代谢,不断更新人体的皮肤,整个过程约为28天。但是在银屑病的皮损处,这个周期仅为3~4天,细胞分裂太快,生长周期明显缩短,也就是说表皮细胞在尚未完全成熟时便被推移到了表皮的最外层——角质层。这种不成熟的细胞相互之间的结合是疏松的,其间隙内夹杂着大量的空气,可以在光线的折射下呈现银白色的外观;也因为结合疏松,很容易被抓掉、刮落。因此,在银屑病患者身上便看到了一层又一层云母状松散的白屑。皮损脱屑明显和斑块肥厚高起,说明银屑病的病情处于活动加重期。而病情处于静止期时,脱屑稍有减少。在消退期时脱屑明显减轻,斑块变薄、变平。从这方面来观察,我们也可以知道病情是在好转还是在加重。

 ## 49. 为什么银屑病皮损搔抓后会出现点状出血

银屑病患者皮损红斑的表面覆盖银白色干燥的多层鳞状皮屑,轻轻刮除表面的鳞屑以后,可以看到一层淡红色发亮的半透明薄膜,称为薄膜现象;再继续刮除薄膜,就可以见到多处小的出血点。这是由于银屑病皮损区真皮浅层,呈乳头状不规则凸向表皮层,内含较丰富的毛细血管、神经末梢、微淋巴管等,也叫乳头层。银屑病患者的皮疹,其真皮乳头层的毛细血管在炎症因子作用下,不规则扩张、充血,加之乳头层向表皮突出明显,使表皮呈波浪状,搔刮见薄膜后,再轻刮,就会刮破乳头层中的毛细血管壁,使血液外渗,呈现小点状出血现象。这种现象被称为点状出血现象,专业医生也称之为奥氏(Auspitz)征,是以命名这一体征的外国专家的姓氏翻译过来的。点状出血现象是银屑病皮疹的一个重要特征,瘙痒明显的患者常常会在不经意间搔抓患处造成出血。

## 50. 头皮银屑病患者的头发为什么成束状

头皮是银屑病的好发部位,也常是最先受累的部位之一。50%~80% 的银屑病患者皮损累及头皮,有 25%~50% 银屑病患者皮损首先表现在头皮,更有 7.3% 的患者以头皮受累为主要表现。头皮银屑病的皮损为边界清楚、覆有厚鳞屑的红斑,鳞屑表面因混杂有皮脂及灰尘而呈灰黄色,剥离后为银白色。银屑病的皮损处细胞生长周期明显缩短,厚的鳞屑逐渐向中间收缩,导致了正常的头发被皮屑包围,厚的鳞屑固定住头发,使皮损处头发呈束状,但毛发正常,在受累区域偶可见脱发。

## 51. 银屑病为什么会伴发瘙痒

许多皮肤病的主要症状是瘙痒,银屑病患者的皮肤损害处也常有瘙痒。这给广大的患者增添了极大的烦恼和痛苦。瘙痒是一种神经感觉反射。正常皮肤内分布有感觉神经和运动神经,它们的神经末梢和各种感受器广泛性分布在表皮、真皮及皮下组织内,感知身体内外的刺激信息,引起相应的神经反射,维护机体的正常生理功能和健康。神经末梢呈网络状交叉分布,但在身体各部位的分布密度不同,敏感部位分布密集。皮肤内的神经末梢能分别传导六种基本感觉:触觉、痛觉、冷觉、温觉、压觉和痒觉。有一些复合型感觉,如潮湿、干

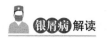

燥、平滑、粗糙、坚硬及柔软等,不是由单一一种特殊的感受器能完全感知的,而是由几种不同的感受器或神经末梢共同感知,并传导至大脑皮层进行综合分析的结果。

瘙痒也可以说是一种正常生理反射信息,它通过大脑皮层的分析,指示瘙痒部位有异常表现,从而让机体采取相应合适的保护措施。相反,如果采取的措施过度或不合适,也会使病变部位的损害加重和恶化。迄今尚未从组织学上发现特殊的痒觉感受器。一般认为痒觉很可能和痛觉关系密切,通过游离神经末梢或毛囊周围神经网传导。发生痒觉的机制很复杂。已知很多体内外因素,如机械性刺激、化学酸碱、某些植物和机体内细胞受损后产生释放出来的一些物质(包括组胺、活性蛋白酶及多肽类等物质)皆可引起痒感。而银屑病皮损中由许多炎症因子促使表皮细胞的大量增殖和肥厚,同时真皮内的炎症反应也很活跃。这些因素都将刺激皮疹所在部位的感觉神经末梢或神经感受器,产生痒觉。当然,银屑病患者脱屑本身也可刺激皮肤末梢神经,引起瘙痒,同时脱屑越多,角质层破坏与皮肤屏障功能受损越严重,皮肤越容易受到外界刺激,从而导致瘙痒频率增加。瘙痒对患者的情绪造成了负面影响,反过来不良情绪又会加重瘙痒。也有的研究人员对是否存在以上六种基本感觉器持不同意见。他们认为皮肤中的神经呈极复杂的网状,每一点都有许多神经支交叉分布,产生在空间上和时间上的不同刺激,引起不同类型的神经冲动,对中枢神经系统进行不同的刺激,从而产生不同的感觉。不管如何解释痒感觉的感受和传导,神经系统的研究非常复杂。目前,我们对其发生的机制知道的还不是很透彻,有待进一步加以研究,从而开发出更加安全有效的止痒药物,治疗各种皮肤病,解除广大患者的痛苦。

## 52. 银屑病好发于哪些部位

银屑病皮损可以发生于全身各处,以四肢伸侧、头皮、指(趾)甲,特别是肘部、膝部、骶尾部最为常见,常呈对称性。

不论银屑病发生于何处,其基本损害相同,即为红色丘疹或炎性红斑,基底浸润,表面覆盖多层银白色鳞屑,去除鳞屑则有一层淡红色半透明薄膜出现,再轻刮,就会出现点状出血。头皮处的银屑病可单独出现,也可与身体其他部位的皮疹共存。皮疹处的毛发呈束状,形似毛笔,但不脱发。严重时累及整个头皮,形成"帽子"状损害,造成患者极度不适。四肢伸侧的皮疹,大小、形态可不同。位于小腿伸侧的皮疹常对治疗抵抗,常出现其他部位的皮疹经治疗消退,而该处的皮疹却久治不愈的情况。指(趾)甲也是银屑病易累及的部位,约50%的患者具有指(趾)甲损害,特别是脓疱型银屑病患者,几乎均伴有甲受累,使得甲板上出现凹陷,失去光泽,有时出现纵嵴、横沟、甲板浑浊、增厚、甲剥离或畸形脱落等。由银屑病造成的甲损害需与甲癣鉴别。

## 53. 银屑病最具诊断价值的检查方法是什么（鳞屑刮除法）

银屑病主要根据典型的临床表现进行诊断,其中蜡滴现象(刮除皮损最上层的银白色鳞屑,可观察到鳞屑成层状的特点,就像在刮蜡滴一样)、薄膜现象(刮去银白色鳞屑可见淡红色发光半透明薄膜)与点状出血现象(刮去薄膜可见点状出血)对银屑病有诊断价值。

## 54. 头部银屑病有哪些特点

头皮是银屑病的好发部位之一,是部分银屑病患者最早发生或终生唯一起病的部位,也可以与躯干、四肢等处皮疹伴发,是比较难治的部位之一。银屑病发生头皮损害非常多见,表现为头皮鳞屑增多,瘙痒明显,典型损害为头皮覆盖厚屑,头发成束状,红斑损害可扩展至发际外,有时伴有瘙痒,严重影响患者形象。皮疹严重时,整个头皮呈弥漫性干性鳞屑性红斑,像帽子一样,笼罩整个头皮,引起患者极度不适。皮疹表面有时也可覆盖黄色或污秽的厚痂。

发生于头皮的银屑病应与头癣相鉴别,尤其是黄癣。后者主要发生于儿童,由癣菌引起,表现为大小不等斑片、脱屑,起病部位头发呈灰白色,干枯无

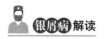

光泽,离头皮数毫米处发生头发折断,断发周围有白色鳞屑套子,用镊子轻拔残发即可拔脱,皮疹处发红等炎症表现较为明显。头皮银屑病也易与脂溢性皮炎相混淆。但脂溢性皮炎的皮疹主要为小红丘疹或小片红斑,有白色细碎皮屑或黄色油腻性鳞屑,多有剧痒,反复搔抓后引起糜烂、渗液,常伴有不同程度的脱发。头皮石棉状糠疹表现与头皮银屑病相似,但因其鳞屑较厚,呈叠瓦状不宜剥脱而独具特征,单独存在时易与银屑病区别。

 ## 55. 点滴型银屑病的主要诱因是什么

点滴型银屑病患者发病前均有不同程度的上呼吸道咽喉部链球菌感染病史。链球菌感染人体后,体内可产生抗 ASO(anti-streptolysin O,ASO)抗体,ASO 主要由 A 族链球菌产生,目前 ASO 检测已成为链球菌感染的确诊证据。研究显示,点滴型银屑病组 ASO 阳性率明显高于正常对照组,差异有显著性,提示点滴型银屑病的发生或发展与链球菌感染有关。临床现象与试验结果相一致。

 ## 56. 点滴型银屑病的特点是什么

点滴型银屑病又称为发疹性银屑病,常见于青年,多与细菌感染有关,患者发病前常有上呼吸道感染或扁桃体炎等病史,感染的细菌多为葡萄球菌和(或)链球菌。这些细菌的致热性内毒素和某些蛋白成分具有超抗原属性(极微量即可引起人体异常的免疫反应),经过某种途径可激活人体 T 淋巴细胞(人体的一种正常免疫细胞)释放出淋巴因子。这些淋巴因子可促使白细胞向表皮趋化、游走、聚积,形成银屑病的炎性浸润。此外,还促进表皮的分化、增生,引起表皮角化过度,脱屑,形成银屑病的基本病理及形态变化。点滴型银屑病起病急骤,数天可泛发全身,躯干突然出现大量小的红色丘疹,覆有少许鳞屑,痒感程度不等。经过适当治疗,皮疹可在数周内消退。

## 57. 为什么扁桃体发炎会诱发急性点滴型银屑病

慢性扁桃体炎属于一种"感染 - 变态性状态",其致病菌以 A 族溶血型链球菌最为常见,反复发作扁桃体炎,使链球菌长期寄存于扁桃体隐窝,久之可成为病灶,使机体某些组织发生病变,引起全身性自身免疫性疾病,如关节炎、肾炎、皮肤病、心肌炎等。

感染是银屑病的激发因素,其中点滴型银屑病与感染的关系密切。有报道显示,54% 的银屑病患者在扁桃体炎后加重,反复的链球菌性咽 - 扁桃体炎与银屑病的发作有关,人们从分子水平研究发现,银屑病的免疫异常与感染的病原体中携带的 M 蛋白抗原有关,而且点滴型银屑病患者发病前均有不同程度的上呼吸道感染史。

## 58. 什么是反向型银屑病

反向银屑病又称间擦银屑病或屈侧银屑病,是银屑病的一种特殊表现类型,其发生在体表褶皱处,如腋窝、腹股沟、生殖器、脐窝、耳后、臀沟、乳房下、肘窝、腘窝等。在中国人群中反向银屑病发病率占银屑病的 3.2%~7%。研究发现低龄儿童、掌跖银屑病患者更易患反向银屑病。

## 59. 银屑病皮损会出现在外生殖器表面吗

会的。反向银屑病是根据其发病部位而命名的,主要发生在体表皱褶处,如腋窝、腹股沟、生殖器、脐窝、耳后、臀沟、乳房下、肘窝、腘窝等,其中生殖器部位最常见于阴囊,其次为阴唇、包皮等。研究发现低龄儿童、掌跖银屑病患者更易患反向银屑病。

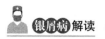

## 60. 银屑病出现在腹股沟、腋窝等皮肤皱褶部位的皮损表现是什么

在临床表现上,由于皱褶部位(特别是腋窝和腹股沟)富含毛囊、皮脂腺、汗腺,易形成温暖、潮湿环境,在频繁摩擦后易浸渍、糜烂、渗出,故反向银屑病临床表现为境界清楚的红斑,其上覆少量鳞屑或无鳞屑,表面具有光泽,炎症更明显,Koebner现象(指外观正常的皮肤在刮伤、抓伤、针刺、注射后,在该部位发生银屑病皮损)更敏感,通常无滴蜡现象、薄膜现象。

**陈 敏** 中国医学科学院皮肤病研究所

## 61. 银屑病出现在手足的皮损表现是什么

大家都知道,银屑病可以累及全身,手足部位不仅不能"幸免",而且还是银屑病的常见受累部位之一。手足银屑病似乎更加"偏爱"30~50岁的中年女性。手掌的皮损最常见于大小鱼际,有时可扩展到掌心、手背及手指。足部皮损好发于脚底及足内侧面。

在病情稳定时,手足的银屑病斑块往往边界清晰,颜色潮红,斑块上覆盖有白色鳞屑或出现点状凹陷,因斑块处皮损较厚,常引起皲裂,患者此时常会感到剧烈的疼痛。此时期皮损常容易与手癣、脚癣(即老百姓常说的"脚气")混淆,尽快到医院进行真菌镜检或真菌培养有助于鉴别这两种疾病。病情活动时常表现为成群结队、分批次出现的小脓疱。这些脓疱或水疱在出现一到两周后发生破溃,不经任何处理亦可自行干涸结痂,继而大量脱屑,如此周期性反复发作,时轻时重,此起彼伏。同时手足皮肤明显增厚、发红,但这种改变一般是局限的,不会蔓延至全身其他部位。病程中偶尔可出现低热、头痛等不适症状。病情严重时还可累及指(趾)甲,出现甲银屑病。1/3的患者会产生甲营养不良以及甲毁形。尽管手足银屑病皮损面积较小,但由于疼痛和周期性反复发作经久不愈的特点,严重影响了患者的生活质量。

## 62. 什么是红皮病型银屑病

从字面来看,就是以"红皮"为主要特征的银屑病。患者的皮肤表现为大片潮红,还伴有大面积的"脱皮",因此又称为银屑病性剥脱性皮炎,是一种较为少见的、严重的银屑病,发生率约为1%。这种类型的银屑病可见于任何年龄,尤其偏爱中老年,极少见于儿童,且存在性别差异,一般而言男性发病多于女性。

红皮病型银屑病发作时,原有银屑病皮损的部位开始逐渐变红,且潮红面积不断扩大,进展迅速,最后全身皮肤均呈弥漫的红色,伴有皮温升高,触之疼痛,出现明显的炎症浸润,皮损之间保留有小块的正常的皮肤,这个时候患者常常觉得皮肤像是被火烧过,又红又烫又痛。随着病情进展,继而皮损开始出现大量脱屑,鳞屑呈麸皮样,冬季穿脱衣物时会好像下雪一般掉落白色的鳞屑。大部分患者皮肤极为干燥,伴有严重的瘙痒。此时的皮损,原有的银屑病特征(如薄膜征、点状出血征等)基本消失,仅留有小片正常的皮肤分布于弥漫的暗红斑块之间。此时手足皮肤大片脱皮,就像被撕破的手套和袜子。有时指(趾)甲会出现浑浊、增厚、变形等,严重者甲板脱落。除指(趾)甲外,亦累及黏膜,口腔内黏膜、眼部结膜均充血水肿,毛细血管扩张。除了皮肤及其附属器官表现以外,经常会伴有明显的全身症状,如:发热、关节疼痛、浅表淋巴结肿大等。

开始发病即表现为红皮病型银屑病的患者极少,大多是由寻常型银屑病进展而来,或是在疾病的急性期不恰当地使用了刺激性较强的外用药物等原因诱发的。红皮病型银屑病的病程较为漫长,经久不愈,护理较难,花费较高,病情易反复。所以,银屑病的早期控制很重要。

## 63. 红皮病型银屑病很严重吗? 有何表现

当然! 这一类型的银屑病非常严重,处理不当的话甚至会危及生命。

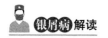

红皮病型银屑病是各类型银屑病中病情极为严重的一种,一旦进展为红皮病型银屑病,病情往往较难控制。首先,患者常表现出明显的全身症状,会出现发热,体温可以高达40℃,且体温升高程度与银屑病的严重程度成正比,即:体温越高,银屑病也就越严重。同时还可能出现淋巴结肿大、关节肿痛,严重者可能继发严重的细菌感染,甚至诱发菌血症(细菌进入血液随着血液循环流经全身,血液将原本皮肤感染的细菌带到了其他重要脏器,引发全身感染,病情危急)。此时需要注意的是,由于红皮病型银屑病常常伴有大面积的脱皮,经表皮流失的水分就会大大增加,患者常会出现脱水的症状,所以应尽可能及时地补充大量水分、增大血容量。大面积的脱皮还会引起大量蛋白质的丢失,故此时查血液中总蛋白数往往是减少的。即使在全身症状已经有所缓解时,皮损表面仍大量脱屑,但斑块较疾病活动时颜色变暗,更多的呈现出暗红色,此时疼痛症状减轻,但是瘙痒加重。这时患者千万不可以随意搔抓,否则将使得已经趋于稳定的银屑病"卷土重来"。头面部由于皮脂分泌异常旺盛,鳞屑往往较厚又油腻,这种情况更加容易继发皮肤细菌感染,需要特别注意。

红皮病型银屑病除了有皮肤的表现,反复发作且病程较长的患者常合并有内脏损害,有的患者出现大量的血尿、蛋白尿,其程度随着银屑病病情的加重而加重,随着病情的减轻又逐渐好转。其他可能伴发的系统性表现还包括:

(1) 慢性肾炎:若治疗不及时或治疗不当,容易引起急性肾损伤;

(2) 心血管表现:最常见的是心律失常,由于全身代谢紊乱,心肌及传导束也受到影响,常出现不同形式的心律失常,如房性早搏,有时会伴有电解质代谢紊乱(如高钾血症),严重者可能会导致心跳骤停;

(3) 肝脏损害:肝脏的损害主要是由药物导致的,故在治疗时必须严密监测患者的肝肾功能,以免出现不可逆转的器官损害;

(4) 内分泌紊乱:男性患者主要表现为睾丸萎缩和乳房发育,女性最为常见的内分泌系统表现为月经不调。

由于银屑病本身就是一种全身性的自身免疫相关的慢性疾病,病程较长,容易复发,一旦进展为红皮病型银屑病,全身症状更加严重,甚至危及生命,及时发现并控制疾病的进展尤为重要。

## 64. 哪些因素容易诱发红皮病型银屑病

前文中已经向大家介绍，红皮病型银屑病是十分严重的一种类型，也较为罕见，极少有患者一开始发病即为红皮病型银屑病，即使是长期患有寻常型银屑病的患者，也很少自发转变为红皮病型。可能有患者会问，既然不是自然发生的，那么到底是什么因素导致了红皮病型银屑病呢？

其实，这种病情的突然急性加重，往往是由进展过程中或治疗过程中的某些不恰当因素导致的。最常见的诱发因素主要有以下几种：

（1）治疗所用的糖皮质激素或其他免疫抑制剂（使用方式包括静滴、肌注、口服、外用等）的突然停用，或减量速度过快，导致原有银屑病病情的突然加重，并迅速进展为红皮病型银屑病；

（2）治疗原有银屑病皮损的外用药物选择不当或使用不当，如外用药物的刺激性太强，或同时使用了一些较强的促渗透剂或角质剥脱剂，或者没有遵照医嘱按照规定的剂量、频次使用，随意地加减药量，这些都有可能诱发病情的骤然加重；

（3）继发感染，尤其是上呼吸道感染、病毒感染或者局部的皮肤细菌感染，使得原本就脆弱的皮肤屏障功能更加岌岌可危，帮助加速皮损的全身性蔓延；

（4）在泛发性脓疱型银屑病患者的脓疱消退过程中，如果治疗不当或是护理不当，有可能会转化为红皮病型；

（5）患者近期存在情绪上的较大波动，或者失眠、抑郁、躁狂等不稳定的精神状态，可能诱发原有皮损发生急性进展；

（6）在强烈的日光下暴晒，或者接受了不合理的光照理疗后，造成的病情进展；

（7）使用了某些成分不明的中药制剂；

（8）近期食用了过于辛辣、刺激的食物，或者是大量的饮酒，也可能会诱发病情加重。

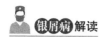

## 65. 什么是脓疱型银屑病

脓疱型银屑病也是银屑病中病情较为严重的类型之一。特征是在原有红斑的基础上出现针尖至小米粒大小的脓疱,这些脓疱既可以相互独立,也可以相互融合成一个较大的脓疱,然而,虽然有"脓",但这些脓疱往往是无菌性的。脓疱型银屑病还常常伴有不同程度的全身症状,如发热、白细胞升高、低蛋白血症以及关节肿痛等,病情危重者甚至可能危及生命。脓疱型银屑病根据它的表现、部位的不同,可分为泛发性脓疱型银屑病和局限型脓疱型银屑病两种主要的类型,其中,局限型脓疱型银屑病又可分为掌跖脓疱病和连续性肢端皮炎两类。

泛发性脓疱型银屑病的主要诱因包括怀孕、长期使用的激素药物突然自行停药或没有按照医生的嘱托突然减量等。根据其发病速度和好发人群的不同,这一类型的患者又可再分为:急性泛发性脓疱型银屑病、妊娠期泛发性脓疱型银屑病、婴幼儿脓疱型银屑病、环状脓疱型银屑病以及泛发性脓疱型银屑病的局限型五种临床亚型,其中,前三者病情较重,一旦出现,需尽快住院治疗,及时控制病情继续进展加重。

局限型脓疱型银屑病又可分为掌跖脓疱病和连续性肢端皮炎两类。

掌跖脓疱病的皮损主要局限在掌跖部,即我们常说的手脚心,常常在双手或双脚同时出现。引起掌跖脓疱病病情加重的因素主要有局部皮肤感染、精神紧张、酗酒、吸烟等。尽管掌跖脓疱病看似受累的面积不大,但往往难以痊愈,病程漫长。

连续性肢端皮炎也被归为掌跖脓疱病的一种,它是一种极其罕见的局限性脓疱型银屑病,不同的是,这一类型银屑病的皮损往往发生在手指尖或是脚趾头的小块皮肤,并不向手脚继续蔓延,而是局限于指(趾)尖,严重时可能累及到指(趾)甲,导致甲板脱落。由于指尖触觉灵敏,感觉神经末梢分布密集,与我们的日常生活息息相关,发生在指尖的脓疱型银屑病即使痊愈后也很可能影响指尖触觉的灵敏度,对患者生活造成一定的影响。

**66.** 脓疱型银屑病是细菌感染引起的吗

很多患者对这个问题充满疑惑,有"脓"就一定是有"感染"吗?

其实这个问题到现在为止还没有一个十分准确的答案。虽然说脓疱型银屑病的脓疱是无菌性的脓疱,但是细菌在脓疱型银屑病的发病过程中就一定能"撇清嫌疑"吗? 近年来,有学者发现,本病常发生于上呼吸道链球菌或金黄色葡萄球菌感染之后,已有多项实验从免疫、细菌培养和抗细菌治疗是否有效等多个方面,证实了这一猜想,并且,细菌感染也会导致脓疱型银屑病原有临床症状的加重,如原有银屑病皮损的迅速扩散、全身症状的难以控制等。根据近年来的临床研究发现,近半数的脓疱型银屑病患者存在着细菌感染相关的诱发因素,尤其是链球菌导致的咽炎,是最为常见的"元凶"。日本一项流行病学研究发现,上呼吸道感染是既往无银屑病病史的脓疱型银屑病患者的最为常见的诱发因素。且脓疱型银屑病患者皮损中与感染相关的表现较寻常型银屑病中更为显著。另外,脓疱型银屑病的患者皮肤局部金黄色葡萄球菌感染后常导致皮损加重,严重时还可影响疾病预后。有时在临床上,联合使用抗金葡菌的抗生素能收到良好的疗效,这也从另一方面证明了脓疱型银屑病病情和细菌感染之间的关联性。所以我们现在更倾向于认为:脓疱型银屑病的诱发和加重,都可能与细菌感染有着潜在的关联。

**67.** 泛发性脓疱型银屑病有何特点

泛发性脓疱型银屑病大多"来势汹汹",起病急,并很快蔓延至全身,以四肢屈侧(肘窝、腘窝同侧即为屈侧)和皱褶部位最为严重。最常见的表现是在原有银屑病的斑块状皮损上出现密集的针尖至粟粒大小的无菌性脓疱,这些小的脓疱通常位置表浅,表面仍附着薄薄的细小鳞屑。此时患者常感到皮肤有明显的烧灼感,也有少数患者主要感觉瘙痒。随着病情继续进展,细小的脓疱互相发生融合,有的甚至形成脓湖。脓疱底部的红斑也会随着病情的进展而

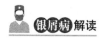 

发生改变,有的斑块中央减退,形成环状红斑,触之疼痛,此时脓疱常位于红斑边缘,这就是我们通常所说的其中一种亚型——环状型。脓疱开始干涸后,发生大量的脱屑,鳞屑下又可继续出现新的脓疱,若同时有机械性摩擦或搔抓等导致脓疱出现破裂、结痂,可在局部同时存在不同时期的皮损表现。有时舌也可累及,沟状舌和地图舌最常见于泛发性脓疱型银屑病和连续性肢端皮炎这两型。此外,泛发的皮损还可累及黏膜和指(趾)甲,表现为甲板的浑浊、增厚、变形,严重者出现甲下积脓或甲板下堆积成层的鳞屑,最终可能导致甲板脱落。

泛发性脓疱型银屑病的患者常伴有明显的全身症状,如高热、关节肿胀疼痛、白细胞升高、血沉加快等,如果全身支持治疗不及时或者护理不当,轻则可能导致病情继续加重,进展为红皮病型银屑病,难以治愈,重则可能引起肝肾等器官功能损害,出现严重的继发感染、电解质紊乱、器官功能衰竭等,危及生命。

##  68. 局限性脓疱型银屑病有何表现

不同于上面提到的泛发性脓疱型银屑病,顾名思义,局限性脓疱型银屑病往往发病部位较为局限,不会蔓延全身。这一类型的银屑病主要有两种表现形式:①掌跖脓疱病;②连续性肢端皮炎。掌跖脓疱病的皮损通常仅局限于手足,尤其是手心脚心,偶尔可见皮损蔓延至指背或趾背,通常情况下是对称发生,极少见单侧皮损。与泛发性脓疱型银屑病相似,基本损害是在红斑上出现许多针尖至粟粒大小的无菌性小脓疱,不同的是,相较于全身泛发的脓疱,这些小脓疱的疱壁不易破裂,一般两周左右自行干涸结痂,脓痂脱落后开始出现小片脱屑,将这些小片的鳞屑剥除后可见点状出血,即仍可见到银屑病的典型皮损表现。此时患者常感觉疼痛。同样,本型亦可累及甲板,这一表现与泛发性皮损是相似的。现有许多学者提出,建议将连续性肢端皮炎也归结为局限性脓疱型银屑病的一种罕见形式。连续性肢端皮炎患者的银屑病皮损亦局限于手足部,不同的是通常好发于指(趾)尖,患者可能伴发沟状舌或地图舌。无论是掌跖脓疱病还是连续性肢端皮炎,患者的一般情况较好,全身症状较轻,尽管患者可能自觉头痛、食欲不振等,但通常不会出现高热和关节症状,查血也很少见到明显的白细胞升高。虽然此型病情比泛发性脓疱型银屑病要轻,但是病情漫长且顽固,呈周期性发作,时轻时重,一般治疗往往效果不佳。

 ## 69. 脓疱型银屑病会累及内脏损害吗

这个问题的回答是肯定的。

脓疱型银屑病是一种极为严重的银屑病,不仅仅使皮肤受累,全身各个器官都会受到影响,内脏损害在泛发性脓疱型银屑病中尤为常见,因为这一类型往往发病较急,全身常伴寒战发热、关节肿痛等,发热症状常伴随着白细胞和C反应蛋白升高,且体温、血象、C反应蛋白升高的程度与银屑病病情的严重程度也是同步的,所以临床医生也常常使用这些指标来反映银屑病病情的严重程度。有的患者会出现颈部或锁骨上的浅表淋巴结肿大,推测可能与银屑病患者本身的自身免疫紊乱有关。

脓疱型银屑病常累及患者肝功能,患者出现转氨酶升高、黄疸、低蛋白血症等症状,后期可能继发严重感染、电解质紊乱。有研究显示,约90%的泛发性脓疱型银屑病的患者合并有一项以上的肝功能异常的指标,有16%患者出现脂肪肝,提示可能泛发性脓疱型银屑病与肝脏代谢关系密切,有待进一步的研究论证。

部分患者会出现肾功能的累及,出现血尿、蛋白尿、肌酐升高、双下肢凹陷性水肿等症状,有临床研究显示,这些症状的轻重与脓疱型银屑病皮损和病情轻重是平行的,在没有使用肾毒性系统性药物治疗的情况下,随着病情好转和皮损消退,这些症状有时可自愈。

有时可见合并肺炎,这类患者常以上呼吸道感染症状起病,逐渐加重,多次细菌、病毒、真菌培养均阴性。往往对抗生素、抗病毒等治疗反应较差,病程迁延。有的并发症虽然不是很常见,但却是致死性的,如感染性休克、充血性心衰,一旦出现,病情进展急骤,难以控制,预后较差。

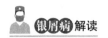 

## 70. 什么是银屑病的沟状舌

没错,不仅仅是露在外面的皮肤,银屑病还会累及舌头!

一些病情较为严重的银屑病类型,如泛发性脓疱型银屑病和掌跖脓疱病的患者常常会在舌体表面出现纵横交错的沟纹,长度约 1~4cm 不等,深度约 2mm,宽度 1mm 左右,较深的沟裂内有时可见菌状乳头,有的沟裂旁还有一些小的交叉分支,这种银屑病伴发的舌改变称为沟状舌。此时患者舌体往往水肿充血,较正常时体积变大,但并不僵硬,舌体依旧柔软。沟纹的排列方式也不尽相同,有时似脑回纹,有时似阴囊纹理。有的患者舌表面乳突过度增生,分布于舌体表面,似粗糙绒毛状。患者味觉及说话均不受影响,亦无自觉症状,无疼痛。沟状舌作为银屑病的一种伴随症状,皮损复发或全身症状明显时,沟纹随着加深加宽。通过治疗,症状、体征缓解,舌的沟纹亦随之变狭变浅,但即使皮损完全消失,沟状舌仍不能完全消失。临床研究显示,沟状舌主要发生于脓疱型等临床较重型患者,发病率大大高于寻常型以及点滴型,这也从侧面说明,发生沟状舌的银屑病患者全身病变多呈进行性发展,治疗如不及时,预后可能不佳。

## 71. 什么是副银屑病

临床上常常有患者向医生询问:"银屑病为什么还有'副'的呢?"

其实,副银屑病并不是真正的银屑病。只是因为副银屑病的临床表现与银屑病十分相似,故被称为副银屑病,也有人将其称之为类银屑病。最常见的皮损是互相独立、不发生融合的红色或红褐色的丘疹,大小不一,有的如针尖,有的如豌豆粒,有炎性浸润,可脱屑,鳞屑大多很薄,附着紧密,不易剥除。临床上主要有以下四种临床分型:

(1)点滴型:点滴型副银屑病一般考虑与上呼吸道感染或者链球菌咽炎相关,常见皮损为鲜艳的红色丘疹或斑疹,表面光滑,仍覆有白色薄层鳞屑,但没有银屑病典型的点状出血征,有炎症性浸润表现,但一般患者无自觉症状,偶有瘙痒,很少有疼痛灼热感。通常情况下,点滴型副银屑病隐匿起病,好发部位是躯干两侧(侧腰部)、四肢屈侧,一般很少累及头面部、掌跖部、黏膜。一般数月后皮疹自然消退,不留瘢痕。

(2)苔藓样型:此型较少见,皮损与扁平苔藓极为相似,呈网状斑片样分布,伴有毛细血管扩张,可见到明显的点状出血征,好发于颈部、躯干,亦无自觉症状,病程迁延,难以自愈。

(3)大、小斑块型:大斑块型又称萎缩型副银屑病,特征是躯干部位的很薄的萎缩性斑片,表面覆有细小鳞屑,呈现出细小的皱纹,似卷烟纸样,此型有可能会进展成为皮肤T细胞淋巴瘤,需要特别留意;小斑块型患者起病隐匿,病情稳定,皮损大多持久存在甚至终生不愈。

(4)急性痘疮样苔藓样糠疹:起病急,好发于青少年,皮损表现多样,有鳞屑性红斑、水疱、渗出、结痂等,病程长短不一,但可自然消退,愈后留下痘疮样瘢痕。

## 72. 什么是湿疹样银屑病

需要大家注意的是,湿疹样银屑病是银屑病而不是湿疹,就是以"湿疹"为主要临床表现的一类银屑病。银屑病皮损在外界刺激下出现糜烂及渗出,形成圆形的好像钱币样的湿疹,我们将其称之为湿疹样变,这种改变最容易出现在银屑病病程的进展期,且有流行病学调查显示,湿疹样银屑病更偏爱干性皮肤的人群。

湿疹样银屑病的皮损,除特征性的红斑鳞屑损害之外,还可以在其表面同时出现抓痕、渗出、血痂。干涸后表面形成深褐色层叠堆积的鳞屑,如同蛎壳状。绝大多数患者伴有不同程度的瘙痒症状,患者因难忍剧烈的瘙痒,常常搔抓,导致皮损出现渗出糜烂,而这种症状又加重了瘙痒症状,使得患者更加频繁的搔抓,形成"瘙痒‐搔抓‐瘙痒"的恶性循环,患者常因顽固而难以缓解的瘙痒症状而影响生活质量。

要判断一个患者是否是湿疹样银屑病,首先,患者皮损必须符合寻常型银屑病的诊断标准,且伴有明显的瘙痒症状。其余几项皮损表现:淡黄色至深褐

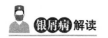

色鳞屑、伴有渗出、可见抓痕伴有血痂,三者中再满足至少一条,我们即认为患者可以诊断为湿疹样银屑病。在银屑病发病早期,炎症反应较明显时,瘙痒症状往往更加严重,此时应采取合适的止痒治疗,打断恶性循环,可以一定程度防止湿疹样银屑病的发生。但并非所有的湿疹样银屑病均因搔抓而来,有时可能是因使用了刺激性强的外用涂抹药膏导致了皮损湿疹样变,因此在药物选择上也需要特别注意。

 **73. 什么是尿布银屑病**

尿布银屑病,顾名思义,即还在使用尿布的婴儿在尿布接触区域发生的银屑病,一般好发于出生至9个月大的婴儿,以两个月左右的婴儿最为常见。按照目前的临床统计,尿布银屑病的发病未发现有性别差异。发病原因之一是不勤于更换尿布,长期接触潮湿闷热的尿布,尿液中一些含氮物质(如尿素)分解后产生氨,氨是一种有刺激性的物质,刺激患儿娇嫩薄弱的皮肤导致发病。皮损大多分布于臀部、股部、外阴等接触尿布的部位,有时经搔抓和不当处理,皮损可蔓延至大腿根部,有时腹股沟及臀间等褶皱凹陷部位也可受累。起初,皮损大多为圆形至卵圆形的斑块,初为红色,仅分布于尿布接触部位,此时的红色斑块上已经可见典型的银白色云片状鳞屑,一般而言,这些斑块状皮损界限清楚。由于患儿的搔抓或者家长错误的处理(如当作是股癣处理或者是自行涂抹一些刺激性较强的外用药物等),原有圆形斑块状皮损开始融合,形成地图状斑片,分布范围常常超过尿布接触部位,褶皱部位由于相对潮湿闷热,皮损的往往更为严重。有时在没有使用尿布的身体其他部位也可能出现相似皮损(同形反应)。建议家长在购买尿布时应该选择柔软、吸水性良好的品种,并勤于更换,保持尿布干燥。

 **74. 尿布银屑病最易合并什么感染**

由于婴儿本身皮肤娇嫩,皮脂腺分泌旺盛,且尿布银屑病患部皮肤屏障受损,加上长时间未更换尿布营造了潮湿闷热、适合微生物生长繁殖的环境,非常容易合并条件性真菌感染,其中最常见的是白色念珠菌感染。

白色念珠菌并不是会阴、臀部皮肤的正常菌群,通常来自于粪便,念珠菌在温暖潮湿的尿布下更加易于繁殖,继而引起皮肤感染,有临床研究表明,在已经合并感染的尿布银屑病患儿中,有近半数的患儿皮损标本中检出念珠菌菌丝和巧克力样棕色菌落。感染后患儿臀部和会阴部在原有银屑病斑片样皮损的基础上开始出现潮红、水疱和糜烂,随着病情逐步进展,累及区域进一步扩大,可蔓延至大腿内侧、下腹部,甚至是腰背部,病变范围远远超过与尿布接触的区域,此时仅采取治疗寻常型银屑病的常规疗法往往效果不佳,病情难以得到有效控制,必须在医生的指导下加用外用抗真菌药,及时控制感染,防止出现全身性的感染症状。另外,由于婴儿臀部容易被大便污染,有时临床上也会见到合并链球菌和葡萄球菌感染的患儿,在诊断时需要加以鉴别。

## 75. 儿童银屑病有何特点

儿童银屑病不同于成人银屑病,皮损常常不典型,可以仅表现为红斑、丘疹,大多数时候皮损较薄,鳞屑相对较少,以斑块型最为常见。患儿往往瘙痒症状非常明显。儿童银屑病的好发部位是四肢、头皮、躯干、面部等;发生在头皮的皮损常引起暂时性脱发和银屑病性秃发。由于大部分患儿受累皮肤面积小于全身面积的5%,因此,治疗上亦不同于成年人,绝大多数患儿仅局部使用外用药治疗就可控制病情,其中外用糖皮质激素软膏和卡泊三醇是首选用药;有些病情较轻的患儿未经治疗,仅改善生活方式即可自愈。

另外,儿童银屑病与链球菌感染和遗传因素关系密切,绝大多数儿童在发病前都曾有过扁桃体炎或上呼吸道感染史,近半数的患儿患有慢性扁桃体炎,近70%的患儿存在银屑病家族史,且这些患儿通常都是首次发病。首次发病的患儿皮损表现形式以点滴型银屑病和寻常型银屑病为主,很少见到红皮型或脓疱型银屑病。发生于儿童的银屑病皮损通常较为局限,合理治疗下通常不会蔓延全身,且很少有关节损害,有时可累及指(趾)甲,通常表现为点状凹陷、

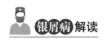

纵嵴、甲分离等;一般而言,如果没有合并感染或其他全身性疾病,发热、四肢乏力等症状并不常见,一般状况良好。通常,患儿发病有季节性差异,往往冬重夏轻,并且皮损常常随着患者出现上呼吸道感染而加重,随着感染的治愈又减轻,二者严重程度是平行的。

## 76. 老年银屑病有何特点

不同于普通中青年患者的典型银屑病表现,老年银屑病往往不是那么的"典型",我们按照其发病的不同特点,大致将其分为以下几种类型:

(1)患者青少年时期即患有银屑病,长期以来一直规律治疗,病情稳定,延续到老年阶段。这一类患者由于自我管理良好,极少出现严重的并发症,亦很少进展,很少有银屑病导致的关节损害和脏器损害。

(2)患者既往没有银屑病病史,但是在老年时期的某些刺激诱因之下(如强烈的精神刺激、严重感染、脏器功能不全等)诱发了银屑病。此类患者皮损大多为寻常型,有典型银屑病的皮损表现(如薄膜征、点状出血征),鳞屑多为银白色薄层云片状;这一类大多为女性患者,随着更年期综合征症状出现皮损也会加重,随着年龄增长,内分泌激素趋于平稳,皮损又随之好转,有的患者甚至可在60岁以后痊愈,没有刺激因素下不再复发。

(3)患者既往患有寻常型或点滴型银屑病,在某些诱因之下(如搔抓、不恰当的治疗等),病情发生突然进展,皮损开始融合,形成大片的暗红色或红褐色的浸润性斑块,上覆有典型的银白色鳞屑,鳞屑往往较厚,紧紧附着于红斑之上,不易剥离。

(4)原本患有银屑病,经治疗已治愈或者皮损已消退,受到刺激后在原有皮损部位出现浸润性暗红色斑块,并且多伴有指(趾)甲损害,少数患者还会同时伴有关节肿痛症状,症状往往较重,进展较快。

在这四种患者中,后两种尤其需要特别注意,治疗不及时或护理不当时,病情会持续进展加重。老年患者常常合并一些慢性疾病,本身的一般状况较差,病情一旦加重,难以控制,容易出现全身症状及脏器损害,并对一般治疗不敏感。这种情况下选择用药必须谨慎,患者尽量不要自行调整用药,治疗过程中发生任何不适,应及时到医院就诊,寻求医生帮助,并在使用过程中密切监测生命体征及肝肾功能。

李　薇　四川大学华西医院

## 77. 银屑病患者会有甲损害吗

　　会有。正常的指(趾)甲呈半透明、浅粉色,表面光洁、平滑,以正常的弧度附着于指(趾)端,起保护的作用。当银屑病累及甲床(指/趾甲深面的皮肤部分)及甲母质(指/趾甲生长的起点)时,可表现为银屑病甲损害,指甲及趾甲均可发生,可累及一个或多个指(趾)甲。银屑病甲损害可表现为:甲点状小凹(顶针样变改变)、甲板增厚和碎裂、白甲、甲横脊(横向凸起)、甲板粗糙、甲半月红斑、油滴征(甲板黄白色改变似油滴上去)、甲剥离(远端甲板与甲床向甲根方向分离)、甲下角化过度(增厚易碎)、甲裂片形出血。约50%的银屑病患者有甲损害,特殊类型的脓疱型银屑病患者几乎均伴有甲损害。甲损害通常在银屑病皮损出现后约10年出现,但有时甲损害可以是银屑病的早发和唯一临床表现。一般来说,如果有甲损害,那么银屑病皮损会更严重。甲损害不仅影响美观,而且可能出现疼痛、触觉灵敏度下降,严重者甚至可能影响机体功能。此外还可能影响患者的正常生活及社交,给患者带来很大的心理压力。因此,银屑病患者就诊时也应将甲损害纳入管理。

　　银屑病患者有皮损时出现甲损害,临床上容易判断,但当甲损害为唯一表现时,很容易被误诊为甲真菌病(俗称"灰指甲")。银屑病患者的指(趾)甲异常变化与甲真菌病的变化非常相似,临床上我们比较容易接诊到甲银屑病患者被误诊为甲真菌病,并且接受了长疗程的抗真菌治疗而无效者。甲真菌病是由致病真菌侵犯指(趾)甲而引起的传染性疾病,多表现为甲变色、增厚、污秽物堆积或甲板破坏、缺失,其和不伴皮损的甲银屑病单从肉眼上常常难以区

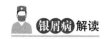

别,可以通过甲取样做真菌涂片检查,光学显微镜下找到真菌菌丝和(或)孢子的甲样本明确为甲真菌感染,有口服抗真菌药的依据。然而有些银屑病患者指/趾甲也可以继发真菌感染,也需要抗真菌治疗。银屑病甲损害,大多通过病史及体格检查可以明确,多数情况下不需要活检,当银屑病甲损害难以与其他疾病鉴别时,可通过活检寻求证据。

加强手足护理可减轻症状。如避免指甲外伤,在潮湿的环境或接触刺激性化学品时戴手套,洗涤或沐浴后彻底擦干甲和甲周皮肤,使用润肤剂,定期修剪指甲。

## 78. 甲损害是反映银屑病患者关节受累的窗口吗

甲损害与银屑病性关节炎密切相关,数据显示约 80% 银屑病性关节炎患者有指(趾)甲损害。此外,从近年来的研究已从组织解剖学上揭示了正常甲与关节的相关性。甲是覆盖在指(趾)末端伸面的坚硬角质,由多层紧密的角化细胞(没有细胞核的死亡细胞)构成,甲母质是甲生长的起点,甲母质和远端指间关节的起止点(起止点是指肌腱、韧带或者关节囊与骨相连接的部位)在解剖学上存在密切联系,整个结构称为关节 - 起止点 - 甲装置(joint-entheseal-nail apparatus)。由于远端指间关节是银屑病性关节炎常易受累的关节,所以这就解释了银屑病性关节炎患者为什么会有更高的甲损害发生率,我们可以理解为当一个装置里面的零件破坏了之后,外面的零件也会岌岌可危了,即甲损害是反映银屑病患者关节受累的窗口。因此,建议银屑病患者一旦出现甲损害后应及时就医排查银屑病性关节炎的发生。

## 79. 银屑病会合并关节损害吗

会。银屑病患者与一般人群相比,关节损害的患病率增高。欧美的临床研究数据显示 7%~42% 的银屑病患者最终进展患有银屑病关节炎。银屑病合并关节损害是银屑病的合并症中最早被医学家们所认识到的。

20 世纪 50 年代以前,银屑病患者在出现关节损害时被认为合并了银屑病的类风湿关节炎。银屑病患者关节损害临床表现为关节疼痛、晨僵及肿胀,甚至出现功能障碍。随着医学家们对临床表现、影像学检查和类风湿因子认知的深入,美国风湿病学会在 1964 年将银屑病关节炎在风湿病中首次独立出来。银屑病患者临床上表现出多种关节损害,可引起永久性的关节损伤并导致残疾,严重影响患者的日常生活和工作。

银屑病关节损害还具有关节病变先于患者的自觉症状的特点,意味着损害已经发生,但其后才出现患者感受到的关节肿痛等不适,所以容易发生银屑病患者关节损害被延迟诊断的现象。早期发现银屑病患者关节损害,尽早进行综合干预,可减缓关节损害带来的生活不便,避免关节残毁所引起的功能障碍,提高生活质量。建议银屑病患者即使无明显的关节不适,也到有条件的医院进行关节损害的筛查。

## 80. 银屑病关节炎一般会累及什么关节

银屑病关节炎是脊柱关节病家族中的一员,是与银屑病相关的炎性关节病,可以出现关节炎、脊柱炎和肌腱附着点炎的症状。银屑病关节炎患者任何关节均可受累,关节受累的形式不固定。外周关节常累及的大关节包括上肢的肘关节和腕关节,下肢的膝关节和踝关节;受累小关节有掌指关节、跖趾关节和指(趾)间关节;中轴关节易累及脊柱的颈椎的关节和骶髂关节。肌腱附着点炎是指肌腱或韧带与骨相连接的部位发生的炎症等病变,也是银屑病关节炎的特点,最容易发生在跟腱和跖肌筋膜的附着点,也可累及股四头肌腱髌和韧带、髂嵴、肩胛带肌和肘关节肱骨上髁处的附着点。

## 81. 银屑病性关节炎包括哪几种临床类型

银屑病性关节炎的关节症状多种多样,除四肢外周关节病变外,部分可表现为肌腱附着点炎和脊柱炎症状,受累关节出现疼痛、压痛、肿胀、晨僵和功能

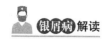

障碍。学者们提出了很多分类标准,以 Wright 和 Moll 总结出的五种临床类型最为常用。下面简单介绍五个分型。

(1)非对称性单关节炎或寡关节炎型:受累关节以膝、踝、髋等大关节为主,亦可同时累及 1、2 个指(趾)间关节,受损指(趾)可呈现典型的腊肠指(趾),常伴有指(趾)甲病变。约 30%~50% 的此型患者可演变为多关节炎类型。

(2)对称性多关节炎型:病变以近端指(趾)间关节为主,可累及远端指(趾)间关节及大关节如腕、肘、膝和踝关节等。

(3)远端指间关节炎为主型:病变累及远端指间关节,被认为是典型的银屑病性关节炎,通常与银屑病甲病变相关。

(4)脊柱关节炎为主型:男性多见,以脊柱和骶髂关节病变为主。

(5)破坏性(损毁性)关节型:是银屑病性关节炎的严重类型,好发年龄为 20~30 岁,受累关节可强直、畸形。常伴发热和骶髂关节炎,皮肤病变严重。

2009 年银屑病和银屑病关节炎研究及评估小组提出,银屑病性关节炎可表现为外周关节炎、中轴病、附着点炎、指(趾)炎、皮肤和甲 5 种类型。

## 82. 银屑病关节炎的皮肤病变一般会早于关节疼痛吗

银屑病性关节炎的皮肤病变一般会早于关节疼痛,但也可晚于关节疼痛,或是二者同时发生。绝大多数(约 60%)银屑病关节炎患者的皮肤损害早于关节疼痛,有研究提示约 30% 的寻常型银屑病患者在 30 年后会发生银屑病性关节炎,我们的数据显示银屑病患者出现关节受累症状通常是在出现皮肤病变后 10 年左右。

## 83. 银屑病患者如果出现足后跟疼痛提示跟腱炎吗

银屑病患者如果出现足后跟疼痛是在提示有跟腱炎的可能。

约 30%~50% 的银屑病性关节炎会有起止点炎,主要累及跟腱和足底筋膜,所以银屑病患者如果出现足后跟疼痛可能提示跟腱炎,但应该排除外伤或感染、锻炼过度等可能。

当跟腱在短时间内承受的压力过大时,可能会发生劳损、细微挫伤或撕裂,然后出现无菌性炎症。如身体没活动开或还没调整好就开始进行像打篮球、网球等需要频繁地停止、启动以及跳跃的运动,很容易发生跟腱炎。另外,突然增加锻炼的强度或频率也常会引起跟腱炎。因此,要判断银屑病患者的足后跟疼痛是否为跟腱炎的表现,应结合患者日常有关的活动情况,并检查足部是否有外伤,行跟腱部位的 X 线或超声检查,必要时行磁共振扫描,以排除其他可能引起跟腱处疼痛的原因。

总体而言,银屑病患者如果出现足后跟疼痛,提示跟腱炎可能性较大,临床上,医师会遇到银屑病患者就诊时抱怨一侧足后跟疼痛,休息后加重,活动后好转,严重的情况下会干扰到日常的行走活动。仔细查看可以发现左右后跟不对称,疼痛侧后跟有红肿、压痛,进一步的超声检查或磁共振检查可以协助诊断。银屑病患者的跟腱炎可能是该患者关节损害的首先受累表现,甚至是就诊时关节损害的唯一表现。所以,银屑病的患友们,如果出现了足后跟疼痛请及时就医。

## 84. 银屑病关节炎会表现为腱鞘滑膜炎吗

银屑病关节炎可以表现为腱鞘滑膜炎。

腱鞘、滑膜都是构成关节的一部分,腱鞘是保护肌腱的滑液鞘,而滑膜是位于关节腔的一层薄膜。银屑病关节炎的免疫反应会攻击关节中的滑膜及关节周围的腱鞘,造成损害。所以,银屑病关节炎是可以表现为腱鞘炎及滑膜炎的。

银屑病关节炎中的腱鞘滑膜炎,临床上以滑膜炎更为常见。常见滑膜炎的分布部位依次为:远端和近端指(趾)间关节滑膜炎、膝关节和踝关节,可以表现为病变关节的肿胀、疼痛和功能障碍。滑膜炎也是银屑病关节炎的重要表现之一。

腱鞘炎的发生多见于掌指关节,出现病变部位的疼痛和压痛。手指腱鞘炎也可能表现为手指关节肿胀疼痛。发病初,手指于掌指关节掌侧疼痛,屈、伸指活动时疼痛加重,对于病情比较严重的患者,可以出现屈、伸指活动时发出弹响,类似于扣扳机的状况,所以,此病也被称为"扳机指"。症状多于早晨起床时较为明显,下午部分患者的症状会有所减轻。病情更为严重时,可以出现指

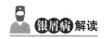

间关节不能完全伸直（或屈曲）的情况，称为"交锁现象"。病变掌侧有压痛，大多数患者可在此部位摸到一结节，且该结节随屈、伸指动作而纵向滑动。随着病情好转，疼痛和其他症状可以随之消失。

目前对于银屑病性关节炎的滑膜炎和腱鞘炎的早期发现可以采用超声检查和磁共振检查，前者对腱鞘滑膜炎的检测敏感度很高，又有特异性的影像表现，还可对滑膜炎的炎症活跃度进行评估，而且价格低廉、安全、无创，可以简单快速的检查多个外周关节，重复性好，值得推广。

## 85. 银屑病患者如果出现腰背部疼痛提示脊柱关节受累吗

银屑病患者出现腰背部疼痛，提示脊柱关节有受累可能。腰背部疼痛，尤其是夜间腰背痛或腰背脊椎晨僵是典型的脊柱关节炎表现，银屑病关节炎作为脊柱关节病家族中的一员，也具备这个特点。

但同时需要排除其他疾病的可能性，如骨关节炎、腰椎间盘突出、强直性脊柱炎等。中老年人应排除骨的退行性变，如骨关节炎、腰椎间盘突出，可行胸腰椎X线或磁共振检查，以鉴别银屑病性关节炎脊柱型与普通腰椎病。中青年男性应排除强直性脊柱炎的可能。强直性脊柱炎需要与脊柱关节病型银屑病性关节炎相鉴别，银屑病性关节炎通常会就诊时有银屑病皮损和甲损害，或银屑病病史，其脊柱病变通常会左右不对称性的改变，以跳跃式疼痛症状为特点。

总之，银屑病患者如果出现腰背部疼痛，已在提示可能出现了脊柱关节受累，包括一些年轻的银屑病患者在长时间静坐工作或游戏后或长途开车后出现腰背痛，都需要警惕脊柱关节受累，建议尽早到医院就诊。

## 86. 银屑病患者如果出现手指和足趾关节肿胀提示出现关节炎了吗

银屑病患者出现手指和足趾关节肿胀提示出现了关节炎。

银屑病患者如果出现手指、足趾关节肿胀，表现为腊肠样改变，提示出现了指(趾)炎。临床研究发现 40%~50% 的银屑病性关节炎患者可以出现指(趾)炎，最常见于第三趾和(或)第四趾，也可发生在手指。这是银屑病关节炎常见的表现之一，需要与腱鞘炎、类风湿关节炎等疾病鉴别诊断。

## 87. 银屑病关节炎和类风湿性关节炎如何鉴别

类风湿关节炎是一种以对称性多关节炎为主要临床表现的自身免疫性疾病，以关节滑膜慢性炎症、关节的进行性破坏为特征。两个病可以通过发病情况、临床表现、实验室检查和影像学检查以资鉴别，但二者也可共存。

发病情况：银屑病关节炎男女无差异，好发年龄为 30~50 岁；而类风湿关节炎男女之比为 1：3，好发年龄是 40~60 岁。

临床表现：关节炎的鉴别包括以下内容：①发病时关节分布，银屑病关节炎具有不对称性，而类风湿关节炎是对称发作的；②受累关节数，银屑病关节炎是寡关节(即少关节)，而类风湿关节炎是多关节；③手足受累部位，银屑病关节炎是指(趾)远端，而类风湿关节炎是指(趾)近端；④累及区域，银屑病关节炎可以是同一根手指的全部关节，而类风湿关节炎是多个手指的同一关节(比如多个近端指关节)；⑤银屑病关节炎病变关节可以为紫色，而类风湿关节炎不会出现类似改变；⑥银屑病关节炎可以出现脊柱受累和骶髂关节炎，而类风湿关节炎很少累及脊柱，不会出现骶髂关节炎。

此外，银屑病性关节炎常有银屑病皮损和甲病变、腊肠样的指(趾)炎和起止点炎，而类风湿关节炎不伴有上述改变。

实验室检查：类风湿因子检测，类风湿关节炎患者几乎 100% 出现阳性，而银屑病性关节炎仅 2%~16% 阳性。

影像学表现：银屑病性关节炎有特殊的 X 线表现，如笔帽样改变，部分患者有脊柱和骶髂关节病变。而类风湿关节炎 X 线以关节侵蚀性改变为主。

两者可能共存，但是非常少见。

# 第四部分　银屑病的实验室和影像学检查

关　欣　北京大学第三医院

## 88. 银屑病都需要做病理切片检查吗

在医学上,许多疾病只通过临床表现尚不能明确诊断。对于皮肤病常借助于病理检查来确定诊断。病理切片检查,是指取小块患病部位的皮肤组织,制作切片,用显微镜从细胞和组织形态方面进行观察判断,做出疾病的诊断。由于银屑病具有特征性的皮肤病理变化,因此切片检查在大多数情况下,有助于确定或者排除银屑病的诊断。但是病理检查也是一种形态学的方法,在某些病例和发病的某些阶段,也会出现不典型的病理表现,出现病理检查仍不能确诊的情况。

在临床上,并不是每一例银屑病病例都必须做病理检查,有以下三个原因:

(1) 银屑病大多数具有典型的皮肤表现,具有较长时间的发生、发展和反复发病的慢性过程。有经验的皮肤科医生可以根据病史和皮疹特点,相对准确地做出银屑病的诊断,而不一定依赖于病理切片。

(2) 病理切片检查需要进行手术取材,虽然只是一小块皮肤,但毕竟是一项有创伤的检查,术后还可能产生瘢痕等。

(3) 大多数银屑病并不危重,是一个长期慢性的良性过程。如果出现一时不能确定诊断的情况,也可以暂时对症治疗,并做进一步观察。

一般银屑病通常不需要做病理切片检查,但是在病情相对复杂、危重,或者涉及用药选择等必须尽快确诊的情况下,则应该果断进行皮肤病理检查,帮助做出明确判断。

## 89. 寻常型银屑病的皮肤病理变化有哪些特点

寻常型银屑病的皮肤病理变化和银屑病皮损的肉眼所见是相对应的,银屑病皮损有较厚鳞屑,或可以刮出银白色的成层鳞屑,对应在病理上,就是在角质层出现成层的融合角化不全细胞。而银屑病皮损的增厚,隆起于正常皮肤,对应的是病理表现中,表皮棘细胞层明显增厚,表皮突整齐向下延伸。

银屑病皮损的鳞屑刮掉后,可以看到一层薄膜,称为薄膜现象,这就是在病理中能够看到的,表皮中变薄的颗粒层;再刮掉皮损的这层薄膜,会出现很多细小的出血点,对应在病理上,就是银屑病皮损中向表皮浅层上延伸的真皮乳头,其中毛细血管扩张充血,周围可见淋巴细胞、中性粒细胞等。

银屑病病理还有一个特征性表现,就是在角质层有时可以见到聚集的嗜中性粒细胞。这个现象是由澳大利亚病理学家 W.J. Munro(1838—1908)在一百多年前发现的,因此称为 Munro 微脓肿。如果是比较大的 Munro 微脓肿,会成为肉眼可见的小脓疱,可以在比较重的急性银屑病皮损中看到。

## 90. 脓疱型银屑病的皮肤病理变化有哪些特点

脓疱型银屑病除了具有部分寻常型银屑病的病理表现之外,突出的特点是在表皮中上层出现嗜中性粒细胞浸润,形成海绵状脓疱,即 Kogoj 微脓肿。与之对应的就是,在脓疱型银屑病的皮损中会出现很多小的脓疱。这种脓疱不同于一般化脓性感染中细菌引起的脓疱,它的里边是没有细菌的,是由于银屑病的炎症导致大量中性粒细胞从血管中游出来,聚集在表皮里形成的无菌性脓疱。脓疱型银屑病患者的真皮层炎症浸润较明显,主要为淋巴细胞和组织细胞,有少量中性粒细胞。

## 91. 红皮病型银屑病的皮肤病理变化有哪些特点

红皮病型银屑病的病理变化与寻常型银屑病相似,所不同的特点就是在

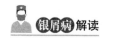

真皮浅层的血管扩张、充血更明显。有显著的角化不全,颗粒层变薄或消失,棘层肥厚,表皮突延长,有明显的细胞内和细胞间水肿,但不形成水疱。细胞内水肿主要指棘细胞内发生水肿,细胞体积增大,胞浆变淡。在较陈旧的水肿中,细胞核常缩偏于一侧,如鸟眼状。细胞间水肿指由于细胞间液体增加,使细胞间的间隙增宽,细胞间桥粒长而清晰可见。这样的表皮结构类似海绵,故又称海绵形成或海绵水肿。红皮病型银屑病患者真皮的病理表现为:真皮上部水肿,血管扩张充血,血管周围早期有中性粒细胞和淋巴细胞浸润,晚期浸润多为淋巴细胞、组织细胞及浆细胞等。因此我们可以看到,红皮症型银屑病患者皮损比寻常型皮损更红,而且是大片。这种发红是毛细血管充血导致的,如果用手压一下,会发现红斑变淡变白了,抬起手,手印又很快充血,变回到红色。

因为皮肤病里边有很多种不同原因导致的红皮病,病理检查更容易区分出是不是银屑病红皮症,因此在红皮症的情况下,经常需要做病理切片检查。

## 92. 寻常型银屑病需要做哪些化验检查

由于寻常型银屑病具有相对典型的临床特点,而且一般没有其他脏器的改变,也没有血液中的改变,因此银屑病的诊断和治疗,往往不需要专门的化验检查。

但是在寻常型银屑病的诊治过程中,一些化验检查对于诊断和鉴别诊断,对于评价患者的身体状态、选择治疗方法等方面具有意义,举例如下:

(1)血常规化验:对于急性期或进展期银屑病,用于了解有无前驱或伴发的细菌、病毒感染等。使用甲氨蝶呤等药物时评估有无骨髓抑制。应用免疫抑制剂、生物制剂时监测感染风险。

(2)肝功能、肾功能、血脂、血糖:了解肝肾功能,排查基础疾病,为应用系统性药物治疗做准备,或排查可能的药物不良反应。例如甲氨蝶呤的肝毒性、维甲酸类药物对于血脂的影响、环孢素对于肾功能的影响等。

(3)乙肝、丙肝、梅毒、艾滋病、结核等感染筛查:鉴别梅毒等感染性皮疹,应用免疫抑制剂或生物制剂时排除或监测感染风险。

## 93. 关节病型银屑病需要做哪些化验检查

关节型银屑病在病情活动时,可能出现红细胞沉降率(ESR)加快,C反应蛋白(CRP)增加,IgA、IgE增高,补体水平增高等,做以上化验可以协助诊断和监测病情。

在关节病型银屑病,类风湿因子(RF)一般是阴性的,少数患者可有低度阳性。这一点可以用于鉴别有相似关节症状的类风湿性关节炎,因为类风湿性关节炎会有明显的RF升高。抗环瓜氨酸肽抗体(CCP)对于类风湿性关节炎的特异性更强,如果检出阳性,可证实为类风湿性关节炎,而不是关节病型银屑病。骶髂关节和脊柱受累的银屑病关节炎患者中约半数患者人类白细胞抗原(HLA)-B27阳性。

如果对关节型银屑病的关节滑液进行化验,会发现白细胞轻度增加,以中性粒细胞为主,这种情况也可能在其他类型关节炎中发现,特征性不强。

## 94. 关节病型银屑病的关节磁共振检查有何改变

磁共振(MR)检查是一种较新的影像学检查方法,国际上从1982年才正式用于临床。它采用静磁场和射频磁场使人体组织成像,既不用电离辐射,也不用造影剂就可获得高对比度的清晰图像。它能够将人体组织中有关化学结构的信息反映出来,将同样密度的不同组织和同一组织的不同化学结构通过影像显示表征出来。因此对于软组织检测,MR比电子计算机断层扫描(CT)更为精确。

关节病型银屑病病变发生于关节部位的软组织,因此磁共振检查更容易发现相应的改变,可以发现滑膜增生、骨节软骨破坏、肌腱附着点炎症,以及骨髓炎性水肿等影像学改变。

## 95. 关节病型银屑病的关节超声检查有何改变

超声检查是一种利用声波成像的医学影像技术,高频超声可在关节型银

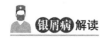

屑病中发现软骨和骨质的改变：在软骨异常方面，可发现骨骺表面的软骨组织厚薄不一、表面不光滑、内部回声欠均质、关节间隙变窄等，对判断病情有帮助；在骨质改变方面，可以发现包括骨膜炎、新骨形成、骨吸收以及"笔帽状"畸形等。

## 96. 关节病型银屑病的关节 X 线检查有何改变

X 线检查是利用 X 射线使不用密度的人体组织显像的医学影像技术，可以用于关节病型银屑病骨和关节改变的检测。

对于发生于四肢，特别是手指、脚趾关节的病变，X 线检查可以发现关节骨质有破坏和增生表现。末节指（趾）骨远端有骨质溶解、吸收而基底有骨质增生；可有中间指骨远端因侵蚀破坏变尖和远端指骨骨质增生，两者造成铅笔帽（pencil-in-cup）样畸形或望远镜样畸形，受累指间关节间隙变窄、融合、强直和畸形。长骨骨干绒毛状骨膜炎。

对于发生于脊椎和骶髂关节的中轴关节病变，X 线检查可以发现不对称的骶髂关节炎，关节间隙模糊、变窄、融合。椎间隙变窄、强直，不对称性韧带骨赘形成，椎旁骨化，其特点是相邻椎体的中部之间的韧带骨化形成骨桥，并呈不对称分布。

## 97. 血液流变学检测对银屑病有何意义

银屑病常伴有微循环功能障碍，用活血化瘀法治疗和抗凝药物华法林治疗可取得一定疗效。通过对银屑病患者的血液流变学观察，可以进一步了解患者的血液循环状况。

血液流变学一般测定项目为血细胞比容、全血黏度、血浆比黏度、血细胞沉降率等。

病期 1 年以内的患者，其血细胞比容显著高于正常人，全血黏度明显高于正常组，随着病情的缓解可降至正常水平。血浆比黏度无性别差异，部分病例高于正常,然其平均值与正常人对照无显著差异。血细胞沉降率高于正常人。

将临床痊愈1个月以上的寻常型银屑病患者的血液流变学检查结果与正常人比较,除女性患者血沉仍高于正常女性外,其余各项指标均恢复正常。

有研究发现在银屑病患者中出现血液流变指标的改变,但是它与银屑病发病的确切关系尚无定论。因此在当前银屑病的诊断和治疗规范中,均不要求做血液流变检测。如果检查发现有血液流变指标的改变,对了解病情和给予相应处理有一定的参考作用。根据内科意见进行对症处理即可,不必当作是导致银屑病发生或加重的因素。

 **98. 体内微量元素检测对银屑病有何意义**

人体内有很多微量元素,它们参与机体的重要代谢,主要与酶系统的催化功能有关。近期研究表明锌、钙、铜、镁、锂等微量元素数量的变化与银屑病相关。锌元素是人体内的重要元素。银屑病患者血清锌明显降低,而皮损及尿中锌的含量却明显高于正常人,同时人们发现银屑病患者体内锌酶活力增高。

有学者认为,银屑病患者有生物化学方面紊乱的表现,适当补充相应缺少的微量元素可能有利于疾病的治疗。但是由于尚未发现银屑病的发病与微量元素之间的确切联系,补充微量元素对于银屑病的治疗作用还在探索之中。因此在当前银屑病的诊断和治疗规范中,均不需要做体内微量元素的检测。

如果在检查中发现自己有微量元素含量方面的异常,要审慎对待,不要误认为它就是导致自己患银屑病的原因。

# 第五部分　银屑病的鉴别诊断

陶　娟　华中科技大学同济医学院附属协和医院

 **99.** 银屑病如何与慢性湿疹相鉴别

银屑病发病以青壮年为主,常伴银屑病家族遗传史。全身均可发病,以头皮、四肢伸侧较为常见,多在冬季加重。典型表现为境界清楚、形状大小不一的红斑,周围有炎性红晕,稍有浸润增厚,表面覆盖多层银白色鳞屑,鳞屑易于刮脱,刮净后为淡红发亮的半透明薄膜,刮破薄膜可见小出血点。

慢性湿疹常由急性、亚急性湿疹反复发作,经久不愈转变而来。追问病史,大多数患者先有粟粒大小、密集成片的丘疹、丘疱疹,或小水疱形成的斑片,基底潮红,抓破后有点状渗液及小糜烂面,由于反复瘙抓刺激,皮损出现肥厚、苔藓化表现。

银屑病和慢性湿疹都是慢性病,常常反复发作,很难治愈。发生于头皮、面部、小腿、前臂伸侧及骶尾部的肥厚性银屑病、脂溢性皮炎样银屑病、湿疹样银屑病需与慢性湿疹相鉴别。

鉴别要点如下:

(1) 慢性湿疹患者常有过敏体质,常伴荨麻疹、哮喘、过敏性鼻炎等过敏性疾病史。而银屑病无此特点。

(2) 慢性湿疹有急性、亚急性、慢性期交替出现的特点,周期性发作,处于急性期时有明显的渗出倾向。而银屑病通常无此特点。

(3) 慢性湿疹伴有色素沉着,其鳞屑不呈银白色。

(4) 慢性湿疹常无系统损害表现,而银屑病有时可累及指(趾)甲和关节等处。

（5）慢性湿疹可伴血嗜酸性粒细胞和（或）IgE 水平增高，而银屑病则很少出现。

## 100. 银屑病如何与神经性皮炎相鉴别

神经性皮炎是以阵发性皮肤瘙痒和皮肤苔藓化为特征的慢性皮肤病。多见于成年人，儿童一般不发病。目前认为精神因素是发生本病的主要诱因，如情绪波动、精神过度紧张、焦虑不安等均可使病情加重和反复。其次，局部刺激如衣领摩擦、化学物质刺激、反复搔抓等均可诱发本病的发生。临床表现本病初发时仅有瘙痒感，而无原发皮损，由于搔抓及摩擦，皮肤逐渐出现粟粒至绿豆大小的扁平丘疹，圆形或多角形，坚硬而有光泽，呈淡红色或正常皮色，散在分布。因有阵发性剧痒，患者经常搔抓，丘疹逐渐增多，日久则融合成片，肥厚、苔藓样变。

发生于颈项部、肘部、腰骶部的肥厚性银屑病需与神经性皮炎相鉴别，两者鉴别要点如下：

（1）神经性皮炎多见于成人，无遗传史。银屑病可见于各个年龄段，并常伴有家族遗传史。

（2）神经性皮炎常伴紧张、焦虑、脾气急躁、睡眠差等特征，发病与季节、饮食无关。而银屑病发病有一定季节性特征，常冬重夏轻。

（3）神经性皮炎好发于易摩擦、搔抓部位，反复刺激后局部起疹，可局限发病或泛发。银屑病常对称泛发，不局限于摩擦部位。

（4）神经性皮炎的特征性皮疹为苔藓样变，皮肤浸润肥厚，嵴沟明显，表面附少量鳞屑，伴有抓痕、血痂。而银屑病表现为银白色鳞屑性红斑样损害。

（5）神经性皮炎除皮肤症状外无系统受累表现，而银屑病有时可累及黏膜、指（趾）甲、关节等处，并可引起系统损害表现。

## 101. 银屑病如何与痒疹相鉴别

痒疹以成年人多见，损害初起为淡红色或红色丘疹，很快变成为圆顶形坚

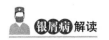 

实结节,由豌豆到指甲大小,一般呈灰褐色或红褐色。损害表面角化、粗糙,呈疣状,触之有坚实感。自觉剧烈瘙痒,可自行消退并遗留色素沉着或瘢痕,也可因搔抓致结节顶部出现血痂、抓痕和苔藓样变。损害常发生在四肢,尤其以小腿伸侧多见,也可以发生背部或其他部位。

发生于四肢伸侧的疣状银屑病、蛎壳状银屑病需与结节性痒疹相鉴别。

鉴别要点如下:

(1) 痒疹好发于成年女性,无家族遗传史。银屑病发病以青壮年为主,常伴家族遗传史。

(2) 痒疹发病与季节无关,常有反复搔抓史。而银屑病发病有明显的季节特征,常冬重夏轻。

(3) 痒疹主要分布于四肢,以小腿伸侧为多。银屑病好发于头皮、躯干及四肢伸侧,部分病患可累及黏膜。

(4) 痒疹的典型皮损为结节,表面粗糙,红褐色或黑褐色,触之有坚实感。而银屑病为银白色鳞屑性红斑样损害。

(5) 痒疹除皮肤症状外无系统受累表现,而银屑病有时可累及指(趾)甲、关节等处,并可引起系统损害表现。

(6) 痒疹可伴血嗜酸性粒细胞和(或)IgE 水平增高,而银屑病很少出现。

## 102. 银屑病如何与药疹相鉴别

药疹是指药物通过注射、内服、吸入等途径进入人体后引起的皮肤、黏膜反应。药疹临床类型复杂,呈多种多样,可类似其他皮肤病和发疹性传染病,但基本特点是发病突然,一般均对称分布(固定型药疹除外),泛发全身或偶仅限于局部,损害多形,可表现为弥漫性水肿性红斑、斑丘疹、水疱、大疱、糜烂等,常伴瘙痒,可累及黏膜及内脏系统。临床上按皮损形态可分为十几种亚型。

银屑病与药疹表现都呈多样性。应注意湿疹样银屑病应与湿疹样型药疹相鉴别;扁平苔藓样银屑病需与苔藓样药疹相鉴别;钱币状银屑病需与多形红斑型药疹相鉴别;脓疱型银屑病需与急性泛发性发疹性脓疱病型药疹相鉴别;

红皮病型银屑病需与红皮病型药疹相鉴别等。

它们共同的鉴别要点如下：

（1）银屑病发病多见于青壮年，常有家族史。药疹可发于任何年龄段，成人与儿童均可发病，与家族遗传史无关。

（2）银屑病的发生与季节有一定关系，常冬重夏轻。药疹的发病与此无关，但发病前有明确的用药史。

（3）银屑病好发于头皮、躯干及四肢的伸侧，特征性皮疹为银白色鳞屑性红斑样损害，少数情况下可累及黏膜。药疹通常泛发全身，表现为红斑、丘疹、鳞屑、水疱、脓疱及糜烂、渗出等损害，常常侵犯口唇及外阴等黏膜部位。

（4）两种疾病都能引起系统损害，但药疹更易出现明显的全身症状，如恶寒、高热、头痛、食欲减退、淋巴结肿大、腹痛、腹泻、恶心、呕吐等。

（5）实验室检查银屑病通常无异常，而药疹可表现为外周血白细胞总数增多，嗜酸性粒细胞增多，肝、肾功能及电解质异常等。

 **103.** 头皮银屑病如何与头皮脂溢性皮炎相鉴别

头皮是银屑病的好发部位，皮损可以单独发生在头皮，也可合并其他部位。据统计，寻常型银屑病初发于头皮者占46.9%，而整个病程中有头皮受累的可达65.7%。头皮处的银屑病一般表现为边界清楚的、覆盖厚鳞屑的斑块，常常沿着发际分布，又因鳞屑与头皮的皮脂相互交杂，呈现灰白色。由于增厚鳞屑紧缩，头发可以成束状犹如毛笔，称为"束状发"，但一般不引起脱发。这种"束状发"的表现是头皮银屑病的一个重要特征。

头皮脂溢性皮炎开始为头皮轻度潮红斑片，上面覆盖灰白色糠状鳞屑，伴轻度瘙痒，皮疹扩展，可见油腻性鳞屑性地图状斑片，呈大块弥漫状，如繁星点点散布于头皮或发际，用手搔抓，则鳞屑纷纷落下。

发生在头皮的银屑病与脂溢性皮炎鉴别要点如下：

（1）头皮银屑病可发于不同年龄段，常冬重夏轻，常伴有家族史。头皮脂溢性皮炎常见于青壮年及新生儿，发病与遗传及季节无明显关联。

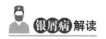

(2) 头皮银屑病可单见于头皮，但大多数情况下躯干、四肢等处可见到典型银屑病的损害。头皮脂溢性皮炎可仅单发生或同时见于面部、前胸等皮脂腺丰富区域。

(3) 头皮脂溢性皮炎的皮损边界不清，表现为灰白色糠秕状或油腻性鳞屑性厚痂，基底部浸润较轻，鳞屑少而薄，呈油腻性，带黄色，刮除后无点状出血。而头皮银屑病皮损边界清楚，呈点滴状或斑片状，其上覆有白色厚鳞屑，厚痂也非油腻性。

(4) 头皮脂溢性皮炎无束状发，常伴脱发。而头皮银屑病往往呈特征性的"束状发"，白色鳞屑与头皮结合紧密，强行剥离鳞屑可见点状出血，无明显脱发。

## 104. 头皮银屑病如何与头癣相鉴别

头癣是皮肤癣菌引起的头发和头皮的浅部真菌感染，好发于儿童，传染性较强。按照头癣的症状不同，可分为黄癣、白癣和黑点癣。其中最常见的是黄癣，俗称"秃疮"或"癞痢头"。典型皮损为早期毛根处形成针头或绿豆大小丘疱疹，继而变为脓疱，脓疱干燥后形成硫磺色干痂。皮损扩大，痂皮融合变厚，边缘翘起，中央黏着于头皮而略凹陷，中心可有毛发贯穿，愈后形成萎缩性瘢痕；病发参差不齐，干涸无光泽，遗留永久性秃发。

头皮银屑病与头癣鉴别要点如下：

(1) 头皮银屑病可发于不同年龄段，多见于青壮年。而头癣多见于儿童及成人。

(2) 头皮银屑病常常冬重夏轻，常伴家族史。头癣无此特点，但有与头癣患者或动物密切接触史。

(3) 头皮银屑病可合并躯干、四肢等处出现典型银屑病的损害。头癣可合并身体其他部位出现体癣、甲癣等。

(4) 头皮银屑病常累及发际线，皮损为银白色鳞屑性斑块，边界清楚，头发可呈特征性的"束状发"，不易拔除，无折断。头癣的病发干燥无光，易折断并

66

有脱发,部分病程较长的头癣患者可形成瘢痕,遗留永久性秃发。

(5) 取病发真菌镜检＋培养:头皮银屑病呈阴性反应;头癣则可见到发内及发外孢子及菌丝,真菌培养阳性。

(6) 病变区滤过紫外线灯检查:头皮银屑病呈阴性反应,头癣可见到暗绿色或亮绿色荧光。

## 105. 头皮银屑病如何与头皮石棉样糠疹相鉴别

头皮石棉样糠疹好发于儿童及青壮年,损害可局限于部分头皮,但更常见为弥漫全部头皮,甚至延及颈部。表现为头皮上厚层灰白色鳞屑,重叠如屋瓦,状如石棉,黏着于头皮,毛发近头皮处有白色发鞘,可上下移动;毛囊口棘状隆起;严重者头皮被较厚的屋瓦状白色鳞屑覆盖。患处毛发生长不受影响。基底一般无炎症,如发生湿润、渗液或继发感染时,可呈现轻度潮红,并散发难闻味道,本病病程长,常持续多年,预后良好。

头皮银屑病与头皮石棉样糠疹鉴别要点如下:

(1) 头皮银屑病可发于不同年龄段,最常见于青壮年,发病无性别差异。而头皮石棉样糠疹好发于青少年,女性多于男性。

(2) 头发银屑病常冬重夏轻,常伴家族史。而头皮石棉样糠疹无此特点。

(3) 头皮银屑病于头皮有银白色鳞屑性斑块,但无白色发鞘,皮损处头发呈特征性"束状发",强行剥离鳞屑,可见点状出血。头部皮损常超出发际,同时身体其他部位常合并有典型银屑病的皮疹。而头皮石棉样糠疹则表现为头皮鳞屑堆积成厚痂状,呈特征性的毛发鞘、糠疹鳞屑及毛囊口嵴状隆起等损害,无束状发。

## 106. 银屑病如何与玫瑰糠疹相鉴别

玫瑰糠疹多发于青年人或中年人,儿童与老年人少见,无性别差异。以春秋季多发。初起损害是在胸、颈、躯干或四肢出现直径 1~3cm 大小的玫瑰色

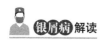

淡红斑或黄褐色斑片,边缘微高起,有细薄的糠秕样鳞屑,称为"母斑",数目为1~3个。之后躯干与四肢近侧端相继有泛发性成批的皮损出现,常对称分布,皮损较母斑为小,形态与母斑基本相同,称为"子斑"。斑片大小不一,常呈椭圆形,中间有细碎的鳞屑,皮损的长轴与皮纹一致。伴轻度瘙痒或者无痒感。

点滴状银屑病、钱币状银屑病、地图状银屑病需与玫瑰糠疹相鉴别,其鉴别要点如下:

(1)银屑病可发于不同年龄段,多见于青壮年。而玫瑰糠疹易发病于少年及青年人。

(2)银屑病多冬重夏轻,易反复发作,并常伴家族遗传史。而玫瑰糠疹常在春秋季好发,起病前可有上呼吸道感染的前驱症状,病程呈自限性,不易复发,与家族史无关。

(3)银屑病好发于躯干及四肢伸侧,为银白色鳞屑性丘疹及斑丘疹,皮疹瘙痒明显。而玫瑰糠疹常好发于躯干和四肢近端,通常不累及头部。皮损多为泛发性圆形或椭圆形小斑片,中央色泽鲜艳呈橙红色,边缘微隆起呈淡红色,境界清楚,上覆糠秕样细薄鳞屑,常可见"母斑"和"子斑",且皮损长轴与皮纹平行。皮疹多轻度瘙痒或者无痒感。

## 107. 银屑病如何与二期梅毒相鉴别

二期梅毒疹多以自觉症状轻微、分布广而稠密、对称性发疹为特点。其主要类型有:①斑疹型梅毒疹:最为多见,主要分布在躯干和四肢近端内侧,大小不等,常呈圆形、椭圆形,呈铜红色或暗红色。②丘疹型梅毒疹:一般为2~5mm直径的小丘疹,丘疹初为铜红色,后转呈褐色。一般基质坚硬,表面可有少量鳞屑,此类疹型内含梅毒螺旋体,传染性很强。③脓疱型梅毒疹:初为斑疹,以后隆起,顶部生小脓疱。分布较广,此种患者一般营养较差。

二期梅毒疹是皮肤病里的"模仿大师",临床上特别容易和其他皮肤病相混淆,银屑病与二期梅毒疹的鉴别要点如下:

(1)银屑病可发于不同年龄段。二期梅毒疹多见于性活跃的青、中年男女。

(2) 银屑病易反复发作,常有家族史,与季节、饮食、精神等因素有关。而二期梅毒发病与不洁性接触史、输血史或手术史有关。

(3) 银屑病呈银白色鳞屑性红斑或丘疹,瘙痒明显。而二期梅毒常呈铜红色或暗红色斑疹,上附细糠状鳞屑,自觉症状轻。

(4) 银屑病较少引起淋巴结肿大。而二期梅毒通常引起全身性淋巴结的肿大。

(5) 实验室检查:银屑病梅毒特异性血清学反应阴性,而二期梅毒特异性梅毒血清学反应呈阳性。

## 108. 银屑病如何与扁平苔藓相鉴别

扁平苔藓是一种不明原因引起的累及皮肤、毛囊、指(趾)甲、黏膜的慢性炎症性疾病,多发于中年人,特征性皮疹表现为紫红色多角形或类圆形扁平丘疹斑块,边界清楚,表面有 Wickham 纹。好发于手腕、前臂、下肢远端和骶骨前区,多伴有明显瘙痒感。

发生在躯干、四肢、黏膜及指(趾)甲的银屑病应注意与扁平苔藓相鉴别,两者的鉴别要点如下:

(1) 银屑病可发生于任何年龄段,最常见于青壮年,无性别差异。扁平苔藓好发于 30~60 岁成人,女性多见。

(2) 银屑病易反复发作,常伴家族史,与季节、饮食、精神等因素有关。而扁平苔藓与此类因素无明显关联。

(3) 银屑病皮损为鳞屑性红斑,上覆银白色鳞屑,Auspitz 征(+)。而典型的扁平苔藓皮损为紫红色多角形或类圆形扁平丘疹,边界清楚,表面有 Wickham 纹。

(4) 两病都可累及黏膜,银屑病黏膜受累者表现为光滑干燥性红斑,其上少许鳞屑。而扁平苔藓黏膜受累可表现为丘疹、斑块、糜烂、萎缩及大疱,其黏膜损害较银屑病更为常见及严重。

(5) 银屑病甲受累表现为甲板上有点针状凹陷,还可出现纵嵴、横沟、浑浊、肥厚、游离或甲板畸形。而扁平苔藓甲损害表现为甲板变薄、纵嵴、远端甲

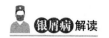

板分裂、甲溶解及甲下角化过度。

**109.** **银屑病如何与毛发红糠疹相鉴别**

　　毛发红糠疹病因尚不明确,可能与遗传因素、维生素缺乏、角化障碍、内分泌功能障碍、肝病、感染等有关。患者头皮先出现较厚的灰白色糠样鳞屑,随后面部出现黄红色干性细薄鳞屑,类似于干性脂溢性皮炎,继而可泛发全身。皮疹的临床特征为小的毛囊角化性丘疹和散在性融合成糠秕状鳞屑性棕红色斑片或斑块,对称分布。77%~97% 的患者有掌跖过度角化。皮疹严重时可泛发全身,发展成干燥鳞屑性红皮病。

　　两者的鉴别要点如下:

　　(1) 银屑病可发生于任何年龄段,最常见于青壮年。毛发红糠疹好发于1~10 岁儿童和 40~50 岁的成人。

　　(2) 银屑病常随季节反复发作。而毛发红糠疹发病与季节无关。

　　(3) 银屑病皮损为鳞屑性红斑,上覆银白色鳞屑,Auspitz 征(+),无明显毛囊性丘疹和掌跖角化。而典型的毛发红糠疹的皮损为小的毛囊角化性丘疹和散在性融合成糠秕状的鳞屑性棕红色或橘红色斑片或斑块,呈“鸡皮”样外观,触摸时有粗糙或刺手感。掌跖角化明显。

　　(4) 两病都可累及指(趾)甲和毛发。毛发红糠疹表现为指甲浑浊肥厚,甲下过度角化,表面有嵴纹,但无银屑病甲的特征性点状凹陷;毛发红糠疹累及毛发时可出现弥漫性脱发,而银屑病累及毛发不会引起脱发。

**110.** **银屑病甲损害如何与甲癣相鉴别**

　　甲病变在银屑病中较常见,指甲较趾甲更易受累。其发生率占 10%~50%,常见的表现如下:①甲点状凹陷(“顶针甲”):最常见,可侵及一个至所有甲,指甲更易受累。凹陷点小而浅,一般不超过 1mm,呈不规则散在分布,间隔距离相等。②甲剥离:起于远端甲缘,但不超过甲的 1/2,分离的甲板呈灰黄色。③甲下增厚:甲下皮和远端甲床有银屑病损害,导致甲下角化过度。④甲板失去光泽、变白、增厚、高低不平甚至碎裂剥脱等。⑤裂片形出血。

甲癣,俗称"灰指甲",是指仅由皮肤癣菌感染甲板引起的甲病。趾甲癣大多由足癣直接传播,指甲癣则可能由手癣传播或因搔抓身体其他部位的癣病而直接接触感染。甲癣的临床症状有10种表现:①浑浊:甲板混浊,不透明呈云雾状,表面失去光泽。②肥厚:甲板下角质物堆积而肥厚。③表面凹凸不平:由于甲下角质物堆积,甲板被破坏,致使甲板表面凹凸不平,失去光泽。④甲分离:增厚的甲角质脱落,甲床与甲板发生分离。⑤变色:病甲呈白色、黄色、褐色甚至黑色。⑥甲板萎缩:甲板被真菌蚕食,甲板变薄、缩小,残留少许甲板。⑦甲板脱落:甲板被真菌完全破坏,只残留少许甲板在甲床上。⑧甲板翘起:真菌把甲板下的角质物蚕食或脱落掉,使甲板完全翘起,只有根部连着。⑨钩甲:老年人因活动不便,生活不能自理,病甲长得很长,而且弯曲,形成钩甲。⑩甲沟炎:病甲在甲根部软组织增厚,伴有炎症、潮红、肿胀。

当银屑病侵犯指(趾)甲时要注意和甲癣相鉴别,两者的鉴别要点如下:

(1) 银屑病甲只出现在有银屑病史的患者身上。甲癣可出现在任何人群,常合并有甲外伤史或者身体其他部位真菌感染史。

(2) 银屑病甲病程缓慢,可随银屑病的好转而缓解。而甲癣不会自行缓解,呈进行性加重,若不治疗可迁延终生。

(3) 银屑病甲最常见的损害是甲母质受累导致的点状凹陷,此外还可见到点状出血、甲剥离、变色和甲下角化过度等。而甲癣感染常始于甲的前缘或侧缘,常伴有邻近皮肤的感染。甲板的破坏以角化增生为主,表现为甲的色泽改变、质地松软、厚度增加,有时可见甲板与甲床分离。

(4) 银屑病甲通常会累及多个指甲,并呈对称分布。而甲癣常是单个甲先受累,其他邻近甲可以正常。

(5) 病甲真菌涂片及培养:银屑病甲呈阴性反应,而甲癣可找到真菌菌丝及孢子,培养呈阳性。

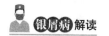

**111. 银屑病如何与副银屑病相鉴别**

副银屑病以红斑、丘疹、浸润、脱屑而无自觉症状或轻微瘙痒为特征。好发于中老年男性，皮损为境界清楚的斑块，硬币至手掌大，数目不定，有轻度浸润，颜色初为鲜红或黄红，渐变为深红或暗紫红色，表面覆有少量鳞屑，不易剥离，无点状出血。皮损可呈豹皮状外观或排列与肋骨一致，好发于躯干、四肢近端、头面、手足偶可累及，不侵犯黏膜，久病后出现苔藓样肥厚或萎缩，类似皮肤异色症的外观。

副银屑病临床上与银屑病非常类似，两者的鉴别要点如下：

（1）银屑病可发生于任何年龄段，最常见于青壮年，发病无性别差异。而副银屑病多见于青年及中、老年人，男性多于女性。

（2）银屑病易反复发作，常伴家族史，与季节、饮食、精神等因素有关。而副银屑病病因不清，通常与此类因素无关。

（3）银屑病好发于躯干及四肢伸侧，常累及头皮、甲及黏膜，有明显瘙痒感。而副银屑病皮疹以躯干两侧、四肢屈侧为多，一般不累及头面、甲及黏膜，皮疹无明显自觉症状。

（4）银屑病通常只表现为鳞屑性红斑或丘疹，典型皮疹 Auspitz 征（+）。而副银屑病除鳞屑性红斑或丘疹外，还可表现为丘疱疹、水疱、大疱、溃疡、坏死、结痂、凹陷性瘢痕等损害，其 Auspitz 征（-）。

**112. 银屑病如何与蕈样肉芽肿相鉴别**

蕈样肉芽肿是起源于记忆性辅助 T 细胞的低度恶性的皮肤 T 细胞淋巴瘤，约占所有皮肤 T 细胞淋巴瘤的 50%。病程呈慢性渐进性，发展成肿瘤，晚期可累及淋巴结和内脏。早期皮损为红斑和浸润性损害，红斑分为非萎缩性斑片和萎缩性斑片两种类型，前者表现为扁平、淡红色、鳞屑性斑片，此型进展较快，可在数月或数年内进入斑块期，甚至出现内脏病变。后者表现为表皮萎缩、光亮或出现皱纹,伴有毛细血管扩张,色素沉着或减退,此型可长期存在无变化。皮损多发生于躯干。

两者的鉴别要点如下:

(1) 银屑病可发生于任何年龄段,最常见于青壮年,发病无性别差异。而蕈样肉芽肿也可累及任何年龄,但以 40~60 岁多见,男性多于女性。

(2) 银屑病易反复发作,常伴家族史,与季节、饮食、精神等因素有关。而蕈样肉芽肿病因不清,与此类因素无关。

(3) 银屑病好发于头皮、躯干、四肢伸侧,Auspitz 征(+)。而蕈样肉芽肿可发于全身,无特殊好发部位,皮疹 Auspitz 征(-)。

(4) 银屑病不会出现肿瘤样损害,除皮肤外,可累及黏膜、指(趾)甲及关节,但一般不累及淋巴结及内脏。蕈样肉芽肿可出现浸润性斑块,结节及肿瘤样损害及皮肤色素异常。除皮肤外,淋巴结受累最常见,并可侵犯内脏各个系统。

(5) 实验室检查:银屑病通常无明显异常。蕈样肉芽肿可出现 T 细胞细胞亚群、血象等检查异常。

(6) 临床较难区别的病例可借助组织病理检查。

## 113. 反向型银屑病如何与间擦疹相鉴别

反向型银屑病指银屑病累及腹股沟、外阴、腋窝、乳房下、臀等皱褶部位。

间擦疹又称"擦烂红斑"或"褶烂",是皱褶部位的皮肤由于潮湿、温暖、摩擦等引起的急性皮肤炎症。好发于皱褶部位,如腹股沟、腋下、乳房下等,皮疹为红斑、丘疹,部分呈水疱,继而糜烂、渗出,皮疹边界清楚,悬附着花边样的浸软发白的鳞屑。

两者的鉴别要点如下:

(1) 反向型银屑病同其他类型银屑病一样,同样常见于青壮年,易反复发作,常冬重夏轻,常伴家族史,与饮食、精神等因素有关。而间擦疹与遗传无关,多发生于夏日湿热季节,常见于肥胖的婴儿和妇女。

(2) 反向型银屑病以红斑为主,通常伴明显瘙痒感,不侵犯周边淋巴结。而

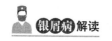

间擦疹除红斑外,还可表现为浸渍、糜烂、渗液、水疱和浅溃疡。炎症明显者可伴发周边淋巴结炎,自觉瘙痒或灼痛感。

(3)反向型银屑病常消退缓慢。而间擦疹对症治疗后常能迅速好转。

## 114. 脓疱型银屑病如何与急性泛发型发疹性脓疱病相鉴别

脓疱型银屑病一般是在寻常型银屑病的基本损害上出现密集的浅在性针头至粟粒大小的无菌性小水疱,脓疱反复发生,可成批或陆续出现。有的小脓疱可密集成群或相互融合成脓池。脓疱破溃后逐渐干燥结痂,鳞屑痂多呈褐色或灰黄色。有的皮损表现为大片或环形红斑,仅边缘有许多小脓疱。皮疹可发生于全身各部位,但以四肢屈侧及皱襞部位较多见。个别患者口腔黏膜也可出现多数集簇或散在小脓疱,指、趾甲可出现萎缩、碎解和缺损。

急性泛发型发疹性脓疱病(AGEP)90%以上是由药物引起(以青霉素类、头孢类抗生素最常见),皮疹常起始于面、颈、腋下、肘、腹股沟等间擦部位,或起于躯干和四肢的近端,数小时泛发全身。脓疱壁松弛易破裂,形成糜烂面,可互相融合成脓湖,也有呈中毒性表皮松解坏死样外貌。主要症状是瘙痒、烧灼感或两者都有。少有黏膜受累,主要是口腔和舌黏膜。

临床上,两种疾病都可以广泛的无菌性小脓疱为特征,其鉴别要点如下:

(1)脓疱性银屑病常有慢性病程,发作与缓解常交替出现,泛发型者可急性发病。而AGEP常急性发病,起病前有明确用药史。

(2)脓疱型银屑病可见于各个年龄段,但最多见于青壮年。而AGEP无特定好发年龄段。

(3)脓疱型银屑病可伴家族史,与季节、饮食、精神等因素有关。而AGEP无此相关性。

(4)脓疱型银屑病通常在之前银屑病的基础上出现小脓疱表现,可特征性的侵犯掌跖部位,伴有肿胀和疼痛感,皮疹常消退较慢。而AGEP是在水肿性红斑的基础上突然出现大量针头大小的脓疱,有烧灼感或痒感,可迅速消退,继发广泛脱屑。

（5）实验室检查：脓疱型银屑病可出现白细胞增多。而 AGEP 除白细胞增高、中性粒细胞比例增高外，还可伴有嗜酸性粒细胞增多。

（6）两者预后不同：脓疱型银屑病于病情减轻后可出现寻常型银屑病皮损，病程较长。而 AGEP 常在停药或对症处理后迅速消退，预后良好，如不再接触同类药物，可终生不复发。

## 115. 红皮病型银屑病如何与其他原因引起的红皮病相鉴别

红皮病又称剥脱性皮炎，是一种以全身或几乎全身皮肤潮红、脱屑为特征的炎症性疾病，是皮肤科较为严重的皮肤病，可以由多种皮肤病如银屑病、皮炎湿疹、药物疹、皮肤淋巴瘤、毛发红糠疹、先天性遗传性皮肤病、白血病等发展而来。应注意红皮病型银屑病和其他原因所致红皮病的鉴别。

其鉴别要点如下：

（1）红皮病型银屑病病程中常会有寻常型或脓疱型银屑病的病史及相关临床症状。而其他类型红皮病则没有银屑病发病史。

（2）红皮病型银屑病在对症治疗皮疹消退之后可出现小片寻常型银屑病的特征损害。而其他原因引起的红皮病无此特点。

（3）红皮病型银屑病可侵犯指（趾）甲，表现为甲浑浊、肥厚、变形，甚至引起甲剥离而脱落。而其他原因引起的红皮病通常不累及指（趾）甲。

## 116. 外周关节炎型关节病型银屑病如何与类风湿性关节炎相鉴别

关节病型银屑病又称银屑病性关节炎，比较少见。此类银屑病常继发于寻常型银屑病之后，或银屑病反复发病后，症状恶化而发生关节改变，或与脓疱型银屑病或红皮病型银屑病并发。关节病型银屑病在出现银屑病皮疹的同时，

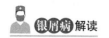

还伴有关节和周围软组织疼痛、肿胀、压痛、僵硬和运动障碍,部分患者可有骶髂关节炎和(或)脊柱炎,病程迁延、易复发,晚期可有关节强直,导致残疾。该病可发生于任何年龄,高峰年龄为30~50岁,无性别差异,但脊柱受累以男性较多。据统计,约75%的关节病型银屑病患者皮疹出现在关节炎之前,同时出现者约15%,皮疹出现在关节炎后的患者约10%。

类风湿性关节炎本病发病缓慢,为双侧对称性关节受累,其临床症状和体征特点如下:①关节疼痛:本病早期即有关节局部痛感,尤其是在活动期,并伴有触痛及压痛。②关节僵硬:受累关节僵硬,尤其在晨起开始活动时最为明显,但活动一段时间后,将会逐渐有所改善。③关节肿胀:受累关节周围软组织呈弥漫性肿胀,且表面温度略高于正常关节。④关节畸形:后期病例一般均出现掌指关节屈曲及尺偏畸形,如发生在足趾,则呈现爪状趾畸形外观。⑤皮下结节:30%~40%的患者可出现皮下结节,此有助于对本病的诊断。⑥体温升高:急性期个别患者可出现发热,多为38℃以下的低热。

关节病型银屑病与类风湿性关节炎同样可累及关节,两者的鉴别要点如下:

(1) 外周关节炎型关节病型银屑病可发生于任何年龄段,高峰年龄为30~50岁,无性别差异。而类风湿关节炎发病率女性明显高于男性,女性患者是男性的2~3倍。

(2) 外周关节炎型关节病型银屑病除关节症状外,常合并有银屑病的皮肤损害。而类风湿性关节炎常合并的皮肤损害是皮下结节。

(3) 二者关节损害和侵犯部位不完全相同。外周关节炎型关节病型银屑病主要为非对称性外周小关节炎,以手、足小关节或下肢的大关节受累多见,手部关节受累可表现为关节僵硬和肿胀;长期纤维化和挛缩可使关节畸形。受累的大关节包括髋关节、膝关节和踝关节,多为单侧发病,表现为大关节积液,活动受限,长久发病可致关节强直及肌肉萎缩。而类风湿关节炎为对称性周围性多个关节慢性炎性病变,临床表现为受累关节疼痛、肿胀、功能下降,最特征性的表现为受累关节僵硬,尤其在晨起开始活动时最为明显,但活动一段时间后,会逐渐改善。病变呈持续反复发作过程,多侵犯小关节如腕、掌指关节、近心端指间关节。

（4）约80%的关节病型银屑病患者有指（趾）甲病变。而类风湿性关节炎常不累及甲。

（5）实验室检查：关节病型银屑病类风湿因子阴性，而类风湿性关节炎则阳性。

## 117. 中轴型关节病型银屑病如何与强直性脊柱炎相鉴别

中轴型关节病型银屑病是指累及脊柱、骶髂关节和髋关节的关节病型银屑病。

强直性脊柱炎属风湿病范畴，是血清阴性脊柱关节病的一种。该病病因尚不明确，是以脊柱为主要病变部位的慢性病，累及骶髂关节，引起脊柱强直和纤维化，造成不同程度的眼、肺、肌肉、骨骼病变，属自身免疫性疾病。很可能在遗传因素的基础上的受环境因素（包括感染）等多方面的影响而致病。

两者的鉴别要点如下：

（1）中轴型关节病型银屑病年龄大的男性多见。而强直性脊柱炎起病多为15~30岁的男性，儿童及40岁以上者少见。

（2）中轴型关节病型银屑病除关节症状外，常合并有银屑病的皮肤损害。而强直性脊柱炎通常无皮肤损害。

（3）二者关节损害和侵犯部位不完全相同。中轴型关节病型银屑病主要以脊柱和骶髂关节病变为主，常为单侧。而强直性脊柱炎可累及任何关节，但以脊柱关节受累为多。典型的临床表现为腰背部疼痛、晨僵、腰椎各方向活动受限及胸廓活动度降低，随病情发展可使整个脊柱强直，腰椎前凸曲线消失，胸椎后凸而呈驼背畸形。

（4）约80%的关节病型银屑病患者有指（趾）甲病变。而强直性脊柱炎一般不累及甲。

（5）强直性脊柱炎较关节病型银屑病更容易出现系统损害，如肺部病变、

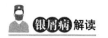

虹膜炎、心血管损害、神经系统病变、肾脏淀粉样变病等。

（6）实验室检查：强直性脊柱炎 HLA-B27 检测阳性，类风湿因子可阳性，血清 IgA、IgG、IgM 可有轻至中度升高。而关节病型银屑病此类检查均阴性。

## *118.* 银屑病如何与 Reiter 病相鉴别

Reiter 病又称"黏膜 - 皮肤 - 眼综合征"，其特点为非化脓性关节炎、尿道炎及结膜炎，可伴有环状龟头炎、口腔黏膜损害、虹膜炎及银屑病样皮肤改变。

两者的鉴别要点如下：

（1）银屑病发病无性别差异，而 Reiter 病发病多见于男性，男女发病率为 10∶1。

（2）银屑病的发作与季节、饮食、精神等因素有关。Reiter 病的发作与上述因素无关，而与感染关系密切。

（3）两者都有皮肤损害，但 Reiter 病的皮损多累及掌跖和龟头，典型皮损呈大小不等的大疱性多形红斑，水疱破裂后糜烂结痂，愈合后有色素沉着。

（4）Reiter 病除有类似银屑病的皮肤损害外，不同之处还在于它同时合并有结膜炎、尿道炎、关节炎的症状。表现为结膜水肿，眶周肿胀，尿频、尿急、尿痛，尿道黏液样分泌物，承重关节和大关节的红肿疼痛。部分患者还可伴心血管、胃肠道等其他系统受累表现。此外，Reiter 病常有全身中毒症状，如高热、食欲不振、恶心呕吐、腹泻、烦躁不安、头痛头晕等，可持续 2~3 周。

（5）银屑病病程常持续终生，缓解和发作交替出现。Reiter 病部分可自愈，但少数情况下因系统损害可致死。

（6）实验室检查：Reiter 病可发现明显感染依据，如肠道福氏志贺菌或痢疾杆菌（+）、泌尿生殖道沙眼衣原体、解脲支原体（+）。而银屑病此类检查（−）。

# 第六部分 银屑病的治疗

## （一）治疗总论

匡叶红　中南大学湘雅医院

### 119. 银屑病的治疗原则是什么

（1）正规：银屑病的治疗方案是在各国指南和专家共识的基础上结合个体不同情况制定的，强调使用目前皮肤科学界公认的治疗药物和方法。所以，必须去正规医院接受专业医生的诊疗建议，由医生做出科学判断，在医生的指导下治疗及调整治疗方案。

（2）安全：药品具有治疗作用和不良反应两重性。银屑病不可过度治疗，很多患者为了追求短期疗效，治病急于求成，听信各种偏方，使用不合理药物或滥用药物，从而给自身造成更大的疾病负担甚至生命危险，银屑病的各种治疗方法均以安全为首要前提，不能追求近期疗效而忽视其严重不良反应。

（3）个体化：银屑病根据临床表现分为四种类型，最常见的寻常型银屑病又分为各种亚型，每种类型的治疗都有所差别。即使是同一类型的银屑病，由于病情严重程度不同，患者自身需求、对药物的耐受性、经济承受能力、既往治疗史等情况也不同，因而治疗也不同。在选择治疗方案时，要全面综合考虑并合理地制定治疗方案。

### 120. 银屑病的治疗目标是什么

银屑病发病机制复杂，是在遗传基因与环境因素相互作用下发生的，遗传因素是"内因",一个人的遗传基因来自于父母,先天获得,是无法更改的;环境因素是"外因",是可以通过医患的努力积极控制的。因而银屑病可控,不可根治。许多银屑病患者经过长时间的治疗,都意识到了银屑病长期复发的特点。所以,银屑病的治疗目标是在银屑病发展期迅速控制病情,减慢皮损向全身发展的进程,稳定病情;稳定期减轻红斑、鳞屑、局部增厚等症状,消除皮损,同时要积极控制银屑病的诱发和加重因素,维持皮损的长期缓解,减少复发和延长复发间隔时间,减轻复发,保护其他器官和系统,最大限度地避免药物治疗的副作用,提高患者生活质量。

## 121. 什么是银屑病的联合治疗

联合治疗是指两种或两种以上的药物(或方法)同时应用,具有协同或补充作用,减少单种药物(或方法)使用的剂量,以减轻副作用。具体方法包括:光疗加内用药、光疗加外用药、内用药加内用药、外用药加外用药、内用药加外用药。例如甲氨蝶呤联合生物制剂治疗、卡泊三醇软膏联合糖皮质激素软膏外用治疗、维甲酸联合紫外线光疗等。

## 122. 什么是银屑病的交替治疗

交替治疗是指一种药物(或方法)使用一段时间,在出现副作用之前改用另外一种药物(或方法),目的在于减少各种药物总的累积剂量,从而减轻各种药物的不良反应。例如重度银屑病在使用系统治疗时,先使用环孢素 A 快速控制病情,2~3 个月后病情好转后使用阿维 A 等药替代维持缓解期,这样可以最大程度的减少环孢素 A 持续用药的时间,减少此药带来的不良反应。又比如甲氨蝶呤治疗银屑病有效,但长期应用有导致肝脏纤维化等副作用,为了减少甲氨蝶呤在体内的积累量,在使用甲氨蝶呤一段时间后交替使用阿维 A,辅助紫外线光疗、煤焦油和生物制剂等其他银屑病治疗方法。在使用外用药物时,根据病情变化也可以交替使用糖皮质激素软膏、卡泊三醇软膏以及其他药膏。

## 123. 什么是银屑病的序贯治疗

序贯治疗是指将银屑病治疗的药物(或方法)合理排序,先用强效药物(或方法)迅速清除皮损,然后逐步过渡到不良反应轻微的药物(或方法),最后采用相对安全的药物(或方法)进行维持治疗。比如可以先使用糖皮质激素类外用药物以快速控制并清除皮损;数周中,可以将糖皮质激素类药物降级,如强效改为中效,中效则改为弱效,并同时可加用维生素 $D_3$ 衍生物、钙调神经磷酸酶抑制剂等外用药物;最后,皮损基本清除后,则可以用维生素 $D_3$ 衍生物、钙调神经磷酸酶抑制剂等药物长期维持。

## 124. 银屑病的治疗方法有哪些

(1) 外用药物的治疗:外用药物是治疗银屑病的基本方法之一,具有直接作用于皮损,减轻炎症和细胞过度增生的优势。一般对于皮损小于体表面积3%的局限型银屑病,可单独采取外用药物治疗,配合使用保湿剂。银屑病国际治疗指南(目前公认的最权威、正确的治疗指导规范)推荐糖皮质激素(卤米松、莫米松、复方氟米松等)、维生素 $D_3$ 衍生物(卡泊三醇、他卡西醇等)、维甲酸类(全反式维 A 酸、他扎罗汀等)为银屑病外用首选的药物,推荐使用的其他药物包括角质促成剂和角质松解剂、焦油类、钙调神经酶抑制剂和中药制剂等,患者应注意在银屑病皮损快速进展期,也就是新皮损不断增多、面积扩大的时期,这个时期应使用温和无刺激性的外用药物,否则可能导致病情进一步加重;在皮损僵持阶段,也就是基本没有新的皮损出现时,可考虑使用作用较强的药物如糖皮质激素类软膏、卡泊三醇软膏等药物,用药时先小范围试用,皮肤没有出现刺激发红反应时逐渐增加药物浓度,同时加强润肤剂的应用,可减少局部刺激症状和药物用量。

(2) 物理治疗:银屑病的物理治疗主要是指紫外线(UV)光疗,其他物理治疗包括温泉浴、药浴和海水浴等方法。光疗就是紫外线的治疗,由于光疗所用

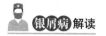

的光是 311nm 左右的紫外线,是阳光中的天然成分,因此副作用比较少,是一种比较安全的疗法,被认为是银屑病的"绿色环保治疗",能有效缓解银屑病的症状,减少其复发。早期使用光化学疗法(Psoralen UVA,PUVA)治疗银屑病,也就是口服或者外用补骨脂素类药物(光敏剂)后,进行适当剂量的全身或者病患部位的长波紫外线(UVA)照射,且照射时间较长,长期使用有潜在的致癌风险,现今很少应用。目前发现中波紫外线(UVB)由于比长波紫外线有更高的能量,可以通过单独照射治疗银屑病,而且对于银屑病治疗效果最好的紫外线波段在 311nm 波长附近。所以窄谱中波紫外线(NB-UVB,波长311nm)成为全球应用最广泛的银屑病光疗方案,被推荐为银屑病光疗的一线选择。具体方法是:根据患者情况,选择一定的初始照射剂量,对病患部位或者全身进行紫外线照射,每周照射 2~4 次,治疗过程中逐渐增加照射剂量,一般经过 10~20 次的治疗,病情会明显好转,经过 1~3 个月的治疗,多数患者皮损可以消退或者全部清除,长期使用安全有效,缓解时间较长,是中重度斑块型银屑病治疗的中流砥柱,可单独使用,亦可与其他外用制剂或内服药联合应用。

(3) 系统药物治疗:首选药物包括维 A 酸类、甲氨蝶呤、环孢素 A 等,新型生物制剂的应用为银屑病的靶向治疗提供了有力的武器。

1) 维 A 酸类:阿维 A 最常用,首选治疗泛发性脓疱型银屑病、红皮病型银屑病、广泛性斑块状银屑病和掌跖脓疱病。这类药不会抑制免疫系统,对肝肾功能影响小,所以安全系数最高,疗效也比较确切,最常见的不良反应是干燥,比如用药后出现脸干、口唇干燥、身体皮肤干燥脱屑等现象,同时对血脂有一定的影响,长期使用要注意监控肝肾功能,服药期间应避免饮酒。儿童银屑病长期应用阿维 A 要注意监测骨质发育,育龄期女性在使用阿维 A 期间及停药 2 年内要采取严格避孕措施。

2) 甲氨蝶呤:很多人认为它是抗肿瘤药,不能用来治疗银屑病。实际上甲氨蝶呤是最经典的治疗银屑病的口服药物,已经被应用了几十年,而且它的毒副反应和不良反应,目前医生都掌握得非常好,整体来说这个药物的长远安全性是比较好的。价格较便宜,可用于长期治疗。主要用于红皮病型、关节病型、泛发性脓疱型和严重影响功能的手掌和足跖广泛性斑块状银屑病,每周单次使用或分三次口服,必须进行血尿常规及肝肾功能监测,每周在不同日服用叶酸 5mg,可以减轻甲氨蝶呤的不良反应。

3) 环孢素 A:它是一种免疫抑制药,在器官移植的患者里面使用的非常多。主要用于其他传统治疗疗效不佳的患者,价格略高,但效果确切,通常短期应用 2~4 个月,间隔一定时期可重复疗程。不得超剂量使用,使用过程需监测其可能的副作用,主要包括肾毒性、高血压等。

4) 生物制剂:是最新的银屑病靶向治疗药物,是基于银屑病发病机制中细胞免疫的关键步骤而研发的具有靶位特异性的生物制剂。目前常用的有:依那西普(益赛普)、英夫利昔单抗(类克)、阿达木单抗、乌司奴单抗等。对于传统治疗无效、有禁忌证或无法耐受的中重度银屑病患者可考虑接受生物制剂疗法。有较好的效果,使用方便,值得注意的是,生物制剂价格相对昂贵,其治疗银屑病长期的疗效和安全性需进一步观察。

5) 中医中药:中医博大精深,中医中药对银屑病的治疗疗效也是不错的,包括复方类中成药如复方青黛胶囊、郁金消银片、银屑灵、消银片、消银颗粒等;单方类中成药雷公藤、昆明山海棠等;中药单体提取药如白芍总苷胶囊、复方甘草酸苷、补骨脂素等;中药还有一个特点,它既可以吃,也可以抹,还可以泡澡。不过中药讲究因人因病施治,也就是需要通过医生的辨证论治,银屑病从中医的角度来讲有不同的类型,比如有血瘀型、血燥型、血热型等不同类型,必须在正规医院经医生指导后使用不同的药方,中药鱼龙混杂,很多药物毒性很大,不能滥用中药。

(4) 心理治疗:银屑病是一种心身疾病,精神因素对银屑病有重大影响,精神紧张是银屑病发生和加重的促发因素,因此银屑病的心理治疗不容忽视。心理治疗通过心理咨询、心理疏导和行为治疗的方法,通过医务人员的言语、表情、姿势、态度和行为,或是通过相应的仪器及环境来改变患者的感觉、认识、情绪、性格、态度及行为,使患者增强信心,消除紧张,从而达到治疗疾病的目的。同时,心理治疗可采用个别治疗、集体治疗、家庭治疗和社会治疗的方式,也可采用生物反馈疗法和腹式呼吸训练。

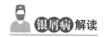

# 125. 银屑病治疗如何走出误区

银屑病是一种慢性皮肤病,和疾病作斗争需要很大的耐心,常常有患者询问是否能"根治"。由于银屑病的发病原因极其复杂,难寻根由,至今医学界尚未找到根治银屑病的方法,想通过某种治疗方法或药物让银屑病再也不发作是不现实的,但我们可以通过积极治疗和管理,学习和银屑病和平共处,将它对生活的影响降到最低。当今社会上出现不少"江湖郎中""银屑病专家"等,瞄准银屑病患者渴求快速见效、根治疾病的念头,追求经济利益,大做广告宣传,打出类似"祖传秘方""7天治愈""基因治疗""纯中药制剂""绝无毒副作用"等违背科学的根治承诺,随意用药,滥用糖皮质激素或使用一些因毒副作用大已经淘汰出市场的药物,结果造成患者病情严重恶化。有些患者因治疗药物的毒副作用导致肿瘤的发生,付出生命的代价。因此,诊治银屑病要坚定治疗信心,科学治疗,安全用药,以乐观积极的心态对待疾病:

(1) 认真分析广告,不要盲目相信广告宣传,不要轻信"包治""根治""永不复发"的许诺。不要轻信外地不明真相的所谓"专家",不要随便选择银屑病"偏方"治疗。

(2) 不要急于求成,切勿随意滥用药物,不考虑药物安全性而盲目用药,特别是不能滥用糖皮质激素、抗肿瘤药物和免疫抑制剂。

(3) 不要偏执的盲目忌口,排斥一切治疗药物,或仅仅依靠调整生活方式根治银屑病。

(4) 不要不遵从医嘱,擅自更换药物或停药。

(5) 要正确认识和理解银屑病相关的基础知识,了解银屑病的治疗方法与新进展,借助目前网络技术平台加强和病友与医生的线上交流互助,寻求更多的社会支持。

**126.** 如何评估银屑病的严重程度

计算皮肤损害波及身体全部体表面积的比例是界定寻常型银屑病严重程度的简单方法。如果把身体全部体表面积按 100 等份划分,一等份则大概相当于自身的一个手掌面积(可以将自己的手掌按在纸面上,沿着手指及手掌外侧缘画出手掌的轮廓即为一个手掌面积,也就是自己伸展的手掌、全部手指总手印的大小)。如果皮损面积<3 个手掌面积,则评定为轻度银屑病;如果皮损面积介于 3 个手掌面积到 10 个手掌面积之间,则为中度银屑病;如果皮损面积>10 个手掌面积则为重度银屑病。当然,重度银屑病还可以根据医生对银屑病面积与严重程度指数(psoriasis area and severity index,PASI)进行评分(>10 分)或皮肤病生活质量指数(dermatology life quality index,DLQI)进行评分(>10 分)来判定。据统计,大约三分之二的患者是轻度的银屑病,中重度患者占三分之一。

**127.** 什么是银屑病的 PASI 评分

PASI 评分是银屑病皮损程度评分的缩写,是国际银屑病专家长期临床实践总结出来的公认的评价银屑病皮损面积及严重程度的客观方法。在给银屑病患者制定合理的治疗方案前,医生常常采取 PASI 评分对银屑病患者进行病情评估。该方法把人体分成头颈部、躯干、上肢和下肢四部分,首先分别计算各处的皮损面积分,再按皮损的类型和严重程度划分出鳞屑程度分(D)、浸润程度分(I)和红斑程度分(E),将每一个部位的 D、I、E 数值相加后乘上各自规定的系数,最后把全身四部分的得分相加,就得出 PASI 总分。PASI 评分是对银屑病病情轻重进行量化的一个指标,根据不同的严重程度,其分值可为 0.0~72.0 分不等。分数越高说明病变范围越大,皮损程度越重;反之则病变范围越小,皮损程度越轻。所以 PASI 评分的意义就在于用具体的数字反映银屑病的病情,并可作为判断治疗效果的科学依据。

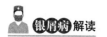

病变严重程度:根据5分值得出每个身体部位红斑、鳞屑和浸润程度的平均评分:0,未累及;1,轻度;2,中度;3,重度;4,极重度。对每个严重程度评分的标准如下:

| 评分部分 | | 描述 |
| --- | --- | --- |
| 红斑(E) | | |
| 0 | 无 | 无,可能有残留的色素沉着 |
| 1 | 轻度 | 粉红色或淡红色 |
| 2 | 中度 | 较深粉红色 |
| 3 | 重度 | 红色 |
| 4 | 极重度 | 红色极深,"牛肉红"色 |
| 浸润程度(I) | | |
| 0 | 无 | 无 |
| 1 | 轻度 | 皮损轻微高出于正常皮肤表面 |
| 2 | 中度 | 皮损容易触及,边缘为圆形 |
| 3 | 重度 | 皮损隆起明显,边缘清晰 |
| 4 | 极重度 | 皮损隆起极为明显,边界非常清晰 |
| 鳞屑(S) | | |
| 0 | 无 | 无 |
| 1 | 轻度 | 部分皮损表面上覆有鳞屑,以细微鳞屑为主 |
| 2 | 中度 | 大多数皮损表面不完全覆有鳞屑,鳞屑成片状 |
| 3 | 重度 | 几乎全部皮损表面有鳞屑,鳞屑较厚成层 |
| 4 | 极重度 | 全部皮损表面均覆有鳞屑,鳞屑很厚成层 |

受银屑病累及的BSA百分比:四个身体部位重点每一个受银屑病累及的程度(%)是根据以下BSA评定标准进行判定的。

| 有银屑病的体表面积(BSA)百分比 | 面积评分 |
| --- | --- |
| 0% | 0 |
| >0%~9% | 1 |
| 10%~29% | 2 |
| 30%~49% | 3 |

续表

| 有银屑病的体表面积（BSA）百分比 | 面积评分 |
| --- | --- |
| 50%~69% | 4 |
| 70%~89% | 5 |
| 90%~100% | 6 |

身体部位权重：每个身体部位按其占全身的近似百分比得出权重

| 身体部位 | 身体部位权重 |
| --- | --- |
| 头颈部 | 0.1 |
| 上肢 | 0.2 |
| 躯干（包括腋窝和腹股沟） | 0.3 |
| 下肢（包括臀部） | 0.4 |

在每个身体部位，红斑、鳞屑和浸润程度严重程度评分总和乘以部位评分，再乘以身体部位权重，从而得到一个身体部位值，然后将所有四个身体部位相加求和，从而得到 PASI 评分，如下公式所示：

PASI= 头部面积分 ×（E+I+D）× 0.1+ 上肢面积分 ×（E+I+D）× 0.2+ 躯干面积分 ×（E+I+D）× 0.3+ 下肢面积分 ×（E+I+D）× 0.4

银屑病皮损面积严重程度（PASI）的评分可由 0 分至 72.0 分不等

 ## 128. 什么是银屑病的 BSA 评分

BSA 评分即受累的体表面积评分，是一种比较简单的用来量化皮损面积的评分，银屑病患者可以通过该方法粗略评估自身病情，因为很多时候银屑病患者并不知道的自己的病情有多严重，往往因此而耽误了治疗。BSA 计算通常采用九分法，成人头颈部体表面积为 9%（1 个九）；双上肢为 18%（2 个九）；躯干（含会阴 1%）为 27%（胸腹前侧 13%，背部 13%）（3 个九）；双下肢（含臀部）为 46%（5 个九 +1）；共为 11×9%+1%=100%。患者可以简单地以自身的手掌面积（可以将自己的手掌按在纸面上，沿着手指及手掌外侧缘画出手掌的轮廓即为一个手掌面积，也就是自己伸展的手掌、全部手指总手印的大小）来衡量皮损的范

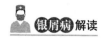

围,一个手掌面积相当于自身体表面积的 1%,受累 BSA<3% 为轻度,3%~10% 为中度,>10% 为重度。

## 129. 什么是银屑病的 DLQI 评分

DLQI(dermatology quality of life index)即皮肤病生活质量指数,是一种采用问卷调查的方式,对患者日常生活、人际关系、症状和感觉、休闲、工作和学习、治疗等相关信息进行询问。这是为了方便皮肤科医生深入了解皮肤病对患者生活质量影响的方式和程度而制定的问卷形式的调查表。表格有 10 个条目,每个问题有 4 个答案可供选择,即无、很少、很大、非常严重,分别对应 0、1、2、3分,每个问题的分数相加计算分值,分值越高提示银屑病对生活质量的影响越大,DLQI>10 提示病情为重度银屑病。

姓名:　　　　　年龄:　　　　　　　性别:　　　　　　　填表日期:

　　此份问卷调查的目的是度量在过去一个星期里面,你的皮肤问题对你的生活影响有多大,请你在每一条问题的其中一个空格画 ✓。

| 内容 | 影响程度 | | | |
|---|---|---|---|---|
| | 极严重 | 严重 | 轻微 | 无 |
| 1. 在过去的一个星期里,你的皮肤瘙痒、痛或刺痛的程度是怎么样的呢 | | | | |
| 2. 在过去的一个星期里,你因为皮肤问题而产生尴尬或太注意自己的程度是怎么样的呢 | | | | |
| 3. 在过去的一个星期里,你在上街购物、打理家务的时候,皮肤问题对你的影响有多大 | | | | |
| 4. 在过去的一个星期里,你的皮肤问题对你选择衣服方面的影响有多大 | | | | |
| 5. 在过去的一个星期里,你的皮肤问题对你的社交或休闲生活的影响有多大 | | | | |
| 6. 在过去的一个星期里,你的皮肤问题对你做运动造成的困难有多大 | | | | |
| 7. 在过去的一个星期里,你的皮肤问题有没有使你不能工作或学习? 如果"没有":在过去一个星期里,你的皮肤问题在你工作或学习方面造成的问题有多大 | | | | |

续表

| 内容 | 影响程度 | | | |
|---|---|---|---|---|
| | 极严重 | 严重 | 轻微 | 无 |
| 8. 在过去的一个星期里,你的皮肤问题引起你同配偶、好友或亲戚之间的问题有多大 | | | | |
| 9. 在过去的一个星期里,你的皮肤问题引起睡眠或性方面的困难有多大 | | | | |
| 10. 在过去的一个星期里,皮肤护理带给你的问题有多大? 例如使家里杂乱,或花了很多时间 | | | | |
| 11. (极严重 =3 分,严重 =2 分,轻微 =1 分,无 =0 分)<br>总分 =(   ) | | | | |

 **130. 如何根据银屑病的严重程度选择治疗方案**

银屑病有很多治疗方法,包括外用药、物理治疗、系统治疗,还有最新的生物制剂。如何合理选择这些治疗方法是摆在每个银屑病患者面前的问题。银屑病的治疗方案讲究循序渐进的原则,打个形象的比方,就像"金字塔"或者是"上阶梯"。大约有七八成的银屑病患者属于轻度银屑病,单纯使用外用药物配合保湿剂治疗就可以控制病情,处在"金字塔"的底部或者"第一层阶梯"上,这个时候勿使用过强的药物,不要追求过度治疗;大约有两成的患者仅依赖外用药物无法清除皮损,处于"金字塔"中层或者"第二层阶梯"上,在使用外用药物的同时,可以联合使用物理治疗如紫外线光疗的治疗方法;还有不到一成的银屑病患者因为病情程度重或皮损进展快,治疗方案的选择需要上升到"金字塔"的顶端或者"阶梯"的最上面,使用系统药物如阿维 A、甲氨蝶呤、环孢素A 等或者生物制剂治疗。

 **131. 就诊时患者如何向医生叙述病情**

银屑病是一种慢性病,需要经常到医院诊断治疗,患者在最短的时间内准确地向医生介绍自己的病情就显得尤为重要。对于初次就诊的患者,需要围

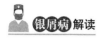

绕以下几个方面跟医生展开交流：①主要症状和持续时间：就是困扰自己最大的不适，重点说最难受的，说完严重的再说比较轻一些的伴随症状，持续时间就是从最早有类似症状，到现在一共多长时间。银屑病是会多次反复发作的疾病，要说清每年发病的规律和频率。②诱发缓解因素和诊治经过，具体就是自己认为是什么原因引起的，什么情况下加重或减轻；之前做过什么检查，最好把检查结果拿出来，养成留存检查资料的习惯；吃过什么药，吃了多久，什么剂量，治疗效果如何，最好把药品包装带上给医生看。③既往基础疾病：就是除去这次就诊的疾病之外，还有什么其他基础病。银屑病目前被证实和很多代谢性疾病比如糖尿病、高血脂、冠心病等有关，这些伴随疾病同时也会影响到医生的处方用药。另外，个人是否对药物有过敏的情况，是否是孕妇和哺乳期妇女，是否对药物或者特殊食物中毒，是否有家族性疾病等都需要跟医生说明。复诊时，患者需将近期的症状、用药情况、生活习惯等汇报给医生，如对治疗或生活中注意事项存在疑问，也应询问医生，不要自行采取不正规的方式治疗。患者叙述病情的方式方法直接决定了看病的效率和质量，跟医生交流的方法正确了，能够事半功倍，让医生快速且准确地给出诊疗方案。

## 132. 患者如何配合医生的治疗方案

首先，一定要遵从医生的指导。银屑病的治疗方法和用药有很多方面是要特别注意的：药物是早上涂还是晚上涂？先涂哪个后涂哪个？与光疗联合时怎么用？什么时候能减量什么时候停？有些患者涂药三天打鱼两天晒网，任由自己的心情涂抹药物，想用几次就用几次，还有患者胡乱地像抹墙一样把药膏往身上全部涂抹一遍，"好了"就停，不遵循疗程，往往造成疗效不佳，甚至病情复发加重的结果，这都不利于疾病的控制。其次，一定要尽量避免诱发及加重因素：银屑病是由基因因素和环境因素共同介导发病，即使是在正规的治疗下皮损完全消退，复发的可能性仍然很大。至于复发与否与个体体质和外界环境因素的影响有关，所以，银屑病患者要重视自我环境的长期管理，避免感染、外伤、代谢紊乱，同时放松心情、缓解压力，改善自我生活环境，调整饮食习惯,坚持锻炼,避免滥用乱用药物,加强皮肤日常护理保湿,学会与银屑病和平共处。

## (二) 外用药物治疗

**李　霞**　上海交通大学医学院附属瑞金医院

### 133. 银屑病的一线外用药物有哪些

外用药物适合各种类型的银屑病,对于皮损面积不超过全身体表面积10%的轻中度寻常型银屑病尤为适合,对于这些患者来说外用疗法既方便又有效。外用药物具有直接作用皮损减轻炎症和细胞过度增生的优势。皮损小于体表面积3%的局限型银屑病,可单独采取外用药物治疗;面积略大或者其他类型的银屑病,外用疗法作为辅助疗法,可以和其他治疗方式联合使用提高疗效或减轻其他疗法的副作用。

外用药物中的一线用药又有哪些呢? 所谓一线用药是指根据患者病情可以首先选择或者标准选择的药物。推荐经循证医学论证的外用药物作为银屑病的一线外用药物,也就说通过科学设计的临床研究方案在银屑病患者人群中验证确实有效的外用药才能作为一线外用药物。这些药物有:地蒽酚、他扎罗汀、维生素 $D_3$ 衍生物、钙调神经磷酸酶抑制剂、中效与强效的糖皮质激素等。

### 134. 选择外用药的原则和注意事项是什么

最新的中国银屑病治疗指南提出,为提高疗效,应在正规、安全的原则下,根据病情及个人需求来调整外用药物,推荐采用联合、交替或序贯的疗法。

何为联合疗法、交替疗法、序贯疗法?

(1) 联合疗法:两种外用药以最小剂量同时使用,达到副作用最小,疗效最

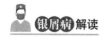

佳。例如糖皮质激素联合维生素 $D_3$ 衍生物、维甲酸、水杨酸、抗生素等,以增加疗效、减少用量和不良反应。

(2) 交替疗法:一种外用药使用一段时间,在其出现副作用之前改用另一种外用药。例如先用超强效糖皮质激素,改善一定程度的炎症症状后再改用低级别的糖皮质激素,可避免快速耐受。

(3) 序贯疗法:包括清除阶段(即选用快速起效,副作用相对较大)、过渡阶段(系在病情得以改善时减少快速起效药物的量)、维持阶段(仅用维持药物)。

选择外用药需要注意以下几点:

(1) 选择适合的赋型剂:赋型剂指含有药物的外用药的剂型,比如溶液、软膏、乳膏、凝胶、泡沫、胶带、喷雾剂、洗发剂、油和乳液等,要根据皮疹的部位和自己的喜好选择剂型,这样既能使药物发挥最好疗效,又能提高使用外用制剂的依从性,从而提高疗效。头皮的皮疹就更适合使用溶液、泡沫、喷雾、洗发剂等赋型剂。

(2) 有些外用制剂联合使用时不能同时涂抹:同时使用不同作用机制的局部药物的联合疗法,有增加疗效减少用量的功效,例如,卡泊三醇可以与局部糖皮质类固醇联合使用。但是,有些局部药物因兼容性问题不能同时使用,例如,卡泊三醇不应与可改变其酸碱度的产品同时使用,例如局部乳酸。所以当需要使用多种局部药物来实现临床目标时,可在一天中的不同时间应用各种药物,即间隔一段时间,推荐2~3小时。

(3) 如何在长期外用和间歇外用之间切换:局部用药既可以是间歇性的,也可以是长期的。一般而言,建议在短期内使用更有效的药物达到目标,然后指导患者间歇性地使用这些药物进行长期管理,即交替疗法。与连续治疗相比,该策略可以减少副作用的风险。或者,应指导需要持续局部治疗的患者使用可控制疾病的疗效最小的药物或过渡到长期用药风险最低的局部用药,即序贯疗法。虽然治疗银屑病的外用药物通常耐受性良好而没有明显的副作用,但是仍不建议患者把它作为日常常规治疗。

(4) 坚持是发挥外用药物最佳疗效的方法:不能坚持使用外用药是外用疗法不能发挥最大作用的主要原因。不能坚持的原因通常有以下几点,不耐受即涂抹后不适、无效、赋型剂型可选择的少、皮疹面积太大不适合外用、担心副作用、用药患者的年龄、费用等。因此,建议采取措施提高患者的依从性,包括刚开始选择具有足够效力的局部药物以获得有利的临床反应,并帮助指导选择个性化的、适合患者病情的剂型,比如头皮选择溶液、洗发水,顽固的厚斑块选择硬膏,腋下皮疹选择霜剂等;并推荐患者参加定期开展的患教会,学习正确的外用方法。

(5) 推荐患者按标准的用量涂抹外用药物:按一个指尖单位为准:直径为0.5cm 的药膏开口管径挤出一个指尖单位,即示指第一指节长度的药膏,约为0.5g,可以涂抹 2 个手掌包括手指的皮损面积,占体表面积的 2%。

(6) 特殊情况时外用药物的选择:急性期应该使用温和无刺激性的外用药物;稳定期和消退期可应用作用较强的药物,且从低浓度开始;同时加强保湿剂的应用,可减少局部刺激症状和药物用量。

## 135. 为什么有时要采用封包疗法治疗银屑病

银屑病某些部位的皮疹会非常顽固,斑块肥厚、鳞屑增厚明显,尤其容易发生在尾骶、腰部和小腿胫前,单用外用药膏涂抹不能发挥作用,终年不愈。采用外用药涂抹于患处之后用不透气聚乙烯薄膜封包疗法,特别适用于这类顽固、局限、肥厚、增殖的病变,可以增加药物的渗透,明显提高疗效,加快皮疹的消退,达到仅仅靠涂擦药物不能达到的效果。

## 136. 什么情况下使用封包疗法? 如何做

针对增厚鳞屑、皮疹顽固或斑块状肥厚的寻常型银屑病或掌跖银屑病、掌跖脓疱病可以采用封包疗法。

封包疗法:将药膏涂于患处,并用不透气聚乙烯薄膜覆盖在霜剂或软膏上面,以增加局部药物的吸收,增强药物疗效;常用的为局部糖皮质类固醇激素,也有使用维生素 D 衍生物、煤焦油制剂封包的,但不常用且缺少较好的循证数

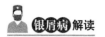

据的支持;封包时间推荐每晚一次,每次 6~8 小时,使用皮质类固醇激素封包 1 周起效后减少使用频率,改为隔晚 1 次 2 周,再改为 1 周 2 次。但因局部皮质类固醇激素的副作用,不推荐长期使用外用激素的封包疗法,每周两次的封包不应超过 13 周。

## 137. 为什么外用保湿剂在银屑病治疗中非常重要

现代医学已经证实,银屑病患者的皮肤屏障功能受损,屏障功能的不全与银屑病的复发密切相关。易受摩擦刺激的关节伸侧是银屑病好发的部位,这与这些部位在外力和张力作用下导致的皮肤屏障功能不全有关;秋冬季或者纬度高的地区银屑病发病率高,这与干燥寒冷环境削弱皮肤屏障功能有关;银屑病患者角质层脂代谢异常、角质形成细胞的结构异常,屏障功能降低。因此,保护皮肤屏障在预防银屑病复发中至关重要。保湿剂可以滋润皮肤,增强皮肤屏障功能的作用,可减轻不适感、减少糖皮质激素及其他外用药物用量和不良反应,部分医学护肤品经临床验证对皮肤的屏障功能具有保护和修复的功效。有循证医学的数据显示坚持外用含“神经酰胺 / 类神经酰胺”的保湿剂能降低银屑病复发率和减轻复发时的严重程度。

保湿剂是便宜又有效的银屑病辅助治疗。保持银屑病皮肤柔软和湿润可最大程度地减少瘙痒和压痛症状。另外,保持适当的皮肤水分可以帮助避免皮肤刺激,从而可能避免随后的 Koebner 现象(即在创伤部位出现新的银屑病皮损)。对于银屑病这种长期需要外用药治疗的皮肤病,长期使用外用保湿剂是有益的,且无不良反应,适用于任何类型、任何年龄的银屑病以及特殊人群,如孕妇与儿童。银屑病患者使用非药物局部保湿剂是一种国际公认的治疗银屑病的标准化辅助治疗方法。

## 138. 银屑病患者应选择什么样的保湿剂

含有合理配比的封闭剂、吸湿剂和优质保湿成分的保湿剂,经过相关临床验证具有循证医学数据支持的保湿剂,是银屑病患者可以选择的保湿产品。

不同类型银屑病选择的保湿剂主要成分和剂型有所不同,红皮病型更适用以凡士林、尿素等成分为主的保湿产品,轻到中度寻常型银屑病日常更适合使用乳液或霜剂的保湿产品。

持之以恒的皮肤自我护理可以预防银屑病复发或减轻复发程度。那么,怎样使用保湿剂呢?

(1) 宜选择在不同温度、湿度下都使用舒适毫无负担感的医学护肤类保湿剂或"皮肤屏障修护剂";

(2) 使用时间:洗澡后、光疗后、就寝前、皮肤干燥时;每日 1~2 次或按需使用;

(3) 使用部位:坚持全身涂抹;

(4) 使用方法:清洁双手,指甲短而光滑,顺着汗毛方向平滑渗入皮肤;

(5) 使用顺序:与外用药膏间隔 30~60 分钟;

(6) 使用剂量:根据皮肤干燥程度决定,以乳液状的保湿剂为例,轻度干燥单次建议使用量为 30ml,中重度干燥建议 50ml,儿童减半,原则为皮肤始终处于滋润状态。

## 139. 什么是角质促成剂? 有哪些药物

角质促成剂又称角质形成剂,是有兴奋和刺激角质形成细胞,促进细胞正常角化,收缩血管,降低渗出及炎性浸润作用的药物。银屑病在病理上显示属于角化不全的疾病,这类制剂适用于该病。但这类药物具有轻度刺激作用,还可出现过敏、光毒性反应,尚可继发毛囊炎,按其作用强弱可分为两组。

其中,作用较强的包括:①煤焦油:1681 年 Becher 和 Serie 首次发现并描述了煤焦油。煤焦油是治疗皮肤病的一种经典制剂,是皮肤科重要的外用药物,是皮肤病治疗学里不可缺少的一种武器。可配成 10% 酊剂、软膏、糊剂,配成 3%~5% 的糊剂或软膏。注意涂药部位避光;②松馏油:可配成 5%~10% 软膏、糊剂;③地蒽酚:别名蒽林、去甲基苊桠素、二羟蒽酚、蒽三酚、羟蒽酮。为柯桠

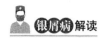

素的一种合成品。柯桠素是从南美柯桠树树皮中发现的,用于治疗银屑病已有一百多年的历史,治疗斑块状银屑病的效果可靠。可配成 0.1%~1% 软膏;④芥子气:可配成 1:20 000 软膏;⑤黑豆馏油:配成 2%~5% 的糊剂或软膏用于银屑病,使表皮的异常角化过程恢复正常。注意涂药部位避免日光照射。

作用较弱者有:①尿素:又称脲,碳酰胺。10%~25% 软膏,用于干燥皲裂的部位;8% 以下浓度制剂有保湿作用;医院自配的大多为 5%;②尿囊素:又称脲基海因,脲咪唑二酮,可配成 10%~25% 软膏;③水杨酸:可配成 3%~5% 糊剂和软膏;④鱼石脂能与水和甘油任意混合,其 5%~10% 为角质促成作用;⑤硫黄其浓度在 5% 以下可使不正常的角化过程正常化,可与水杨酸配成 3% 的软膏治疗头皮银屑病、斑块状银屑病等。

## 140. 角质促成剂的作用是什么

角质促成剂是一类具有轻度兴奋和刺激作用,但不产生迅速破坏和迅速脱屑,在经常应用之后可使角质正常化的药物。其药理作用主要为以下四点:①使真皮内浸润细胞消散、促使血管及淋巴管收缩。②刺激基底细胞层增殖加速形成正常角质,促进皮肤角化功能正常,恢复表皮正常功能。③由于浸润细胞消散,减轻对末梢神经的压迫,因而有间接止痒作用。④浓度高时有刺激作用。临床应用角质促成剂,主要用于慢性皮肤病,不同角质促成剂作用机制不同。

(1) 硫黄可使不正常的角化过程正常化,同时还原为硫化物,使细胞蛋白的巯基(—SH)氧化成二硫基对角蛋白的形成是极为重要的步骤,这可能是它促进角化的机制。

(2) 鱼石脂对皮肤有轻微的刺激作用,对局部血管有收缩作用。可有抑菌、止痒、消炎、抑制分泌和消肿的作用。

(3) 地蒽酚外用透过表皮,通过细胞代谢酶的调节,使酶失去活性,抑制有丝分裂,抑制 DNA 的合成,并使角质形成细胞内的线粒体的形态发生变异,功能受到影响;此外还抑制聚胺的合成,抑制钙调蛋白活性,使表皮中 cGMP 下降,通过多种途径减缓表皮细胞分裂和增殖的速率,使银屑病的病理结构趋于正常。

(4) 尿素作为外用药能使角蛋白溶解变性,吸收水分;增加蛋白的水合作用;软化角质,促进药物的经皮吸收。

## 141. 焦油类制剂可以与 UVB 联合应用吗? 效果如何

焦油类制剂是矿物或植物经过干馏提取到的。从煤中提取的煤焦油和从黑豆中提取的黑豆馏油,是临床常用的制剂。可抑制 DNA 合成,降低细胞核的有丝分裂速度,起到抗细胞增生作用。焦油类制剂单独外用治疗银屑病是有效的,但作用通常比较缓慢,不像皮质类固醇激素和蒽林的作用那样来得迅速和明显。UVB 是一种波长在 280~320nm 之间的紫外线,用于治疗中重度银屑病已有几十年历史。20 世纪 80 年代初,观察到约 311nm 的波长的 UVB 比广谱 UVB 更有效地清除银屑病,是光治疗的重大进步,UVB 发展为波长在 311~313nm(NB-UVB)的范围内发射选择性的 UVB 光谱。UVB 能直接影响表皮的朗格汉斯细胞,抑制其呈递抗原至 T 细胞的能力,并因此而间接影响银屑病斑块中过表达的细胞因子及黏附分子。NB-UVB 已经成为光治疗最常用的类型,用于治疗银屑病和广泛的皮肤疾病。

临床研究表明,当单独使用焦油类制剂不能有效清除皮损时,如果与紫外线 UVB 联合使用会很有效。焦油类制剂使皮肤对光线更加敏感,从而增强了 UVB 治疗的效果。已经证明该联合疗法能很有效地清除银屑病,而且一般很安全。但是因为有严重灼伤的危险,焦油类制剂和紫外线(自然日光或者 UVB 治疗)应在医生的建议或指导下联合使用。

焦油类制剂常用的有蒽林加光疗、蒽林加维 A 酸类或糖皮质激素或与卡泊三醇或与环孢素等联合应用。临床上较多是 Ingram 疗法,先用煤焦油(120ml 精制煤焦油溶液加 80L 温水)水浴 10 分钟,待干即照射紫外光或 UVB,然后涂 0.4% 蒽林糊剂或乳膏,24 小时后洗净,每日 1 次,可以提高疗效。

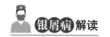

## 142. 焦油类制剂会诱发皮肤癌吗

焦油类制剂用于治疗银屑病的历史悠久,可抑制 DNA 合成,降低细胞核的有丝分裂速度,具有明显的抗增殖作用。焦油类制剂在临床上起着重要的作用,但曾有人报道焦油类制剂有致癌作用。

那么焦油类制剂会诱发皮肤癌吗?

煤焦油与紫外线都可增加动物的皮肤癌的发病率,这一点已得到公认。但是,对于皮肤科外用煤焦油是否会增加人的皮肤癌的发病率尚无定论。目前,经过大量的调查研究表明当人们长期、大量接触工业用焦油,确有诱发皮肤癌的可能性。但并不是说接受焦油制剂治疗就一定会得皮肤癌,低剂量的焦油制剂治疗可能不会明显增加得皮肤癌的机会。

临床所用的焦油类制剂已经过处理,且用量少、浓度低及用药时间很短,一般不会诱发皮肤癌,可放心使用。早在 1985 年一项 25 年的回顾性群体研究中,随访了 305 例接受焦油软膏和紫外线治疗异位性皮炎和神经性皮炎患者,结果发现那些发展成皮肤癌的患者接受焦油制剂治疗的时间、剂量并不比那些未发展成皮肤癌的患者多,而且许多接受的更少。但临床应用时需注意优化治疗方案,接受焦油制剂治疗的患者需在医生的指导下,定期随访观察。

除了致癌性外,焦油类制剂还会引起其他一些不良反应,如会产生毛囊炎、痤疮、光毒性、变应性接触性皮炎。对于老人、儿童及皮肤薄嫩处使用浓度不宜过高,头面部使用此类药物时应注意保护眼睛。

## 143. 外用蒽林治疗银屑病效果如何

蒽林(anthralin)又叫 3- 甲基地蒽酚 / 柯桠素,是地蒽酚(dithranol)的前身。最初从南美柯桠树树皮中发现的,用于治疗银屑病已有一百多年的历史,治疗斑块状银屑病的效果可靠。1916 年 Galewsky 等合成了地蒽酚用于银屑病的治疗。地蒽酚疗效肯定,长期应用无系统毒副作用,一直是治疗银屑病的外用药之一。后来又对该药的结构和剂型、用法做出改进。

蒽林是一种强的还原剂,具有减少中性粒细胞产生炎症介质并抑制单核细胞产生 IL-6、IL-8、TNF-a,减少 DNA 合成抑制表皮角质形成细胞增殖,诱导上皮细胞分化、抗炎症等作用。蒽林单一疗法临床研究结果表明,治疗 5~8 周后,30%~70% 的患者完全缓解(PASI 降低 100%),26%~100% 的患者部分缓解(PASI 降低 75%)。将其与基于钙泊三醇的乳膏或 UVB 光治疗合用时,药物有效性可能增强。

蒽林治疗应该进行 4~8 周,进行维持或长期治疗不可行。药物的安全性很好。灼伤、发红和短时间的变棕色是报告的仅有的不良作用。没有全身不良作用报告。对于重度寻常型银屑病的治疗,与光治疗或其他局部制剂(钙泊三醇)联用可增强治疗反应,并因此进行推荐。

 ## 144. 外用蒽林治疗银屑病要注意什么

外用蒽林治疗银屑病时,主要注意蒽林对皮肤的染色以及因刺激而出现发红、灼热、瘙痒等症状。蒽林治疗引起原发性刺激高达 60%。因此,在外用蒽林的剂型上尽量选择刺激性小的。常用的蒽林蜡棒、凝胶治疗银屑病和蒽林软膏疗效相似,但因前两者用药更加方便、准确,不易氧化、刺激和染色较少而明显优于软膏。

建议用于慢性斑块状银屑病皮损部位,不用于正常的皮肤、面部、腹股沟区或者黏膜,禁用于脓疱型和红皮病型银屑病以及破损皮损。接触眼睛后能发生严重结膜炎、角膜炎或角膜浑浊。

因有皮肤刺激症状从低浓量(0.05%、0.1%)、小面积开始,也可以与凡士林或锌糊剂混合使用,每日一次,剂量可每周递增,应根据个体皮肤对用药的耐受性决定。还可以用短时接触疗法、联合疗法来降低对皮肤刺激性和染色性,疗效和常规疗法一样有效,

由于皮肤敏感性存在个体差异,因此必须密切监测刺激性并小心提高剂

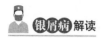

量。涂药时要戴塑料手套,污染衣物也要及时更换,以防皮肤刺激。少数患者高度敏感,甚至在浓度低至 0.0005% 时也会引起接触性皮炎。用药期间要密切观察邻近正常皮肤有无发生红斑,如出现红斑,提示药物浓度、涂药次数和药物保留时间需缩减。

全身大量应用吸收入血,会出现中毒症状,包括呕吐、腹泻或肾脏刺激,大量的地蒽酚也可使肝、肠及神经系统中毒。所以肝肾功能异常者慎用。皮肤破损或使用穿透性强的外用制剂时,慎用蒽林。蒽林能污染皮肤和衣服,刺激皮肤,引起发红、灼热、瘙痒等症状,大量应用可引起肝肾及神经系统中毒,破损皮肤、肝肾功能异常者慎用。严禁口服,儿童慎用,属于孕妇的 C 级药物。

 ## 145. 什么是角质松解剂？ 有哪些药物

角质松解剂又叫角质剥脱剂,顾名思义,就是使角化过度的角质层细胞松解脱落的一类药物。包括 5%~10% 水杨酸、10% 雷锁辛、10% 硫黄、20%~40% 尿素、5%~10% 乳酸、0.01%~0.1% 维 A 酸等。

 ## 146. 角质松解剂的作用是什么

角质松解剂能使角化过度的角质层松软、解离并易脱落,使用于鳞屑较厚的皮损处。角质层是表皮最外层,主要由 10~20 层扁平、没有细胞核的死亡细胞组成。当这些细胞脱落时,底下位于基底层的细胞会被推上来,形成新的角质层。角质松解剂就是让最外层的角质层更容易脱落。主要通过降低角质形成细胞间的紧密连接,软化角化过度的角质层,使角质层解离脱落。水杨酸外用在银屑病中鳞屑较厚斑块处,可以通过水合作用,软化鳞屑,增加局部的渗透性促进联合使用的药物,例如激素的吸收。硫黄在大于 5% 含量使用时,能使皮肤角蛋白分子的二硫键(—S—S—)断裂,而产生松解角质的作用。

## 147. 银屑病外用糖皮质激素治疗应注意什么

糖皮质激素类具有使真皮血管收缩、抗细胞有丝分裂,抑制细胞炎症因子、抗炎症、免疫抑制及抗表皮增生等作用,是银屑病治疗中最常用的外用药之一。

糖皮质激素根据抗炎作用的强弱,可以分为超强效、强效、中效以及弱效。超强效包括丙酸卤倍他索、丙酸氯倍他索、卤米松、倍他米松二丙酸酯,强效包括氯氟舒松、糠酸莫米松,中效包括曲安奈德、丁酸氢化可的松,弱效包括氢化可的松。银屑病在外用糖皮质激素时主要应该注意使用的时间,以及剂型用量的选择。

长期外用糖皮质激素有很多的副作用,主要包括皮肤萎缩、毛细血管扩张、痤疮、毛囊炎和紫癜。外用糖皮质激素可能使某些皮肤病加重,比如玫瑰痤疮、口周皮炎、感染等,严重还可以引起接触性皮炎。如果强效激素长时间、大面积使用,也有可能使局部使用皮质类固醇通过皮肤吸收并进入循环系统,发生全身性副作用。

银屑病使用外用糖皮质激素治疗时,另外一个问题就是停用后,甚至在治疗过程中病情复发,在复发时病情比治疗前基线更差。所以不建议大面积使用强效激素后突然停止使用。

所以银屑病患者需要根据使用部位、使用面积、银屑病的类型等来选择合适的糖皮质激素以及正确的使用方法。红皮病型银屑病和脓疱型银屑病应选用中弱效糖皮质激素,寻常型银屑病可以选用中效或强效地糖皮质激素。穿透力高的部位例如腋窝、阴囊、妇女儿童面部可选用中低效的非氟化的糖皮质激素,掌趾的银屑病可用超强或强效类糖皮质激素。单一糖皮质激素外用以小面积为主,不宜超过体表面积的 10%。联合疗法,例如与蒽林、维生素 $D_3$ 类似酸类联合使用或者混用,可以提高疗效或者减少不良反应。

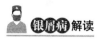

吕成志　大连市皮肤病医院

## 148. 外用糖皮质激素的分类

外用糖皮质激素用于皮肤病治疗已超过半个世纪,是皮肤科最常用的药物。激素以其强大的抗炎抗过敏作用,在很多皮肤病的治疗中起到至关重要的作用,被誉为是皮肤科发展史中里程碑式的药物。目前临床上外用糖皮质激素已经发展成为一个庞大的家族,品种繁多,而且不断有新的成员加入。外用糖皮质激素的分类方法较多,临床上通常按外用糖皮质激素影响血管收缩能力来评判其抗炎能力的强弱,进行分类。世界各国也对外用糖皮质激素类药物进行了多种分类,包括日本的 5 级分类法,美国的 7 级分类法,欧洲的 4 级分类法等。我国临床上通常将外用糖皮质激素分为超强效、强效、中效和弱效 4 类。影响外用糖皮质激素治疗效果的因素主要与其化学结构相关,随着人们不断地研究和制药技术的发展,不断发现新的修饰,在增强其抗炎作用同时减少其毒副反应,提高药物与细胞内受体的结合能力。除了按抗炎能力分类外,临床上还按作用时间分类,可分为短效、中效与长效三类。短效药物如氢化可的松和可的松,作用时间多在 8~12 小时;中效药物如泼尼松、泼尼松龙、甲泼尼龙,作用时间多在 12~36 小时;长效药物如地塞米松、倍他米松,作用时间多在 36~54 小时。激素的作用效果还与使用浓度相关,同样药物,浓度不同,抗炎效应也不同,比如 0.01% 氟轻松为中效激素,而 0.025% 氟轻松就为强效激素。在临床上,为适应不同的治疗需求,常将外用糖皮质激素制备成不同的剂型,常见的剂型包括软膏、乳膏、洗剂、凝胶等。同种药物的不同剂型产生的疗效亦不同。一般而言,软膏的效能大于乳膏,乳膏的效能大于洗剂。此外,不同部位皮肤的角质层厚度、水和程度、面积大小、成人和儿童等都会影响外用糖皮质激素的经皮吸收,从而影响疗效。另外,为了保证减少不良反应的发生,各种外用皮质激素类药物需根据医嘱更换品种,在皮肤的同一部位不要长期使用同一种激素。

## 149. 外用糖皮质激素类药物有哪些

我国皮肤科常用外用糖皮质激素类药物较多,随着人们不断地研究开发,在人类皮质激素 21 碳组成的基本分子结构上进行化学修饰,如添加氟原子、醋酸根、丁酸等基团,使许多高效、低不良反应的外用皮质激素新品种的不断问世,为许多非感染性、炎症性皮肤病的治疗展现了光明的前景。现在临床上比较常见的外用糖皮质激素有超强效类:0.05% 二丙酸倍他米松软膏、0.05% 氯倍他索乳膏和软膏;高强效类:0.1% 糠酸莫米松软膏、0.05% 二丙酸倍他米松软膏、0.05% 氟轻松乳膏和软膏;强效类:0.05% 二丙酸倍他米松乳膏、0.005% 丙酸氟替卡松软膏、0.1% 戊酸倍他米松软膏;中强效类:0.1% 糠酸莫米松乳膏/洗液、0.025 氟轻松软膏、0.1% 曲安奈德乳膏;弱强效类:0.1% 丁酸氢化可的松软膏、0.05% 丙酸氟替卡松乳膏、0.1% 戊酸倍他米松乳膏、0.025% 氟轻松乳膏;弱效类:0.05% 二丙酸阿氯米松乳膏和软膏、0.05% 地奈德乳膏;最弱效类:氢化可的松或醋酸氢化可的松乳膏和软膏。除上述糖皮质激素类药物大多为乳膏或软膏剂型,少数还有溶液剂或硬膏剂型。国外治疗头部银屑病还有泡沫剂、喷剂等其他剂型。

## 150. 外用糖皮质激素的作用原理是什么

很多患者往往谈激素色变,就诊时坚决拒绝使用激素,也有些患者不明就里,以激素软膏作为长期治疗药物甚至是护肤品,一用就是两三年的时间,导致严重的不良反应。这些例子在临床工作中并不少见,实际上都是对激素缺乏正确认识的表现。外用皮质激素的药理作用主要有四方面:①抗炎作用:抑制花生四烯酸代谢产物,抑制促炎细胞因子的合成,从而减少炎症细胞的浸润和炎症介质的释放,稳定溶酶体膜,减少溶酶体酶释放,从而减轻组织水肿和炎症损伤;②抗增生作用:抑制 DNA 合成和 RNA 转录,抑制有丝分裂,从而降低细胞增生速度;③免疫抑制:直接抑制如 IL-1、IL-8、TNF-$\alpha$、GM-CSF 等细胞因

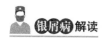

子;④收缩血管作用:抑制组胺、缓激肽、前列腺素等具血管扩张作用的介质,减轻真皮浅层血管扩张,减轻皮肤红斑。银屑病是一种非感染性的炎症性皮肤病,病理上有毛细血管扩张、组织水肿、炎症细胞浸润和角化不全的炎症反应,临床上表现为表皮细胞角化过度增生。因此外用糖皮质激素通过抗炎、抗增生、免疫抑制和收缩血管等作用,抑制银屑病皮损的炎症和细胞增生,使皮损消退、鳞屑减少和瘙痒缓解。

## 151. 如何根据银屑病的不同类型、不同部位选择外用糖皮质激素

(1)超强效激素和强效激素适用于重度、肥厚性皮损。一般每周用药不应超过50g;连续用药不应超过2~3周;尽量不用于<12岁的儿童;不应大面积长期使用;除非特别需要,一般不应在面部、乳房、阴部及皱褶部位使用。国内外常用超强效激素包括0.05%丙酸氯倍他索凝胶、软膏、乳膏及泡沫剂,0.1%氟轻松乳膏等。强效激素包括0.1%哈西奈德乳膏、软膏及溶液,0.05%二丙酸倍他米松凝胶及软膏等。

(2)中效激素适合轻中度皮损,可以连续应用4~6周。小于12岁儿童连续使用尽量不超过2周;不应大面积长期使用。常用中效激素有0.1%糠酸莫米松乳膏和洗剂、0.1%丁酸氢化可的松软膏、乳膏及洗剂和0.05%丙酸氟替卡松乳膏等。

(3)弱效激素适用于轻度及中度皮损(包括儿童皮肤病、面部和皮肤柔嫩部位),可以短时较大面积使用,必要时可以长期使用。常用弱效激素有0.05%地奈德软膏、乳膏、凝胶、泡沫剂及洗剂以及外用各种剂型的氢化可的松等。

(4)特殊人群及特殊部位用药

1)妊娠或哺乳妇女:外用激素对人类胎儿发育影响尚不完全明确,妊娠期慎用。必须应用时,在取得患者同意后可以使用弱效、中效或软性激素。妊娠早期勿用含氟激素。哺乳期勿在乳房部应用。

2)婴幼儿、儿童及老年人:由于皮肤薄,代谢及排泄功能差,大面积长期应

用容易全身吸收,产生系统不良反应,一般选择弱效或软性激素如糠酸莫米松等。除非临床特别需要或药品特别说明,慎用强效及超强效激素。在婴儿尿布区不使用软膏(相当于封包会增加吸收)。多数激素没有明确的年龄限制,但2岁以下儿童建议慎重应用,连续使用不应超过7天。

3)皮肤柔嫩部位:如面部、眼周、颈部、腋窝、腹股沟、股内侧、阴部等部位皮肤薄,激素吸收率高,容易产生表皮萎缩等,应禁用强效、含氟的制剂。必须使用时,可以选地奈德软膏、糠酸莫米松乳膏、丙酸氟替卡松乳膏、氢化可的松制剂等,一般用药时间2~3周。

4)毛发浓密部位:如头皮,根据皮损的性质选择合适强度激素,建议使用强效或超强效激素,剂型可选溶液、洗剂、凝胶等。

## 152. 外用糖皮质激素如何与其他药物进行交替治疗

交替治疗的主要目的是在前一种治疗将要达到潜在的毒性水平时换成另一种治疗,以减少毒性的蓄积作用,或者因为前一种治疗的效果随着时间的推移而降低、副作用增加或给予外用药物治疗后皮肤受累面积增大而换成另一种治疗。交替治疗可以减少药物的耐受和毒性积蓄。糖皮质激素外用在国内外是治疗银屑病患者的一线用药,但长期应用会带来很多不良反应,目前临床上大量的非激素药物已广泛应用于临床治疗银屑病,并已取得很好的治疗疗效,如维A酸类药物、维生素$D_3$衍生物、钙调磷酸酶抑制剂等,临床上医生根据患者皮损范围、皮损部位、皮损厚度、患者年龄及患者需求等,可以先用超强或强效糖皮质激素尽快控制病情,一般2~4周后(或根据病情需要)后改用中弱效糖皮质激素以及非皮质激素制剂,最后使用非激素类制剂维持治疗。

## 153. 外用糖皮质激素与其他药物的联合疗法是什么

联合治疗是指将不同作用机制的药物联合,从而获得协同疗效。联合治疗的基础是选择不同治疗机制的药物,从而产生协同或附加疗效并减少药物的

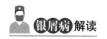

毒副作用。联合治疗的关键在于剂量要低于单独使用时的剂量,在达到相等甚至更好疗效的前提下提高其安全性和耐受性。一旦皮损被有效清除或者大量减少时,其中一种治疗即可撤出,通常撤出的是安全性较差或者价格较高的,剩下的第二种治疗用于维持治疗。银屑病临床上联合治疗包括:糖皮质激素与维生素 $D_3$ 衍生物、糖皮质激素与维 A 酸类、糖皮质激素与水杨酸、糖皮质激素与保湿霜等。复方制剂及联合治疗:怀疑合并有细菌或真菌感染的皮损可以使用含相应抗微生物药物的复方制剂 1~2 周;斑块性银屑病可以使用含卡泊三醇或他扎罗汀的复方制剂;肥厚、角化皮损可使用含角质松解剂的复方制剂。

## 154. 外用糖皮质激素如何与其他药物进行序贯治疗

序贯治疗是指将外用药物合理排序,先用强效药物迅速控制皮损,然后逐步过渡到巩固和维持治疗。序贯治疗可使治疗达到最好的疗效,增加患者依从性,同时降低远期不良反应。临床上序贯疗法通常包括三个阶段:①清除阶段:此阶段选用快速作用药物,通常伴随较大的副作用,治疗过程中应密切监测。②过渡阶段:一旦患者皮损有所减轻,即使用维持治疗药物,逐渐减少快速治疗药物的剂量。③维持治疗阶段:仅用维持治疗药物。根据病情需要经医生指导可一直延续治疗下去。

外用糖皮质激素序贯疗法:每日使用激素与非激素制剂各 1 次至皮损完全消退后,再使用非激素制剂间歇维持。如银屑病非急性期通常采用序贯疗法,初始选用强效激素与维生素 $D_3$ 衍生物或维生素 A 酸乳膏联合用药或直接使用复方制剂应用 2~4 周,至皮损变平、症状控制后用非激素制剂维持治疗 2~3个月。

## 155. 外用糖皮质激素有哪些不良反应? 有何对策

几乎所有的药物都存在不良反应,而不单单只存在于糖皮质激素药物。举个最简单的例子,我们日常生活中常用的酚氨咖敏片同样可能会导致呕吐、皮疹、大量出汗等不良反应，少数可致中性粒细胞缺乏等，不宜长期使用。患者害怕使用糖皮质激素类药物的最主要原因是对药物了解的不足。在就诊过程中，如果能严格按照医生所开具处方的用法用量及疗程，听从医师的用药指导，使用糖皮质激素类药物的安全系数就会大大增高，病情也可以得到有效的控制和治疗。外用糖皮质激素可以治疗银屑病，但长期使用也可以产生多种不良反应：最常见的不良反应是皮肤萎缩、萎缩纹、烧灼和瘙痒感、毛细血管扩张、多毛症、色素改变、诱发或加重局部感染及细菌真菌等继发感染、银屑病皮损加重及皮损反跳甚至转为脓疱型、红皮型银屑病等不良反应。眼周使用可能引起眼压升高、青光眼、白内障、加重角膜、结膜病毒或细菌感染，严重者可以引起失明。此外全身长期大面积应用可能因吸收而造成 HPA 轴抑制、类库欣综合征、婴儿及儿童生长发育迟缓、血糖升高、致畸、矮小症等系统性不良反应。

在应用中至超强效激素的情况下，以下情况产生副作用的风险较大：①应用时间太长；②应用太频繁；③应用量太多；④应用面积太大；⑤封包；⑥用在面部、皱褶处、大腿内侧和生殖器；⑦使用者年龄太小或太大。因此当临床上应用中至超强激素时，为使副作用最大程度降低，应尽量避免用于薄嫩处的皮肤；使用时间控制在 2~3 周之内；每天只用 1 次；建议晚上使用效果较好；需要维持应在周末用；用弱效激素或免疫调节剂维持疗效；经常性使用皮肤保湿剂以减少激素用量；激素不是万应药，禁用于感染性皮肤病；任何皮疹外用糖皮质激素后症状加重或没有明显改善，均应考虑存在感染性皮肤病的可能，应确诊后方可使用。继发感染时要减少用量或停用；采用间断性用药、联合用药、交替用药和序贯疗法等。

## 156. 长期外用糖皮质激素为什么会引起萎缩纹

皮肤由表皮、真皮和皮下组织组成，各层均有相应的厚度。糖皮质激素长时间外用可以抑制表皮细胞和真皮成纤维细胞增生的功能，使皮肤的表皮和真皮萎缩变薄，弹性纤维变性，血管显露而脆性增加，轻微的机械性损伤即可

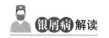

使皮肤出现瘀斑或破损,当皮肤萎缩出现时,在近关节等处因活动皮肤经常受到牵拉,因此发生局部的萎缩纹,初期发红略隆起,渐发白变平,临床上表现为波浪形条纹状的萎缩纹。萎缩纹多发生于多汗、封闭或皮肤穿透性好的部位,如腋下和腹股沟。皮肤萎缩通常在连续用药3~4周后出现,停药1~4周后逐渐恢复,但是萎缩纹难以消除。

很多患者在就医的过程中,对于外用糖皮质激素类药物有非常大的误解,并且常常将口服和外用糖皮质激素类药物的不良反应归为一谈、相互混淆。其实相比口服糖皮质激素类药物,外用糖皮质激素类药物要安全得多,外用糖皮质激素类药物多见于乳膏、搽剂,激素含量相对较低,病友们大可不必"杞人忧天"。

## 157. 什么是维生素D₃衍生物

维生素D衍生物均为不同的维生素D原经紫外照射后的衍生物。它是一种脂溶性维生素,也被看作是一种作用于钙、磷代谢的激素前体,受阳光和紫外线的照射后,体内的胆固醇能转化为维生素D,所以又叫"阳光维生素"。维生素D具抗佝偻病作用,又称佝偻病维生素。维生素D存在于部分天然食物中;目前已知的维生素D至少有10种,但最重要的是维生素$D_2$(麦角骨化醇)和维生素$D_3$(胆钙化醇)。衍生物属于有机化学的范畴,为了方便理解我们打个比方,面条是面粉的衍生物,板凳是木头的衍生物。维生素$D_3$正是我们所熟悉的老幼咸宜的保健品"鱼肝油"的主要成分之一。早期在研究维生素$D_3$的功能时发现其不仅可促进肠道内钙、磷的吸收,而且具有诱导正常细胞分化和抑制细胞过度增殖的作用。根据上述发现,有学者设想能否将维生素$D_3$用于治疗肿瘤、银屑病等细胞过度增殖疾病。但在随后的临床治疗中,常带来高血钙、高血钾等严重不良反应。科学家通过对其结构改造,将维生素$D_3$的钙代谢平衡调节作用与细胞诱导分化和增殖抑制等功能分离,降低临床不良反应。目前已合成出众多维生素$D_3$衍生物,卡泊三醇是维生素$D_3$衍生物的一种,也是银屑病治疗目前最常用且疗效确切的非激素类外用药之一。

## 158. 外用维生素 D₃ 衍生物为什么可以治疗银屑病

卡泊三醇软膏是用于寻常型银屑病局部治疗的非激素类外用药之一。早在 1985 年,人们便发现,给老人口服维生素 $D_3$ 以改善骨质疏松后,原有银屑病的老人,其皮损会同步好转。由此,医学界发现了维生素 $D_3$ 对于银屑病的治疗作用。但令人哭笑不得的是,对于没有骨质疏松的人群,服用生素维 $D_3$ 后,在银屑病得到缓解的同时,维生素 $D_3$ 促进钙吸收及促骨钙入血的作用又会使得他们出现高钙血症而影响健康。有没有什么药物能够兼备了维生素 $D_3$ 的治疗效果,却又不影响血钙呢? 几经周转,医学研究人员研制了维生素 $D_3$ 的衍生物——卡泊三醇。外用维生素 $D_3$ 衍生物治疗银屑病与活性维生素 D 的功能有关。外用维生素 $D_3$ 衍生物抑制增殖、诱导分化以及免疫调节作用正在被逐渐认识,其过程依赖维生素 D 受体(vitamin dreceptor,VDR)的存在。活性维生素 $D_3$ 与体内的维生素 $D_3$ 受体相结合,维生素 $D_3$ 受体在皮肤的角质细胞、成纤维细胞、朗格汉斯细胞、淋巴细胞等细胞表面均有分布。当其与受体结合后,可以发挥多种生物活性,如①影响细胞的增殖和分化:维生素 $D_3$ 衍生物通过与细胞内受体蛋白结合发挥作用;②影响钙离子的吸收和代谢:主要是调节 $Ca^{2+}$ 的代谢平衡;③作用于免疫及炎症介质:主要是影响细胞因子释放和产生,其免疫作用可能是通过调节角质形成细胞、淋巴细胞产生和释放细胞因子而发挥作用。维生素 $D_3$ 衍生物与活性维生素 D 的结构很相似,因此可以结合受体而发挥相同作用。银屑病是一种常见的慢性复发性炎症性皮肤病,免疫介导是主要机制,以角质形成细胞异常增殖、分化和凋亡为特征。目前对轻中度银屑病(皮损面积<10% 体表面积的寻常型银屑病)主张单纯外用药物治疗。维生素 $D_3$ 衍生物具有抑制角质形成细胞增殖的作用,促进正常角化,并有免疫抑制和抗炎作用,是目前治疗银屑病最为有效的一类外用药,对斑块性银屑病最为适用。

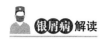

 **159.** 维生素 D₃ 衍生物都包括哪些药物

维生素 $D_3$ 衍生物主要包括卡泊三醇(Calcipotriol)、他卡西醇(Tacalcitol,他骨化醇,萌尔夫)和马沙骨化醇(Maxacalcitol)等。维生素 $D_3$ 衍生物的代表药物有卡泊三醇软膏(50ug/g)和他卡西醇(2ug/g)。适用于静止期斑块状银屑病。卡泊三醇又名钙泊三醇,英文名 Calcipotriol 或 Calcipotriene,1987 年开发成功,1996 年获美国 FDA 批准上市,是治疗银屑病的一线用药。目前国内卡泊三醇剂型有 2 种:搽剂和软膏剂。搽剂适用于头皮,软膏剂适用于躯干和四肢部位。该药的不良反应为暂时的局部刺激症状和可逆性血钙升高(可能发生于每周外用剂量超过 100g 时)。因为卡泊三醇可被长波紫外线激活,并可发生光敏感,所以维生素 $D_3$ 衍生物与紫外线光疗联合时,宜在紫外线光疗后 2 小时外用。临床研究表明,维生素 $D_3$ 衍生物临床效率较高,疗效相当于强效外用皮质类固醇激素,但没有外用激素所引起的不良反应。

**160.** 可以长期外用维生素 D₃ 衍生物维持治疗吗

可以。维生素 $D_3$ 衍生物使用后不会产生类似激素的一系列不良反应。只要不是身体大面积使用,维生素 $D_3$ 衍生物对于机体的正常生长代谢和各大系统功能基本不会带来太大影响,适合患者长期进行使用。有一项为期 12 个月的临床研究结果显示,167 例寻常型银屑病患者接受卡泊三醇软膏 1 天 2 次治疗,8 周内快速降低了患者的银屑病皮损面积及严重程度指数,并且在之后的时间里评分持续降低,皮损改善之后采用序贯疗法以维持长期疗效。复发后再次外用卡泊三醇软膏治疗仍然有效。卡泊三醇与糖皮质激素是从化学结构到药理机制都完全不同的两类物质,不良反应相对要少得多,停药也不会引起病情反弹。但由于长期大量外用卡泊三醇软膏用药会有一些不良反应和副作用,所以在需要疗程用药期间,建议定时检查身体,密切观察身体情况,如果有异样发生,最好及时向医生反映。

此外,卡泊三醇软膏是属于对症治疗的外用药,临床上使用一般没有具体时限和疗程,只要皮损完全消退后继续坚持使用1~2周即可停药。但建议在用药过程中还是应该有专科大夫的指导,因为药用到什么时候合适,这要由治疗的需要、治疗反应以及大夫对所使用药物可能会产生的全身反应所作出的客观评价等来决定,这些问题是病友所无法掌握的。因此建议病友应定期就诊于银屑病专科门诊,需要根据皮疹严重程度在医生指导下使用。

## 161. 卡泊三醇和他卡西醇有什么区别

　　卡泊三醇和他卡西醇都是维生素 $D_3$ 衍生物。卡泊三醇是维生素 $D_3$ 活性代谢产物骨化三醇的类似物。根据病情可每日1~2次外用,并可与 UVB 和 PUVA 联合使用。剂量每周不超过100g。过量使用(每周超过100g)可能导致血清钙升高,但停药后即可恢复正常。他卡西醇与卡泊三醇药物结构不同,疗效相对较卡泊三醇略低,刺激性较卡泊三醇小。临床使用中,通常因他卡西醇软膏刺激性小,面部和其他薄嫩部位可使用。卡泊三醇软膏相对刺激性大,一般用于皮屑较厚的皮损和躯干四肢等部位的皮损。

## 162. 卡泊三醇每周最大用量是多少

　　卡泊三醇每周最大用量不应超过100g,推荐在治疗初期每日给药2次,适当时可减为每日1次给药。过量使用可能导致血清钙升高。正常外用对血钙和肝、肾功能无影响。药量的估量单位可以采用指端单位(fingertip unit,FTU)表示,指从一个5mm内径的药膏管中,挤出一段软膏,恰好达到由示指的指端至远端指间关节横线间的距离长度的药量,大约为0.5g。卡泊三醇经皮肤吸收为给药剂量的1%~5%。因是活性型维生素 $D_3$ 制剂,大量涂抹有使血清钙值上升的可能性,故每周用量不得超过100g。过量使用本品(每周超过100g)可能导致高钙血症,停药后血清钙水平可很快恢复正常。有报道显示,较低剂量用于泛发性脓疱型银屑病或红皮病型银屑病患者时出现高钙血症。

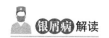 

 **163.** 卡泊三醇可以用在面部吗

卡泊三醇外用治疗银屑病应避开面部等皮肤薄嫩部位。卡泊三醇外用最常见的不良反应为皮损和皮损周围刺激(发生率为9%~20%);非损害处红斑、鳞屑约4%;头面部刺激2%;其他皮肤反应2%~5%。因不良反应中断治疗的发生率为1%~2%。一般来说,高龄者因生理功能低下,注意不要过度使用。由于药物本身和辅料中含有丙二醇,可能对面部皮肤有刺激作用,因此不建议用于面部和眼睛周围,也不建议用于薄嫩的皱褶处。

卡泊三醇软膏外用治疗必须注意的事项有:①孕妇及哺乳期妇女用药:动物实验未发现卡泊三醇软膏有任何致畸作用,但卡泊三醇软膏在孕妇和哺乳期妇女中的用药安全性尚未完全确定。②老年患者用药尚没有具体的临床实践经验,但大多数临床研究包括了老年患者。③儿童用药:儿童用药的安全性尚未完全确定。④少数患者用药后可能有暂时性局部刺激,极少数患者可能发生面部皮炎。⑤有严重肾衰竭或严重肝脏功能不全的患者应避免使用。⑥涂药后应小心洗去手上残留之药物。

 **164.** 卡泊三醇如何和糖皮质激素进行序贯治疗

序贯疗法分为三个阶段:第一阶段使患者病情得到最快的改善(快速地清除银屑病的鳞状增厚病灶);第二阶段是过渡时期,逐步减少激素用量,以避免不良反应的发生;第三阶段单用卡泊三醇作为维持治疗,使得病情得到长期控制(延长缓解期),以巩固疗效,减少复发。

临床上通常在起始治疗阶段,每天早上使用卡泊三醇,晚上使用糖皮质激素,直至皮损变平。在过渡阶段,每天交替使用卡泊三醇和糖皮质激素,或工作日使用卡泊三醇,周末使用糖皮质激素,直至皮损颜色变浅变暗。在维持治疗阶段,每日1次或按需使用卡泊三醇,直至皮损基本变成正常肤色。

**165.** **卡泊三醇倍他米松软膏治疗银屑病的机制是什么**

卡泊三醇倍他米松软膏是卡泊三醇和倍他米松的复方制剂,两种活性成分通过不同的细胞受体发挥协同互补的药效学活性。卡泊三醇倍他米松软膏通过调节免疫和炎症,抑制血管生成,促进角质形成细胞分化,抑制角质形成细胞增殖等机制有效治疗银屑病。卡泊三醇是维生素 $D_3$ 的衍生物,通过与维生素 $D_3$ 受体(VDR)结合,调节表皮基底层细胞的增殖并促进连续性分化以形成表皮的上层结构,同时调节免疫反应。倍他米松属于强效糖皮质激素,通过与糖皮质激素受体结合,抑制炎症浸润,减少红斑、水肿及皮肤角质形成细胞的过度增殖,改善角质形成细胞的分化。两者均能够干扰控制免疫和炎症反应的细胞因子基因转录。维生素 $D_3$ 衍生物和糖皮质激素两者疗效相互协同,不良反应相互拮抗,是外用治疗银屑病完美的组合。由于卡泊三醇和倍他米松保持稳定所需的 pH 值不同,卡泊三醇需要碱性环境来保持稳定性,而倍他米松需要的是酸性环境,因此两者混合时不能相容。为此研发人员开发出了一种独特的、稳定的赋形剂克服两者不能相容的障碍,最终形成含有稳定活性成分的制剂——卡泊三醇倍他米松软膏。

 **166.** **卡泊三醇倍他米松软膏治疗银屑病效果如何**

对于轻、中度稳定性斑块状银屑病,外用钙泊三醇倍他米松软膏是首选的治疗药物,具有疗效强、起效快、耐受性好的优势。2009—2010 年中国医师协会对银屑病目标人群进行了流行病学调查,结果显示,皮损分布最常见的部位为小腿,其次为头皮、肘部、大腿、前臂等。而累及头皮、腿部、肘部和背部的皮损较难治愈。多项研究表明,卡泊三醇倍他米松软膏对治疗这些部位的银屑病均有较好的疗效。临床应用卡泊三醇倍他米松软膏起效迅速,每日于皮损处外用 1 次,1 周见效;疗效显著,治疗 4 周皮损明显好转;不良反应少,长期使用安全耐受。

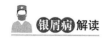

**167.** 卡泊三醇倍他米松软膏疗效优于卡泊三醇吗

是的,外用卡泊三醇倍他米松软膏疗效优于卡泊三醇,研究发现,外用卡泊三醇倍他米松软膏治疗银屑病4~6周,可显著降低炎症细胞和过度增殖的角质形成细胞数量,促进角质形成细胞分化成熟。降低角质形成细胞增殖能力等方面均优于单用卡泊三醇。国内外大量前瞻性、双盲、平行研究均表明卡泊三醇倍他米松治疗满意应答的患者比率均高于卡泊三醇组。既往已经完成的多项临床研究中,卡泊三醇倍他米松软膏每日用药1次,PASI评分降低的百分比为65.0%~71.3%,卡泊三醇每日用药2次,PASI评分降低的百分比为48.8%~58.8%。因此,外用卡泊三醇倍他米松软膏,起效更快,疗效更优。

**168.** 卡泊三醇倍他米松软膏可以长期维持使用吗

不建议患者长期外用卡泊三醇倍他米松软膏,但可与其他药物联合和序贯治疗。建议在医师的指导下进行治疗。目前临床上推荐卡泊三醇倍他米松联合卡泊三醇序贯治疗。其分为三阶段:首先外用钙泊三醇倍他米松,快速控制并改善病情;其次过渡阶段,即钙泊三醇倍他米松与卡泊三醇交替外用,以降低糖皮质激素的依赖性和不良反应的发生率;最后维持阶段,单用卡泊三醇维持治疗,可长期控制病情,预防复发。

但下列情况病友应禁用:卡泊三醇倍他米松软膏不能使用于钙代谢失调的病友,禁用于点滴型、脓疱型银屑病,也禁用于肾功能不全或严重肝疾病患者。本品不可使用于脸部,使用后应将手部清洗干净,避免接触脸部。孕妇:尚无足够的数据支持卡泊三醇倍他米松软膏可以用于孕妇。动物实验提示糖皮质激素可致生殖毒性。孕妇使用卡泊三醇倍他米松软膏的安全性尚不明确。哺乳期妇女:倍他米松可以进入乳汁,但在治疗剂量内对婴儿没有不良影响,数据显示卡泊三醇不在乳汁中分泌。给哺乳期妇女使用卡泊三醇倍他米松软膏应该注意,在哺乳期,患者不能将卡泊三醇倍他米松软膏涂敷在乳房上。

## 169. 卡泊三醇倍他米松凝胶用于头皮银屑病的具体用法是什么

卡泊三醇倍他米松凝胶是糖皮质激素倍他米松和维生素 $D_3$ 衍生物卡泊三醇复方制剂,在治疗银屑病起始治疗时每日 1 次,至皮损变平,但颜色仍较深(4 周左右),过渡治疗时,复方制剂隔日 1 次或按需,至皮损颜色变浅、变暗(2 周左右),维持治疗时每周 2 次或按需,至皮损基本变成正常肤色(4 周以上)。头皮是银屑病的常见好发及首发的部位,属于特殊部位的银屑病。因有较厚的头发和鳞屑遮挡,外用药物难以达到皮损区域,不能充分发挥治疗作用,常疗效欠佳,对患者造成困扰。建议使用该药前先摇匀药瓶,挤一滴于指尖,直接抹于头皮患处,使用后建议不立即洗头,在头皮上保留 1 日或 1 夜。如鳞屑较厚,建议先使用除鳞屑的洗剂或药物去除厚鳞屑。需要切记的是,卡泊三醇倍他米松凝胶是不能涂在脸上的,且使用后应将手部清洗干净以避免接触脸部。

## 170. 卡泊三醇倍他米松凝胶治疗头皮银屑病需要维持治疗吗

需要。银屑病本身是一种慢性、复发性的炎症性皮肤病,需要长期用药治疗。头部银屑病因其顽固性更需要长期治疗,在世界各国指南中推荐卡泊三醇倍他米松凝胶序贯治疗方法:在治疗至皮损颜色变浅、变暗后,维持治疗,复方制剂每周 2 次或按需,卡泊三醇每日 1 次或按需,至皮损基本变成正常肤色。欧洲共识中也推荐头皮银屑病治疗方案:间歇治疗(症状复发时需要)或连续治疗(在常规的基础上,如在经常复发的患者中每周 2 次)。一项评估外用卡泊三醇倍他米松凝胶 52 周疗效及安全性的研究显示:卡泊三醇倍他米松凝胶的药物不良反应发生率明显低于卡泊三醇,而且长期使用激素相关的严重不良反应的发生率低。说明长期使用卡泊三醇倍他米松凝胶治疗头皮部皮疹是相对安全的。目前推荐皮损处外用每日 1 次,4 周为一个疗程。一个疗程结束后,

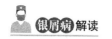

在医学监测下可重复进行此疗程。每日最大剂量不超过15g,每周最大剂量不超过100g,治疗面积不应超过体面积的30%。

卡泊三醇倍他米松凝胶在外用治疗头部银屑病方面,具有良好的疗效。而患者除了要正确合理的用药外,以下几点注意事项不可忽视:①保持轻松愉快的心情,缓解心中的精神压力。②饮食上尽量以清淡健康为主,远离油腻辛辣的食物。③加强体育锻炼,有助于提高身体的免疫力,减少疾病的侵害。

赵　邑　清华大学附属北京清华长庚医院

## 171. 他扎罗汀是一种什么药物

维A酸类药物根据含芳香环的数量分为第一、第二、第三代。其中含多芳香环的第三代维A酸类药物疗效较前两代药物增加,而副作用更少。他扎罗汀是第三代维A酸药物,其他名称有乐为、炔维、他汀、他扎洛替、他佐罗汀等。他扎罗汀本身不与任何维A酸核受体(RARs)结合,但其活性代谢产物他扎罗汀酸(RARs)有高度亲和力,但不结合维A酸X受体(RXR),特殊的受体选择性使其生物学介导途径专一,可避免广泛的药理作用而引起的副作用。他扎罗汀可以用于18岁以上的银屑病患者及12岁以上的痤疮患者。

外用他扎罗汀系统吸收少,药物及代谢产物低于1%被吸收入血,大部分药物停留在皮肤,产生作用,吸收的部分在血液中迅速被转化并代谢,在脂肪中无蓄积,体内代谢和清除迅速,7天可被全部清除体外。他扎罗汀长期应用无其他口服维A酸类药物对血脂、主要脏器、骨骼的副作用,无接触性过敏、光毒性及光变态反应,无致癌及致突变作用。

用于银屑病时每晚临睡前半小时,清洗患处并待皮肤干爽后,将他扎罗汀乳膏或凝胶均匀涂布于皮损处(涂抹面积不可超过体表面积的20%),形成一层薄膜,轻轻揉擦,以促进药物吸收。用于痤疮时,清洁面部待皮肤干爽后,取适量($2mg/cm^2$)他扎罗汀乳膏涂于患处,形成一层薄膜,每晚用药1次。也可与糖皮质激素、维生素 $D_3$ 衍生物或紫外线光疗等联合治疗。

## 172. 他扎罗汀为什么能够治疗银屑病

银屑病是一种表现为皮肤的角质形成细胞生长过快的慢性炎症性皮肤病。正常情况下皮肤角质形成细胞逐渐生长,约 4 周脱落一次。银屑病中,角质形成细胞增殖与分化加快,伴有显著的炎性细胞浸润,新的角质形成细胞会在数天内迅速移至皮肤表面,细胞积聚成厚片而引起临床红斑块,表面有白色鳞屑症状。他扎罗汀作为第 3 代维 A 酸类药物,活化的他扎罗汀酸 - 受体复合物与靶基因启动因子区域维 A 酸反应素(RARE)结合,使之活化,直接调节基因转录,这就是他扎罗汀的直接作用。同时也与核转录因子蛋白(如致癌蛋白AP1,核因子白介素 6NF-IL6)结合,负向调节这些因子在多种增生和炎症性疾病中上调,这就是他扎罗汀的间接作用。他扎罗汀对基因直接、间接作用是其抗增生和抗炎症的主要作用机制。通过这两种机制,他扎罗汀可以抑制银屑病皮损中多种细胞分化标志物(如角质形成细胞转谷酰胺酶,皮肤源性抗白细胞蛋白酶等)表达降低角质形成细胞过度分化,并可以下调银屑病皮损中炎性标志物(如 HLA-DR、IL-6 等)表达发挥抗炎作用,此外,还可上调他扎罗汀诱导基因(TIG-1,2,3)、抑制细胞增生标志物(如 EGF-R 等)而发挥抗增生作用,从而用于银屑病的治疗。

## 173. 他扎罗汀治疗银屑病的效果如何

他扎罗汀对轻至中度斑块型银屑病有良好的疗效,可迅速缓解症状,促进皮损的消退,也适用于头面部。他扎罗汀、糖皮质激素、卡泊三醇常被作为局部治疗的一线药物。他扎罗汀外用治疗银屑病有效率高,绝大多数患者用药后第 1 周见效,4 周明显有效,12 周达到最佳疗效,包括肘、膝等严重顽固性损害也有改善。他扎罗汀治疗成功率:凝胶 52%(浓度 0.05%)~70%(浓度 0.1%),霜剂 50%(浓度 0.05%)~60%(浓度 0.1%)。停药后疗效维持期凝胶为 8 周,霜剂

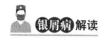

为 12 周。

0.1% 制剂比 0.05% 制剂起效迅速,但局部刺激性强,停药后疗效持续时间短于后者。因此,临床治疗时可先用高浓度凝胶迅速起效,再用低浓度霜剂维持疗效为最佳选择。他扎罗汀停药后药效持续时间比卡泊三醇和糖皮质激素长。他扎罗汀凝胶每日一次外用和强效激素(如氟轻松霜剂)每天两次外用,在改善银屑病鳞屑、斑块方面疗效相当,后者在改善红斑方面优于前者。此外,坚持外用他扎罗汀凝胶(12~24 周,每晚一次)于银屑病甲患处,点状凹陷、甲浑浊、甲剥离、甲角化过度等情况会得到不同程度的改善。

他扎罗汀与 17 种药物配伍性研究显示:一般无不良反应,不影响其化学稳定性,因此其常与糖皮质激素、维生素 $D_3$ 衍生物、光疗、光化学疗法等联合应用提高疗效,降低不良反应。

## 174. 他扎罗汀的不良反应是什么

临床皮肤局部应用他扎罗汀,可出现轻至中度的皮肤刺激反应,表现为烧灼、瘙痒、刺痛和红斑,发生率高,呈剂量依赖性,但无光毒性、光变态和接触过敏反应。对临床治疗而言,外用药局部应用后出现皮肤刺激反应并不是用药禁忌,有时这种轻至中度的反应是一过性的,继续用药可耐受,有时皮肤刺激反应可能与疗效相关,因此不宜简单以"开始出现不良反应"作为用药终止的指标。用药后如出现瘙痒等,不可搔抓,可涂少量润肤剂,严重时可暂停用药,或隔日用药 1 次。

治疗期间,应避免皮肤过多暴露于阳光下(包括日光灯)。应避免接触眼部、口腔、黏膜及正常皮肤。如不慎入眼,应用水彻底冲洗。每次用药后,应用肥皂将手洗净。不可用于破损或晒伤的皮肤。避免大面积皮肤用药。不宜用于急性湿疹类皮肤病患者。

约 1%~10% 的患者出现局部水肿,约 1%~10% 的患者出现血三酰甘油值升高。长期用药时,建议常规监测血生化(包括转氨酶)。未见血液系统毒性报道。如果患者同时服用具有光敏性的药物(如四环素、氟喹诺酮、吩噻嗪、磺胺类等、抗精神病药物等)应小心使用,因他扎罗汀可增加光敏性。应避免同时使用能使皮肤变干燥的药物和化妆品。

育龄妇女在用药前 2 周内需确认未妊娠,应于正常月经周期的第 2~3 日开始治疗。治疗前、治疗期间和停止治疗后一段时间内,必须使用有效的避孕方法。

## 175. 他扎罗汀的禁忌证是什么

他扎罗汀的禁忌证包括:对他扎罗汀、其他维 A 酸类药物、维生素 A 或类维生素 A 过敏者;妊娠期妇女或可能妊娠的妇女;哺乳期妇女。

他扎罗汀有致畸性,故妊娠期妇女禁用,美国食品药品管理局(U.S. Food and Drug Administration,FDA)对本药的妊娠安全性分级为 X 级。

动物实验证明,在乳汁中可检测出他扎罗汀,故哺乳期妇女禁用。

12 岁以下患者使用他扎罗汀的安全性和有效性尚不明确,需要医生根据病情判断是否合适应用。

## 176. 他扎罗汀如何与糖皮质激素联合外用

他扎罗汀具有明确的抗银屑病作用,但其副作用有时候会限制药物的使用。主要是因为药物有一定的剥脱作用,引起局部刺激反应,表现为烧灼、瘙痒、刺痛和红斑,若使用不当如用于脓疱型或红皮型银屑病患者可能会加重病情。糖皮质激素的优势在于起效迅速,对表皮穿透力强,但是停药后容易复发。因此,他扎罗汀和高效或中高效糖皮质激素联合应用可增加总体疗效,延长缓解期(单纯外用的缓解时间方面,他扎罗汀比激素及卡泊三醇长),增加对鳞屑和红斑的疗效,减轻局部刺激作用(50%),减少糖皮质激素引起的急性耐受、停药反跳及皮肤萎缩程度,比单用他扎罗汀疗效更显著。因此两者联合应用通过不同的作用机制发挥作用,起到协同治疗的效果,且安全性更高。

常见的联合用药方式有 0.1% 或 0.05% 他扎罗汀凝胶或霜剂每晚 1 次外

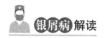

用，联合 0.1% 糠酸莫米松软膏或卤米松乳膏，或 0.02% 丙酸氯倍他索软膏每早 1 次外用，或地奈德乳膏每日外用 2 次，可获得较好疗效及耐受性，起效时间、总有效率和复发率联合组都更好，联合用药可减少激素的用量，减轻他扎罗汀局部和激素不良反应，并能降低银屑病的复发率，使用更安全，更符合银屑病的外用药物治疗原则。但若治疗过程中出现不适，需及时就诊调整治疗方案。

## 177. 他扎罗汀倍他米松乳膏治疗银屑病的机制是什么

他扎罗汀倍他米松乳膏为治疗银屑病的新的复方制剂，内含他扎罗汀及二丙酸倍他米松。他扎罗汀和高效及中效糖皮质激素联合应用可增加总体疗效，减轻局部刺激作用，减少糖皮质激素引起的急性耐受、停药反跳及皮肤萎缩程度。在多种中高效糖皮质激素中，他扎罗汀与倍他米松合用可以获得最佳疗效和耐受性，他扎罗汀倍他米松乳膏中两者性能稳定，互补影响各自进入皮肤的浓度，可以发挥两者的协同作用因此可用来治疗银屑病。

他扎罗汀给药后在体内快速脱酯并转化成活性成分他扎罗汀酸，选择性与维 A 酸受体结合，靶向作用与病变组织，针对银屑病的三个主要病理环节发挥作用：调节细胞分化、抗增殖、抗炎。而二丙酸倍他米松是强效糖皮质激素倍他米松的前药，通过皮肤局部给药方式，由皮肤酯酶代谢为倍他米松发挥药效，具有良好的抗炎、抗表皮增殖、抗过敏、收缩血管等作用，通过与甾体受体结合，抑制炎症通路相关基因、抑制炎症细胞因子的表达，减少前列腺素、白介素等炎症递质的释放，减轻皮损的炎症及红肿反应，此外，二丙酸倍他米松还有抗增殖和免疫抑制的作用，可以有效控制银屑病。可能改变与病因相应的蛋白质合成，或作用于炎症细胞及溶酶体、调节炎症反应，减少红斑、水肿及皮肤角质形成细胞的过度增殖，改善角质形成细胞的分化，可以有效控制银屑病。外用激素治疗银屑病起效快，但不宜大面积长期使用。用药剂量较大时，可产生激素的系统性不良反应及停药后的反跳作用，局部不良反应有皮肤萎缩、毛细血管扩张、痤疮、多毛、色素沉着等。

## 178. 他扎罗汀倍他米松乳膏为什么优于他扎罗汀

他扎罗汀倍他米松是一个较为理想的复方制剂,不但充分发挥两者的治疗作用,而且同时降低两者的不良反应,实现 1+1>2 的效果。他扎罗汀能显著抑制角质形成细胞增殖和异常分化,减轻皮损炎症,二丙酸倍他米松抗炎和抑制血管增生的作用明显,两者在治疗银屑病的作用机制上存在协同互补的关系,他扎罗汀可使倍他米松延长治疗后持续时间,降低复发率,而倍他米松可使他扎罗汀显效更快,因此,两者联合应用会产生叠加或协同治疗作用,效果优于单用其中任何一种药物。

此外,他扎罗汀和二丙酸倍他米松互相拮抗了彼此的不良反应,他扎罗汀可以减缓长期使用糖皮质激素药物而造成的皮肤萎缩,减轻激素停药后反跳现象;而二丙酸倍他米松的应用可以缓解他扎罗汀对皮肤的刺激,减轻因刺激而出现的烧灼、刺痛、红斑等反应,使患者更能接受并适应药物,有充分的时间等待药物起效,而不是因为局部刺激难以接受而放弃尝试,给了患者坚持治疗的信心和希望。他扎罗汀倍他米松乳膏系统吸收率低,局部刺激小,不良反应率低于单用其中任一成分,长期应用安全性优于单用他扎罗汀或糖皮质激素药膏。

最后,混合制剂起效快,比单用他扎罗汀或倍他米松更有效,因此每天使用 1 次即可,应用方便,大大提高患者外用药物的依从性及生活质量。

因此,他扎罗汀倍他米松乳膏在有效性、安全性和使用方便性方面均优于他扎罗汀。

## 179. 钙调磷酸酶抑制剂有哪些药物

钙调磷酸酶,英文名为 calcineurin,是迄今发现的唯一受 Ca 和钙调素(calmodulin,CaM)调节的丝氨酸/苏氨酸蛋白质磷酸酶。20 世纪 70 年代末80 年代初由加拿大和美国的几个研究小组分别在猪脑中发现并成功地纯化

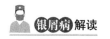

了钙调磷酸酶。1979 年, Klee 等依据所发现的蛋白的钙结合特性和在脑组织中的分布特异性而杜撰了 "calcineurin" 这个词, 随后这个词就被广泛使用至今, "calcineurin" 先后被汉译为钙调神经磷酸酶、钙神经素和钙调蛋白磷酸酶等。当 Schreiber 和 Irving Weissman 研究小组发现它是免疫抑制剂环孢菌素 A (cyclosporin A, CsA) 和他克莫司 (tacroclimus, FK506) 的靶蛋白后, 钙调磷酸酶就成为了研究的热点。

顾名思义, 钙调磷酸酶抑制剂就是对钙调磷酸酶具有抑制作用的物质。环孢素、他克莫司和吡美莫司均为钙调磷酸酶抑制剂。目前有两种外用钙调磷酸酶抑制剂, 包括他克莫司软膏 (0.03% 和 0.1%) 和吡美莫司软膏 (1%)。

## 180. 钙调磷酸酶抑制剂的作用原理是什么

各个外源性钙调磷酸酶抑制剂的作用机制非常接近, 都是先与细胞内各自相应的免疫亲和蛋白质结合, 使得螺旋状区域向免疫亲和蛋白质一方有所偏移, 从而提高了免疫亲和蛋白质 - 抑制剂复合物结合钙调磷酸酶的能力, 以抑制钙调磷酸酶的活力。钙调神经磷酸酶的活性被抑制后, 可阻断活化 T 细胞核因子 (nuclear factor of activated T cells, NFAT) 的去磷酸化、减少其向核内转移以及与 NFAT 相应的启动子序列结合, 广泛抑制 CD4$^+$ 和 CD8$^+$T 细胞的增殖分化, 减少 T 细胞产生 IL-2、IL-4、IL-5、IL-13 和 IFN-γ 等促炎因子, 从而抑制炎症反应。总之, 钙调磷酸酶抑制剂通过抑制钙调磷酸酶的作用而产生抑制炎症的效应, 从而达到治疗银屑病等炎症性疾病的作用。

## 181. 如何应用他克莫司软膏 / 吡美莫司乳膏治疗银屑病

他克莫司软膏 / 吡美莫司乳膏可单独或联合其他药物治疗斑块型银屑病。对于面部、生殖器及间擦部位银屑病, 两者均有良好的疗效。

使用时, 通常在患处皮肤涂上一薄层药物, 轻轻擦匀, 并完全覆盖, 一天两次。持续至皮损消退后,仍应继续应用一段时间以维持巩固疗效。

有研究指出 0.03% 他克莫司软膏疗效优于外用骨化三醇,0.1% 他克莫司疗效与 0.005% 丁酸氯倍他索软膏相当;而吡美莫司乳膏疗效逊于骨化三醇或氯倍他索。封包治疗或联合水杨酸制剂治疗可提高疗效,也可和卡泊三醇等其他药物联合进行治疗。

## 182. 他克莫司软膏 / 吡美莫司乳膏主要用于治疗什么部位的银屑病

他克莫司软膏 / 吡美莫司乳膏对不同部位的银屑病作用不一。主要原因是皮肤厚度对药物吸收的影响。皮肤厚度越薄,药物吸收越好,因此这两种药物对皮肤薄嫩部位的银屑病皮损治疗最有效。另一个决定药物使用的因素是这些皮肤薄嫩的部位局部应用糖皮质激素制剂更易引起皮肤萎缩,而钙调磷酸酶抑制剂则没有这类副作用。皮肤薄嫩的位置包括面颈部、肛门生殖器周围,乳房下、腋窝、肘窝、腘窝等间擦部位。另外婴幼儿的皮肤也较为薄嫩,也适于选用这类药物。但也要注意,钙调磷酸酶抑制剂有一定刺激作用,高浓度软膏(如 0.1% 他克莫司软膏)要谨慎用于薄嫩的皮肤部位。

## 183. 使用他克莫司软膏 / 吡美莫司乳膏应该注意什么

对这两类药物过敏的患者当然应避免使用。

他克莫司软膏 / 吡美莫司乳膏最常见的不良反应为刺激反应,表现为轻中度的温热感、烧灼感甚至瘙痒或疼痛感,可伴有局部红斑。但时间较短,且具有自限性,患者应预先知晓以保证依从性。对于眼周围等十分薄嫩的部位不宜选用高浓度的 0.1% 他克莫司软膏,以免增加刺激性。使用时要避免药物进入眼部。

他克莫司软膏基质油性较大,用于头皮等部位可能造成舒适度不佳。0.03% 和 0.1% 浓度的他克莫司软膏及吡美莫司乳膏均可用于成人,而 0.03% 浓度的他克莫司软膏及吡美莫司乳膏适用于 2 岁及以上的儿童。

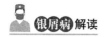

还有,局部有细菌或病毒感染时,要避免单独使用这类药物,因为这类药物的免疫抑制作用,可以加重感染。

## 184. 他克莫司软膏 / 吡美莫司乳膏可以长期应用于治疗面部银屑病吗

理论上,长期应用钙调磷酸酶抑制剂有潜在的致癌性。2005 年美国 FDA 因此对吡美莫司和他克莫司实施了黑框警告。但事实上动物试验中致癌效应需要远远高于使用浓度的剂量才能呈现。随后多项流行病学研究和文献综述均未对此得出明确结论。因此 FDA 建议他克莫司短期应用或长期间歇使用。因此在间歇使用的前提下,他克莫司软膏 / 吡美莫司乳膏是可以长期应用于治疗面部银屑病的。

## (三) 光疗

陈　崑　中国医学科学院皮肤病研究所

## 185. 什么是光疗

光是什么? 大家知道光线发自太阳和其他天体,越过广阔无垠的太空最终到达地球。照射到地球的光线主要指太阳光,可分为三个主要区域,即波长较短的紫外光区(波长范围 180~400nm),波长较长的红外光区(波长范围 780~1000nm)和介于两者之间的可见光区(波长范围 400~780nm)。

光疗是利用光线的辐射能来治疗疾病或美容的物理治疗技术,包括红外线、可见光、紫外线、光化学疗法等,目的在于利用光的有益作用来治疗疾病,同时将光的不良作用降到最低。几千年前,人们就开始用太阳光照射来治疗多种疾病。近代,Niels Finsen 应用碳精电弧灯光疗治疗寻常狼疮是应用人工光源治疗皮肤病的最早纪录。利用红外辐射来治疗疾病和美容的方法,称为红外线疗法。可见光是指能引起视网膜光感的辐射,由红、橙、黄、绿、青、蓝、紫七种单色光组成。利用可见光作为光源来治疗疾病的方法称为可见光疗法,目前主要有红光、蓝光等。

紫外线疗法是利用人工紫外线照射人体来防治疾病的一种物理治疗技术。皮肤病学科中传统的紫外线疗法一般是指用人工光源 UVB、UVA 以及 UVB 联合 UVA 辐射治疗皮肤病的方法。近几年来,又发现了新的治疗皮肤病的光谱,即 311nm 的 UVB,称为窄谱中波紫外线(NB-UVB)和 UVA1(340~400nm)等。人们探讨、发明新的光源与光疗手段,使光疗更加有效、方便和安全。

光化学疗法是指应用光敏剂结合紫外线照射来治疗皮肤病的一种疗法。其对多种皮肤疾病具有治愈率高等优点,因而受到国内外皮肤科医师的普遍重视,并已广泛应用于临床。目前应用较多的是补骨脂素类(psoralens)药物加长波紫外线(UVA)照射,缩写为 PUVA。也有人采用补骨脂素类药物加中波紫外线(UVB)照射,简称 PUVB。

## 186. 治疗银屑病有哪些光疗的方法

使用人工光源治疗银屑病已经有 90 余年的历史:1925 年 Coeckerman 引入外用粗制煤焦油后进行紫外线照射治疗银屑病,取得了很好的疗效,这成为现代光治疗学的开端。此后的半个世纪,宽谱 UVB 成为银屑病治疗的标准方法。

1947 年出现口服或外用补骨脂素加长波紫外线照射的 PUVA 疗法,临床常用的补骨脂素主要有:8- 甲氧沙林(8-MOP)、5- 甲基补骨脂(5-MOP)、3- 甲基补骨脂(TMP),国内最常用 8-MOP。PUVA 主要用于治疗中重度银屑病,包括泛发的斑块型银屑病、掌跖脓疱型银屑病。值得注意的是:长期应用 PUVA 可出现皮肤变黑、皮肤老化,剂量过大时还有可能导致皮肤癌。此外,还会增加白内障的危险性,所以 PUVA 在临床使用的范围正逐渐减小,但 PUVA 仍适用于那些其他光疗控制不佳的难治性银屑病患者,只要制定合理的治疗方案,PUVA 疗法还是安全、有效的。

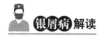

20 世纪 70 年代,Fiseher 等对不同波长紫外线对银屑病的治疗效果进行了比较,证实 313nm 的紫外线治疗银屑病具有最佳疗效。20 世纪 80 年代初,Philips 公司研制出可发出波长为 311nm ± 2nm 波段的 NB-UVB 的 TL01 型荧光灯管。1984 年,这种灯管被送到欧洲多个光皮肤病中心进行临床验证,结果显示与传统的宽谱 UVB 相比,NB-UVB 对银屑病有非常显著的疗效。NB-UVB 光疗较 BB-UVB 清除银屑病皮疹更快且缓解期更长,其疗效与 PUVA 相当,且引起皮肤癌的几率较低,但不及 PUVA 治疗后缓解期长。迄今随着对 NB-UVB 光生物学基础和临床研究的不断深入,NB-UVB 已经作为银屑病的首选基础疗法,是全球应用最广泛的银屑病光疗方案。

光动力疗法(photodynamic therapy,PDT)是指利用光动力反应进行疾病治疗的一种方法,一直以来有很多关于使用 PDT 治疗银屑病的研究报道。根据临床资料来看,PDT 对银屑病确实有治疗作用,全身照光设备的出现使得 PDT 用于泛发性寻常型银屑病成为可能。但目前银屑病的光疗技术特别是 NB-UVB 治疗技术发展迅猛,PDT 治疗银屑病并非很好的选择。

1997 年出现了 308nm 准分子激光及准分子光的靶向光疗,其对肘部、膝盖、双小腿及掌跖部位局限性或顽固的银屑病皮损疗效佳,对头皮局限性皮损亦有效,但靶向光疗后的缓解时间与局部外用糖皮质激素相当甚至更短。

## 187. 如何提高光疗的依从性

在接受光疗的过程中,银屑病患者如果能够严格按照医生制定的光疗方案接受治疗,那么该患者就会被认为光疗的依从性比较高。要提高银屑病患者的光疗依从性可考虑从以下几方面进行:①制定包括光疗联合治疗方案在内的个体化的光疗方案;②做好光疗相关的患者教育;③家庭光疗的应用。

银屑病的紫外线光疗法需要一个长期的计划,医生根据银屑病患者的皮损情况制定个体化治疗方案或采用联合疗法。以最小红斑量方案进行治疗可以实现最快显效及较低的副作用。

良好的医患沟通、充分的患者教育可提高银屑病光疗的依从性。患者教育应包括以下内容:①光疗注意事项及不良反应;②光疗疗程:告知患者要坚持一定的疗程,大多数银屑病患者坚持治疗1~2个月后,增厚的皮损会逐渐变薄。

医院内光疗对治疗地点与时间都有特定要求,具有一定的局限性,而家庭光疗则避免了上述缺点,可提高患者的依从性。家庭光疗是指在医生指导下,由患者在家中自行使用专业家庭光疗产品进行治疗的方式。进行家庭光疗的患者需经专业人员指导,理解并掌握家庭光疗仪器的使用方法、注意事项,熟悉自身疾病的光疗方案及光照剂量的调整原则,能在院外规范地自行使用家庭光疗设备。

Koek M 等的多中心临床研究发现家庭光疗与院内光疗有效性及安全性相同,且治疗费用更低,患者满意度更高。由于其安全有效及便利性,家庭光疗成为提高患者依从性的佳选。我国自 2006 年出现家庭光疗,目前已广泛应用。临床医生应合理选择进行家庭光疗的患者并个体化指导其选择使用家庭光疗设备。

##  188. 如何减轻光疗后的皮肤干燥和瘙痒

银屑病患者常常感到皮肤瘙痒,严重的可影响工作、学习,甚至一整夜由于皮肤瘙痒而难以入睡。银屑病患者为何感到瘙痒? 有哪些药物可以缓解瘙痒呢? 目前认为,银屑病皮损中神经分布异常增多和敏感性增加,炎症细胞在病灶中聚集、活化并释放炎症介质是银屑病瘙痒的主要原因。大家熟悉的抗组胺药并不能有效控制银屑病瘙痒,而神经肽受体拮抗剂、免疫抑制剂等是缓解银屑病瘙痒的有效方法。

有一部分银屑病患者在光疗后会感觉皮肤更加干燥,瘙痒的感觉也加剧。为了减少光疗后的皮肤干燥和瘙痒,患者应注意以下事项:①穿棉、麻类宽松衣物,并保持干净清洁;②生活规律,避免烟酒,尽量避免食用有刺激性的食物;③有条件时居住场所可以使用加湿器改善空气湿度;④搔抓容易导致皮损处继发细菌、真菌等感染,加重病情,瘙痒剧烈时可考虑局部轻轻拍打或用凉水冷敷;⑤避免通过热水烫洗来缓解瘙痒,热水烫洗只能暂时麻痹神经末梢使

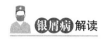
痒痒缓解,但可促使皮肤毛细血管扩张,导致皮肤炎症加剧,进一步导致皮损恶化。正确的方法是使用温水清洗,并尽量避免使用碱性太大的香皂和刺激性强的沐浴液;⑥光疗后应用润肤霜,光疗期间每天至少进行2次皮肤保湿护理;⑦建议做好光防护措施,外出时,正常皮肤可用衣物适当遮盖,或者使用防光剂等。皮损处考虑到防光剂可能的刺激作用,更建议使用衣物遮盖法进行光防护。

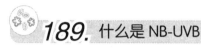

## 189. 什么是NB-UVB

从20世纪70年代开始,Fiseher等对不同波长紫外线对银屑病的治疗效果进行了比较,他们在研究中使用不同的组合滤光镜,从原有的250~400nm波长的宽谱高压水银灯光中分离得到313nm、334nm、365nm等波段的窄谱紫外线,并分别观察各波段对银屑病的治疗效果。结果证实313nm的紫外线具有最高的疗效;280~290nm的紫外线有疗效,但是照射后皮肤会出现明显的红斑;334nm的紫外线只对少数患者有一定疗效;而254nm、365nm、405nm紫外线对银屑病无效。另外,Parrish等临床研究发现,单纯低剂量UVA照射对银屑病几乎无效,仅在使用较大照射剂量使皮肤出现红斑时才有效,但目前的人工光源很难实现如此大剂量的照射。波长小于296nm的UVB对银屑病的治疗也几乎无效。在296~320nm段的UVB疗效随波长的增加而降低,银屑病的治疗效应基本与红斑效应平行。但过度的红斑也是限制光疗效果的一个因素。因此,在银屑病治疗与产生红斑之间需要找到一个最佳关系。311nm附近,正是保证银屑病治疗效果,同时照射后皮肤不太容易出现红斑的波段。

20世纪80年代初,根据基础和临床的研究结果,Philips公司研制出使用特殊荧光剂的TL01型荧光灯管,这种灯管发出的紫外线能量主要分布在波长为311nm±2nm的UVB段,人们称之为窄谱中波紫外线(narrow brand ultraviolet B,NB-UVB)。

广义的NB-UVB指光谱比较集中的中波紫外线,其特征是85%以上紫外波能量集中在波峰附近,波长<290nm的能量极少,只占总能量0.1%。狭义的

NB-UVB 指临床常用的峰值在 308~311nm 的荧光灯发出的中波紫外线。从广义来讲,临床常用的 308nm 准分子激光 / 光,也属于 NB-UVB 范畴。

## 190. NB-UVB 治疗银屑病的作用原理是什么

NB-UVB 治疗银屑病的原理并未完全清楚,表皮角质形成细胞和皮肤淋巴细胞都可能是 NB-UVB 的作用靶位,免疫调节、细胞因子表达的改变和细胞周期的改变等都可能与银屑病皮损的好转有关。

对免疫系统的作用:朗格汉斯细胞是皮肤免疫系统中主要的抗原提呈细胞,银屑病等皮肤病患者表皮、真皮乳头层中朗格汉斯细胞明显增多。NB-UVB 直接影响表皮的朗格汉斯细胞,抑制其呈递抗原至 T 细胞的能力,并因此而间接影响银屑病斑块中过表达的细胞因子及黏附分子。银屑病被认为是由 T 淋巴细胞尤其是 Th1 型细胞因子介导的炎症性疾病。Ozawa 等认为其治疗银屑病的主要机制可能为诱导皮损区 T 淋巴细胞凋亡。体外实验发现,NB-UVB 照射 4 周后表皮及真皮层中 T 淋巴细胞数目下降 96%。研究认为,NB-UVB 较 BB-UVB 穿透性更强,能更有效清除患者表皮中浸润的 T 淋巴细胞,故疗效优于 BB-UVB。

对细胞因子的作用:Piskin 等用 NB-UVB 照射治疗慢性斑块型银屑病,发现患者病情缓解与皮损区 γ 干扰素(IFN-γ)及其诱导物白介素 IL-12、IL-18、IL-23 表达下降相平行,并认为皮损区 IL-12、IL-18 及 IL-23 表达减少导致 IFN-1γ 降低。另有研究表明,银屑病患者皮损区经 NB-UVB 照射后肥大细胞密度降低,IL-8 表达水平下调。Serwin 等发现经 NB-UVB 治疗的银屑病患者血清中可溶性肿瘤坏死因子受体浓度降低与银屑病面积和严重程度指数下降相平行,因此认为,NB-UVB 照射影响了可溶性肿瘤坏死因子受体的表达水平。NB-UVB 照射治疗对这些细胞因子的调控有助于控制炎症反应。

抑制异常角蛋白表达:角蛋白是一种不溶于水的蛋白质,其基因表达异常可诱导角质形成细胞不完全分化,诱发银屑病。在银屑病早期皮损基底层中角蛋白 16 表达异常。有研究发现,经 NB-UVB 照射治疗后,75% 的银屑病患者

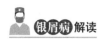

皮损区角蛋白16免疫组化染色缺失,而BB-UVB照射治疗后皮损区角蛋白16仍呈阳性,提示NB-UVB更易改善银屑病的角化异常。

 **191. 如何应用NB-UVB治疗银屑病**

目前美国及欧洲指南推荐NB-UVB作为银屑病光疗的最先考虑的治疗方案之一。银屑病皮损面积在全身体表面积的10%以上可以使用全身NB-UVB治疗,而局部NB-UVB照射可用于治疗局限性皮损或位于头皮、掌跖部的皮损。各学者在应用NB-UVB治疗时,所采取的方案不尽相同。为了得到最优化的治疗方案,很多学者对此进行了研究,包括治疗过程中采用的剂量,在治疗过程中对剂量进行调整的方法以及采用的治疗频度、疗程等。

患者第一次进行NB-UVB治疗时,首先需确定首次治疗的照射剂量。目前推荐的方案有两种。其一,是采用70%最小红斑量作为起始剂量,所谓最小红斑量是指使患者的皮肤刚刚出现红斑的NB-UVB照射剂量。其二,是根据Fitzpatrick皮肤类型来决定起始剂量,中国银屑病患者的皮肤类型通常为Ⅲ型和Ⅳ型皮肤,推荐起始量为300~500mJ/cm²。

确定了起始剂量后,接着需要确定治疗的频率和每次递增的剂量。每天进行NB-UVB光疗都是安全的,但研究显示每周3~5次治疗效果并无显著差异,因此推荐银屑病患者每周光疗2~3次。由于不同个体、同一个体的不同部位对NB-UVB的耐受程度不同,为减少不良反应,需根据照射后红斑的程度调整剂量:①未出现红斑或红斑持续时间<24小时,治疗剂量增加10%~20%;②如果轻度红斑持续24~72小时,应维持原剂量继续治疗;③出现明显红斑,且再次治疗时未消退:停止治疗一次,然后维持原剂量,以后每次增加照射剂量不大于10%;④如果红斑持续超过72小时或出现水肿甚至水疱,治疗时间应推后至症状消失,下次治疗剂量减少50%,以后每次增加剂量不大于10%。

如患者能耐受,在治疗时照射的最大单次剂量躯干四肢3000mJ/cm²;面部则根据皮肤类型而定,Ⅰ型和Ⅱ型为1000mJ/cm²、Ⅲ型和Ⅳ型为1500mJ/cm²、Ⅴ型和Ⅵ型为2000mJ/cm²。我国银屑病患者的皮肤类型大多数为Ⅲ型和Ⅳ型。

研究显示进一步增加剂量并不获得更佳效果。若患者无法耐受剂量的进一步增加，则使用可耐受的最大剂量。一般 8~10 次照射后显效，15~20 次为一个疗程，维持治疗可延长缓解期。

 ## *192.* NB-UVB 适合治疗什么样的银屑病

银屑病可分为寻常型、关节病型、红皮病型、脓疱型。一般而言，进展期的红皮病型及脓疱型银屑病，NB-UVB 光疗可能会加重病情。但也有国外学者的研究发现，NB-UVB 光疗可用于掌跖脓疱型银屑病及脓疱型银屑病。关节型银屑病光疗后关节症状并不能好转，所以也不适合光疗。总的来讲，是否可以光疗，需要有经验的医生来判断。

寻常型银屑病进行 NB-UVB 光疗一般都能取得较好的治疗效果，通常可用于皮损面积占体表面积 10% 及以上的中重度泛发性银屑病。若为头皮、手掌或足跖严重局限性银屑病或<10% 体表面积的局部治疗抵抗的银屑病，亦可考虑靶向光疗。

此外，NB-UVB 可用于肝肾功能衰竭患者，妊娠期或哺乳期女性也相对安全，在利大于弊的情况下可考虑选择接受 NB-UVB 治疗。尽管在儿童中安全，但接受治疗的儿童应遵循下列原则：避免接触灯源、光疗治疗仓中保持固定姿势、始终戴好护目镜等。由于大部分年龄过小的孩子无法达到上述要求，临床上常规定 12 岁以上的孩子可考虑接受 NB-UVB 照射治疗。

NB-UVB 治疗的绝对禁忌证包括：着色性干皮病、Bloom 综合征、系统性红斑狼疮、发育不良痣综合征、皮肌炎、黑色素瘤史等。相对禁忌证包括：卟啉病、白内障、天疱疮、家族性黑色素瘤史、放射治疗或砷剂治疗史者。应严格控制绝对禁忌证的使用，相对禁忌证应在权衡利弊后决定是否选用。

对于夏季加重的银屑病患者、外用光敏感性物质者、服用光敏类药物者（维甲酸类药物、抗生素类的喹诺酮、灰黄霉素、四环素等）、服用光敏食物者（泥螺、芹菜、灰菜、香椿等），需谨慎选择起始及递增剂量。此外，若患者不能配合光疗，比如年老体弱不能在光疗舱内站立停留的患者、有幽闭恐惧症等特殊体质的

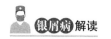

患者,医生要根据患者的具体情况具体分析对待。

## 193. NB-UVB 治疗银屑病的疗效如何

目前,NB-UVB 是临床应用最多的紫外线疗法,是多个银屑病治疗指南推荐的光疗首选方案之一。研究显示,NB-UVB 治疗中重度寻常性银屑病每周照射 3~4 次,有效率可达 80% 左右,银屑病患者经 NB-UVB 治疗 20~30 次后可有显著疗效。

1988 年 Van Weelden 与 Green 等将 NB-UVB 荧光灯应用于临床后 NB-UVB 光疗迅速普及,逐渐取代 BB-UVB。多项 NB-UVB 与 BB-UVB 对比的临床研究显示,光疗后,峰值为 311nm 左右的 NB-UVB 荧光灯的组织病理学改变更显著,临床疗效更好,起效及显效时间和总疗程均明显短于后者,缓解期较 BB-UVB 长,依从性更好。与 PUVA 相比,NB-UVB 治疗银屑病的疗效与 PUVA 相当,但缓解期短于 PUVA。不过其优点为省时、易于操作,不需同时应用可能会引起恶心、白内障、光毒反应和药物反应的光敏剂以及省去药物的费用等。1997年 Béla Bónis 等使用 308nmUVB 准分子激光治疗银屑病,由于光源技术原因,其光斑较小,又称为光疗的靶向治疗,适用于局限的银屑病斑块。临床研究显示 308nmUVB 治疗 10~15 次银屑病皮损即可显著改善。

银屑病患者应用 NB-UVB 光疗联合局部或系统性用药可增加疗效,还可减少其他药物的应用。局部联合用药包括卡泊三醇、糖皮质激素、维 A 酸类及焦油制剂等;系统性联合用药包括甲氨蝶呤、阿维 A 等。

总之,NB-UVB 治疗银屑病安全、有效,皮损消退后可考虑进入维持期,将光疗的单次照射剂量及照射频率逐渐减量,这样可降低停止光疗后病情反复的几率。然而,光疗维持治疗时间长短及停止光疗后病情反复的可能性需根据患者的具体情况而定。病情较轻的患者可以维持数月至数年不复发;病情顽固、难以清除的患者,复发风险较大,部分患者停止光疗后 2~3 个月就可能有新发皮损。

**194.** NB-UVB 一般需要治疗多久来评价疗效

部分银屑病患者患病后心情特别焦急,希望能几周甚至期盼在几天内就能将疾病治好,他们四处求医,盲目地过度治疗,最终导致疾病加重。由于银屑病是一种慢性疾病,因此治疗原则上要考虑长期治疗,整体调理,越是好得快的方案,越要慎重选择,有的时候好得快意味着复发可能也很快,因此不可片面追求近期疗效。

光疗治疗银屑病的效果是非常好的,但其起效时间并不能在数日内就能体现,一般中重度的银屑病患者经过 3 周的治疗就会起效,治疗 2~3 个月,往往能够达到比较好的疗效。研究显示,NB-UVB 治疗中重度寻常性银屑病每周照射 3~4 次,有效率可达 80% 左右,银屑病患者经 NB-UVB 治疗 20~30 次治疗后大部分患者可有显著疗效。为了提高疗效,缩短光疗的起效时间,临床上常使用光疗联合局部或系统用药的治疗方案。常用的联合治疗的局部外用药物包括:润肤剂、糖皮质激素、维 A 酸类药物、卡泊三醇等;常用的联合治疗的系统性用药包括甲氨蝶呤及维 A 酸类药物等。

治疗后是否起效可从下列几个方面予以判断:①皮疹数目:皮疹不断增多,提示疾病未控制。反之,若皮疹增多数目逐渐减少并停止出现新发疹,甚至皮疹逐渐消退均提示治疗已起效;②皮疹颜色:皮疹颜色越鲜艳提示疾病活动,反之颜色变淡,提示病情渐趋于稳定;③皮疹厚度:皮疹越厚,提示病情越严重,若皮疹逐渐变薄,提示治疗有效;④皮疹鳞屑:鳞屑越多越大提示病情活动,反之若鳞屑减少变细小提示病情缓解。

总之,银屑病的治疗过程比较漫长,切不可急于寻求短期疗效,一定要有信心和耐心与医生配合,严格执行医嘱可有助于治疗方案尽早发挥疗效。

 **195.** NB-UVB 治疗银屑病有何不良反应

就像我们晒太阳很安全,但是太阳光过强就会晒伤一样,虽然 NB-UVB 光疗比较安全,但也有副作用。NB-UVB 治疗银屑病常见的近期不良反应常表现为照射后皮肤干燥、瘙痒以及红斑等晒伤反应。皮肤干燥瘙痒可通过照射后涂抹润肤剂缓解。轻微红斑通常不需要进行特殊处理。较明显的红斑可外用糖皮质激素,同时调整照射剂量。如果皮肤严重发红、水肿甚至发生水疱,则需暂停照射,对水疱进行处理,并在医生指导下调整照射方法。此外,几乎所有患者接受 NB-UVB 治疗 1~2 次后可出现色素沉着(皮肤变黑),10 余次后皮肤会明显变黑,但是停止光照几个月后皮肤会恢复正常颜色。

长期不良反应主要为光老化,也就是说皮肤衰老会较常人加快。预防措施包括治疗期间如需外出尽量避光,注意涂抹防晒霜、润肤剂。另一潜在的远期不良反应为光致癌。目前没有研究显示 NB-UVB 会增加皮肤癌风险。针对 3867 名光疗患者的 5 年以上随访研究显示,NB-UVB 治疗与黑素瘤或非黑素瘤性皮肤癌的发生无显著相关性。NB-UVB 光疗的致癌性仍需进一步研究。

为了提高 NB-UVB 光疗的安全性,治疗期间应注意下列事项:①治疗期间避免摄入光敏性食物和药物(如磺胺类、降糖药、四环素类、灰黄霉素、水杨酸类等以及荆芥、防风、沙参、白芷、补骨脂等中药);②照射时,保护好眼睛、男性生殖器、女性乳晕部位等;③治疗后,涂抹保湿剂以防皮肤干燥和瘙痒;④光疗后,尤其是外出前,应使用防晒指数 SPF≥30 的广谱防晒霜,且随后每 2 小时使用一次防晒霜,从而减少紫外线暴露和发生光毒反应的风险。

## 196. NB-UVB 的最大累积剂量是多少

银屑病属于慢性反复发作的疾病,为了达到较好的临床疗效,银屑病患者紫外线光疗法需要一个长期的计划,医生常根据银屑病患者的皮损情况制定个体化治疗方案或采用联合疗法。一般而言,每次接受 NB-UVB 的治疗剂量需逐渐递增,在患者耐受的情况下,剂量每次逐渐增加 10%~15% 至最大剂量,中国人群躯体单次最大剂量为 3000mJ/cm²,面部为 1000~1500mJ/cm²。然而,若患者无法耐受剂量的进一步增加,就只能使用较低的最大剂量。之所以推荐单次治疗最大剂量,是因为进一步增加剂量并不能获得更佳效果。由此可见,每次照光时间会逐渐延长,开始的时候可能只是十几秒,慢慢往上增加,最长可以达到十几分钟。一般经过数周至数月治疗后,皮损会逐渐消退。

许多银屑病患者患病后都十分积极地治疗,希望治好后能够断根,以后再也不复发了。其实,大部分疾病都难以"断根儿",就拿大家最熟悉的感冒来说,即使治疗得很彻底,如果不注意休息,当身体抵抗力下降时,依然会再次感冒。与"感冒"类似,银屑病经过 NB-UVB 正确、合理的治疗可以做到临床治愈,即皮损消退,症状消失,但是也会有复发的可能,为减少停止光疗后银屑病皮损的反复发作,临床皮损大部分消退后一般均推荐进入维持治疗期,维持治疗时间约 1~2 个月。临床常用的维持治疗方案为:患者一旦皮损清除或达到稳定的治疗反应,治疗频率就由每周 2~3 次降低为每周 2 次,共 4 周,随后每周 1 次,共 4 周,最终停止治疗。

NB-UVB 的累积剂量是患者第一日接受 NB-UVB 光疗至最后停止光疗期间每日照射剂量的总和。通常认为,维持治疗可以保证患者疾病的缓解,但这增加了患者皮肤接受紫外线照射的累积剂量,因此维持治疗的效果、维持治疗的时间、与此相关的最大累积剂量等仍有争议。显然,我们还需进行更多的临床观察以确定长期治疗的危险性和确定维持治疗的作用。

## 197. 停止使用 NB-UVB 照射一段时间后可以再次照射吗? 仍然有效吗

大多数治疗中心的 NB-UVB 使用频率为每周 2~3 次,且为了取得满意疗效常需坚持数月的治疗。众所周知,当前正处于快节奏的日新月异的时代,人们一般都比较繁忙。工作、学习繁忙等众多因素常导致银屑病患者难以坚持每周 2~3 次的治疗频率,治疗过程中,可能会数日甚至 1~2 周都不能到医院按时接受光疗,那他们可以继续接受治疗吗? 研究显示,停止使用 NB-UVB 照射一段时间后,再次照射仍然有效,但若中断光疗次数过多则会降低光疗的临床疗效。此外,考虑到中断治疗后皮肤对 NB-UVB 敏感性的改变,对于未遵循治疗方案,治疗过程中出现中断治疗的患者应重新调整治疗方案:中断治疗 4~7 天,

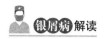

维持原剂量;8~14 天,降低原剂量的 25%;15~21 天,降低原剂量的 50%;超过 3 周:重新开始治疗。

银屑病是一种慢性反复发作的疾病,经 NB-UVB 治疗达到临床痊愈后数月乃至数年后部分患者病情仍可能再次反复,此时再次接受 NB-UVB 治疗仍有非常好的临床疗效。实际临床工作中,有相当一部分病程较长的银屑病患者会主动于每年疾病发作期常规到医院接受 NB-UVB 治疗。此外,临床偶可遇到部分单次照射剂量已达到最大治疗剂量仍未取得明显疗效的患者。此时可建议患者暂时停止光疗,改用其他治疗方案,数月后再次接受光疗则临床效果可能更加明显。

 ## 198. 再次照射 NB-UVB 需要重新计算累积剂量吗

目前,对于再次照射 NB-UVB 是否需要重新计算累积剂量尚无相关医学文献的阐述。然而,人们对于长期日光暴晒对皮肤所致的累积性损伤已高度重视。

对正常肤质的人而言,每天适当地晒晒太阳对人体的身体健康有着众多益处,例如可以促进皮肤活化维生素 $D_3$ 从而促进骨钙的合成,使人体骨骼更加健康。然而,长期过度的日晒却可对皮肤造成莫大的伤害,光暴露部位的皮肤可出现松弛、粗糙、皮沟加深以及与皮肤微循环有关的色素沉着斑或色素脱失斑、紫癜、毛细血管扩张,皮肤外观灰暗,无光泽或呈灰黄色,严重者可发生各种良性癌前期或恶性肿瘤。研究证实,人的一生当中 50%~80% 的紫外线伤害在 18 岁以前早已经造成,且紫外线的伤害是一直会累积下去。国外研究显示获得性色素痣和黑素瘤中某些基因突变与儿童期暴晒相关,也和鳞状细胞癌的发生有关。因此,目前医疗界普遍认为为了维护皮肤健康,正确的防晒措施,使用防晒乳液的行为应该从幼儿及孩童开始学习做起。

由此可见,紫外线对皮肤的损伤作用是长期持续累积而成的。据此,我们认为长期照射 NB-UVB 是需要考虑累积剂量,并评估较大累积量可能导致的相关不良反应。

## *199.* NB-UVB 如何联合系统药物治疗银屑病

NB-UVB 光疗可与其他系统药物联合治疗,以优化银屑病患者的治疗。

NB-UVB 与甲氨蝶呤联用:NB-UVB 光疗联合甲氨蝶呤可减少银屑病皮损清除所需甲氨蝶呤及 NB-UVB 的累积剂量。NB-UVB 光疗前 3~4 周先系统使用甲氨蝶呤,随后两者联合使用至皮损清除后甲氨蝶呤逐渐停用,但 NB-UVB 仍需维持治疗一段时间。为了减少银屑病皮损复发,应注意缓慢减少甲氨蝶呤用量,而非突然停用。有肾病、肝病、长期饮酒者应慎用或禁用该联合疗法。由于理论上该联合方案可能增加光致癌性,故实际应用时疗程应尽量缩短。

NB-UVB 与维 A 酸类药物联用:UVB 光疗与阿维 A 等维 A 酸类药物联合使用被称为 ReUVB,适用于中重度斑块型银屑病患者、单药治疗无效患者,该疗法在临床上应用比较广泛。联合治疗可同时降低两者的累积剂量及 NB-UVB 治疗频率。光疗前口服低剂量阿维 A [0.3~0.5mg/(kg·d)]2 周,接着进入联合治疗期。NB-UVB 光疗方案可依据治疗前测定的最小红斑量决定初始剂量,并依据治疗后患者的红斑反应制定相应的递增剂量。若使用皮肤分型方案,因考虑到阿维 A 可通过使表皮变薄而增加光敏性,故光疗初始剂量应减少 30%。皮损清除后,NB-UVB 及阿维 A 的剂量均逐渐减量。阿维 A 与光疗亦可用于掌跖脓疱型银屑病及脓疱型银屑病,但慎用于育龄期女性,若使用应避孕 2 年。

NB-UVB 与生物制剂联用:两者联合使用可增加疗效,减少光疗累及剂量,且两者的不良反应无增加。已有研究显示,TNF-α 抑制剂联合 NB-UVB 可提高皮损清除率,而不增加不良反应。依那西普(25~50mg,每周 2 次)联合 NB-UVB(每周 3 次)可获得更快的治疗反应。阿达木单抗(初始 80mg,随后 40mg,每 2 周 1 次)联合 NB-UVB 同样可促进银屑病的好转。值得注意的是,理论上 NB-UVB 与生物制剂长期联用可能增加癌症风险,但目前无明确证据,需进一步的探讨。

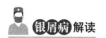

## 200. NB-UVB 如何联合局部外用药物治疗银屑病

局部治疗通常是皮损数目较少的银屑病患者的首选治疗方案,NB-UVB 联合局部用药可提高疗效,减少 NB-UVB 累及剂量,进而可减少长期治疗带来的副作用。常用的联合治疗的局部外用药物包括:润肤剂、糖皮质激素、维 A 酸类药物、卡泊三醇等。

使用润肤剂可改变银屑病斑块的光学特性并增加紫外线穿透、减少反射。应用矿物油及甘油可增加紫外线的传输。若银屑病斑块外覆明显鳞屑时,可在 NB-UVB 光疗前应用矿物油,但不主张使用软膏及厚层乳膏。

研究显示,NB-UVB 联合局部外用糖皮质激素可增加疗效。但也有研究显示两者联合可能导致较高的复发率。此外考虑到外用糖皮质激素相关的副作用,建议银屑病 NB-UVB 光疗时最好避免外用糖皮质激素。

外用他扎罗汀联合 NB-UVB 光疗可有效清除银屑病斑块,缩短光疗疗程,减少 UVB 累积剂量。每周 3 次外用他扎罗汀可促使角质层变薄,增加紫外线的穿透性及诱发红斑的敏感性。在已接受光疗的患者,加用他扎罗汀后紫外线照射剂量应适当降低。常见不良反应为维 A 酸导致的轻度刺激。

研究显示 NB-UVB 联合局部外用卡泊三醇可提高疗效,它与光疗联合使用治疗银屑病可以缩短光疗起效的时间、减少光疗次数和副作用。研究发现,一周照光两次加上卡泊三醇软膏每天外用两次,与一周照光 3 次疗效相当。另有研究显示应用卡泊三醇软膏可增加紫外线的最小红斑量,故临床上若患者同时使用卡泊三醇与 NB-UVB 光疗,建议在光疗前 2 小时或光疗后 2 小时使用卡泊三醇。因为照光前 2 小时内使用卡泊三醇软膏会影响光疗效果,而照光后短期内皮肤处于敏感状态,卡泊三醇软膏有一定的刺激性,此时使用可加重刺激反应。

焦油或蒽林可降低紫外线的穿透性,应在光疗前完全擦除。水杨酸可吸收 UVB,故不主张光疗期间联合使用水杨酸。

**201. NB-UVB 如何联合中药药浴治疗银屑病**

中药药浴是在中医理论指导下,选用中草药加工制成浴液,通过熏蒸洗浴体表使药物经皮吸收,具有发汗解表、活血通络、清热解毒、散风祛湿止痒、养血润肤止痒、祛腐生肌等功效,从而达到治疗疾病的目的。

中药药浴联合 NB-UVB 照射治疗寻常性银屑病,有效率好于单用 NB-UVB 照射治疗。有学者以丹参、当归、夏枯草、地肤子、白鲜皮、黄柏、大青叶、土茯苓等 10 余味中草药,每味取 30g,煎煮两次共滤出中药煎液 5L,以 1 : 10 温水(水温 35~40℃)稀释,泡浴 30 分钟后擦干全身,即刻进行 NB-UVB 照射(常规 NB-UVB 方案),结果显示,联合治疗的疗效显著优于单用中药药浴或 NB-UVB 光疗。此外,NB-UVB 联合中药药浴可降低其副作用,缩短疗程。在另一项研究中,使用 NB-UVB 光疗期间每天药浴(浸浴)1 次,每次 20~30 分钟,结果显示 NB-UVB 联合中药药浴在提高疗效同时还可改善患者生活质量。

中药药浴联合 NB-UVB 照射治疗寻常性银屑病安全、有效,但值得注意的是,临床中药浴应遵循个体化原则,根据患者具体情况,辨证使用不同配方的中药浴。药浴前应少量饮食,避免过饿过饱,身体乏力;出浴时应慢慢站起来,以避免低血压所致眩晕;有高血压、冠心病等心脏疾病的患者不建议药浴。

 **202. NB-UVB 长期照射会导致皮肤癌吗**

很多人担心,长期光疗会不会得肿瘤?其实,临床上所有疾病的任何治疗都是有副作用的,光疗也不例外。但是不同的光照射,副作用也不一样,比如 PUVA 治疗,在国际上已经发现长期应用会升高皮肤癌的发生率,但 PUVA 致皮肤癌的危险性与治疗的次数以及终生累积的 UVA 量有关,因此并不是说接受 PUVA 治疗就一定会得皮肤癌,低剂量的 PUVA 一般不会明显增加得皮肤癌的机会。

宽谱 UVB 照射诱发皮肤癌需要非常大的剂量,远高于银屑病患者接受正

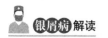

常治疗所需的照射剂量,因此 UVB 光疗致癌的病例非常少,罕见的并发癌变病例也是发生在皮肤,可以早期发现早期治疗。Jean Lee Lim 等的研究显示,UVB 累计治疗次数≥300 次与皮肤鳞状细胞癌和基底细胞癌有一定相关性,不增加非黑素皮肤瘤风险。

因为 NB-UVB 治疗应用于临床的时间还相对较短,关于其致癌性问题备受关注。NB-UVB 治疗银屑病起效快、疗程短,在达到相同疗效的情况下,NB-UVB 的累积剂量仅相当于宽谱 UVB 的 1/3 左右,所以应用 NB-UVB 治疗银屑病引起肿瘤的危险比宽谱 UVB 小。目前没有研究显示 NB-UVB 会增加皮肤癌风险。一项跟踪 3867 例光疗患者的研究显示,接受 NB-UVB 治疗的患者中,352 例治疗达到 100 次,平均随访 5.5 年,没有发现基底细胞癌、鳞状细胞癌或恶性黑素瘤的明显增加。因此,NB-UVB 治疗是一种相对安全的光疗手段,但临床应用时仍需注意优化治疗方案,尽量减少累积剂量。

*孙良丹*　安徽医科大学第一附属医院

## 203. 什么是家庭光疗

众所周知,光疗是治疗皮肤疾病的重要手段。那么何谓光疗? 根据字面不难理解,所谓光疗,就是利用光来进行治疗。在临床上,我们常常使用人工光源进行照射从而达到治疗目的。皮肤中存在着内源性色基,对光线进行吸收,并产生一系列的光化学反应,导致机体出现光生物学改变,最终产生治疗作用。

追溯历史,几千年前,人们就开始用太阳光照射来治疗多种疾病。近代,Niels Finsen 应用碳精电弧灯光疗治疗寻常狼疮,这是应用人工光源治疗皮肤病的最早纪录。在皮肤科,紫外线光疗法是银屑病、白癜风、特应性皮炎、慢性湿疹等常见病的基础疗法之一。随着临床研究的不断深入,紫外线光疗法在多形性日光疹、慢性光化性皮炎、光线性痒疹等光照性皮肤病、硬皮病、蕈样肉芽肿、副银屑病、瘙痒症、斑秃、扁平苔藓、掌跖脓疱病、移植物抗宿主病等疾病的治疗中都取得了一定疗效,其适应证将会不断有所扩展。

在银屑病的治疗方面,使用人工光源治疗已经有 90 余年的历史:1925 年 Coeckerman 引入外用粗制煤焦油后进行 UV 照射治疗银屑病,取得了很好的疗效,这成为现代光治疗学的开端。最初,进行光疗都需要在医生的指导下,在医院里进行。但是随着时代的发展,工作及生活节奏愈加快速,频繁地出入医院进行治疗在时间上很难实现,因而自 2010 年起,以 NB-UVB 为主推疗法的家庭光疗概念也在全球范围内普及推广。那么何谓家庭光疗呢? 从字面上不难理解,就是指患者在家中自行使用专业家庭光疗产品进行治疗的光疗方式,但是有一点依然不能忽视,就是必须在医生指导下进行。

## 204. 家庭光疗的优点是什么

皮肤是人体的第一道防线,同时也是一个人外在美的重要组成部分,相信大部分皮肤病的患者都有这样的体会,觉得自己皮肤不好,不想被别人看见,只想躲在家里。尤其是对于银屑病、白癜风的患者,常常因为自身皮肤疾病觉得自卑,难以见人。那么对于这一类患者而言,频繁地出入医院治疗,不仅仅需要大量的时间,影响工作及生活,同时还会产生严重的心理压力。因而家庭光疗的产生,给这些患者带来了福音。

与传统的在医疗机构进行光疗相比,家庭光疗有以下优势:①家中治疗能让患者免于反复奔波,而且治疗时间较为灵活,较易坚持治疗;②家庭环境较为舒适自如,在家中治疗比较受部分患者尤其女性患者的欢迎,对于患者的心理有一定的舒缓作用。家庭光疗的发展,使得皮肤病患者在家也能轻松享受专业的光疗。自己在家中治疗,减少了多次往返医院的麻烦,尤其对于工作学习、生活或身体不便或不能按时来门诊治疗的患者,或正在医院治疗但局部需要强化治疗的患者,以及皮损面积较小、不适宜大面积辐照者,更加优化了其治疗方式。此外,银屑病、白癜风等慢性皮肤病往往迁延难愈、反复发作、疗程较长;从长期成本考虑,家庭光疗的总体费用较为低廉,对于价格敏感的患者易于接受。

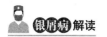

目前,家庭光疗的有效性与安全性已得到反复验证。Kay-Anne H. 及 Jean-Pierre D. 等于 2006 年展开家庭光疗研究,发现如果接受恰当的指导、培训和随诊,NB-UVB 家庭疗法与医院内光疗同样有效、安全。家庭光疗为不方便到医院治疗的患者节省时间和避免往返于医院给工作和生活带来的不便。所有接受家庭光疗的患者对治疗都满意,并乐于向病友推荐。Koek MB 于 2009 年进行了大规模随机对照研究,证实:家庭光疗的疗效与门诊光疗相当。该研究比较了银屑病患者家庭光疗和门诊光疗的疗效,两组人群中 PSAI 和 SAPASI 下降率无显著差别,即家庭光疗和门诊光疗对银屑病患者生活质量的提高是一致的。多项研究证实,家庭光疗具备患者依从性高、疗效好、不良反应发生少等优点。因而目前家庭光疗的概念正在被积极推广,相信未来很多患者都可以实现家庭光疗,更加便利、高效地治疗自己的疾病。

## 205. 在家里进行 NB-UVB 治疗需要注意些什么

那么家庭光疗应该如何科学操作呢? 相信很多患者都想知道,既然是家庭光疗,是不是购买了相应机器就可以在家治疗,再也不用进出医院见医生了呢? 答案当然是否定的。我们反复强调医生指导的重要性,为确保家庭光疗的疗效和安全,医生仍是家庭光疗中最重要的一环,医生需要对患者进行基础光疗教育,告知其注意事项,并安排患者定期复诊,以便检测疗效并调整治疗方案。患者主要负责完成光疗治疗中那些简单明确、可重复执行的操作。至于家庭光疗的设备,无论是患者自行购买还是由医生推荐,或是租赁设备,必须确保患者所使用的家庭光疗产品安全、有效,通过国家对家用医疗器械的资质审核,以确保治疗效果,降低安全风险和政策风险。最后,在家庭光疗后,一旦出现不适,需及时就诊。只有这样,才能在家庭治疗之余,保障治疗的安全和有效性。

目前市面上可购买的家庭光疗仪器主要有以下几种:

(1) 小型手持式产品:小型家用光疗仪是目前市场上最常见的家用光疗产品,使用方式为手持使用。此类产品辐照积小(最大可达到约 2 个手掌的辐照面积),因此较适用于局部治疗,如皮损面积较小或较为分散的患者,亦常用于患者在医院大型光疗设备完成主要光疗进程后,在家中对局部患处进行强化治疗。配合合适的附件,手持类产品可对特殊的患病部位如头皮,或是大型光疗设备不易照射到的死角部位的治疗。该类产品体量较小,因此具有较高便携性,可满足经常外出患者的治疗需求。

(2) 半身/全身式光疗仪:目前市场上半身/全身型的家用光疗设备尚不多见,其主要原因为:此类设备价格相对较高,对患者的经济基础要求较高;各国对大型设备置于家用均有较为严格的审批与监管过程,仅有少量仪器通过了审核,故而市面上产品较少。家用型设备的使用方法与门诊所用半身/全身设备类似,适用于皮损面积较大的患者。患者可取站姿或坐姿,完成身体平坦部位如胸腹部、臀背部的治疗。但此类产品设备对身体非平坦部位(如大腿内侧)的治疗通常需小型设备加以辅助。该类产品对空间要求较大,进行治疗时,除患者和参与治疗者需做常规防光保护之外,亦须提醒其他家庭成员回避治疗区域。场地方面,通常要求患者家庭中有专门的光疗空间,或在治疗时以挂帘、屏风等方式加以隔离。

## 206. 什么是光化学疗法(PUVA)

光疗,从广义上来说,指以日光或以特定波长的光为光源来做治疗,涉及的疾病包括皮肤病、内脏疾病、精神疾病等领域。而从狭义上说,光疗则特指以人造紫外光为光源来治疗皮肤病,目前已验证有效并形成成熟疗法的疾病包括银屑病、白癜风、湿疹、荨麻疹、蕈样肉芽肿、硬皮病等。现代光疗已有逾百年的历史,已作为皮肤科常规治疗手段,在国内外被皮肤科医生和患者熟知和接受,是银屑病、白癜风等慢性皮肤病患者的一线基础疗法。与药物疗法相比,光疗更加安全、有效,而不良反应轻微。

紫外线光疗法在光疗中最为常见。紫外线光疗法包括光疗和光化学疗法(PUVA)两种。最初,光疗主要由宽谱 UVB,UVA 疗法以及 UVB 与 UVA 联合疗法组成。80 年代中期窄谱 UVB(NB-UVB,311~313nm)疗法的引入为光

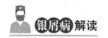

疗带来了巨大进步。PUVA 是补骨脂素和 UVA 照射相结合的光疗方法。患者先外用或口服一定剂量的补骨脂素,间隔固定的一段时间后用 UVA 照射。PUVA 分为口服、外用以及浴疗三种方式,后两者无系统光敏反应,可以避免诸多不良反应的发生,近几年逐渐引起关注。临床常用的补骨脂素主要有:8- 甲氧沙林(8-MOP)、5- 甲基补骨脂(5-MOP)、3- 甲基补骨脂(TMP),光敏性由强到弱依次是:8-MOP、5-MOP、TMP,国内最常用 8-MOP。UVA 波长范围为 320~400nm,临床常用峰值为 365nm。自 1974 年 Parrish 首次报告应用 PUVA 治疗银屑病以来,此种疗法便迅速遍及世界。PUVA 主要治疗中重度银屑病,包括泛发性斑块状、掌跖脓疱性银屑病。此外,大量的临床实践证明,PUVA 不仅对银屑病有较好的疗效,而且对某些难以治疗的皮肤病亦有较好疗效。

## 207. PUVA 的疗效与 NB-UVB 有差别吗

20 世纪 70 年代,Fiseher 等对不同波长紫外线对银屑病的治疗效果进行了比较,证实 313nm 的紫外线治疗银屑病具有最佳疗效。20 世纪 80 年代初,Philips 公司研制出可发出波长为 311nm ± 2nm 波段的 NB-UVB 的 TL01 型荧光灯管。1984 年,这种灯管被送到欧洲多个光皮肤病中心进行临床验证,结果显示与传统的宽谱 UVB 相比,NB-UVB 对银屑病有非常显著的疗效。

相信很多患者都会有这样的疑问,PUVA 和 NB-UVB 到底哪个效果更好呢? NB-UVB 光疗较宽谱 UVB 清除银屑病皮疹更快且缓解期更长,其疗效与 PUVA 相当,且引起皮肤癌的几率较低,但不及 PUVA 治疗后缓解期长。迄今随着对 NB-UVB 光生物学基础和临床研究的不断深入,NB-UVB 已经作为银屑病的首选基础疗法,是全球应用最广泛的银屑病光疗方案,NB-UVB 治疗失败可选择 PUVA 治疗。NU-UVB 光疗优势较突出,具有疗效好、副作用小、易于操作、价格适中、适用范围广等优点,孕妇和儿童患者也可以使用,与其他方法联合可取得更佳的疗效。因而在光疗种类的选择上,需结合多个方面,如疾病种类、患者类型、经济条件等,从而进行更科学的选择。

## *208.* PUVA 适合什么样的银屑病

在皮肤科,紫外线光疗法是银屑病、白癜风、特应性皮炎、慢性湿疹等常见病的基础疗法之一。随着临床研究的不断深入,紫外线光疗法在多形性日光疹、慢性光化性皮炎、光线性痒疹等光照性皮肤病、硬皮病、蕈样肉芽肿、副银屑病、瘙痒症、斑秃、扁平苔藓、掌跖脓疱病、移植物抗宿主病等疾病的治疗中都取得了一定疗效,其适应证将会不断有所扩展。

在银屑病方面,根据银屑病不同的临床表现,可将其分为寻常型、关节病型、红皮病型、脓疱型。一般而言,进展期的红皮病型及脓疱型银屑病,光疗会加重病情;仅表现为关节不适的关节型银屑病光疗后关节症状并不能好转,所以也不适合光疗。

那么究竟什么样的银屑病可以选择 PUVA 治疗呢? 临床发现,PUVA 一般用于那些对其他疗法耐受的中到重度银屑病患者,稳定的斑块状银屑病,点滴型银屑病以及掌跖脓疱病尤其适宜于 PUVA 治疗。特殊的 UVA 装置可用于治疗手掌和足底以及其他身体局限部位的皮损。自从 1982 年得到联邦食品与药品管理局(FDA)的临床验证以后,PUVA 已经成为难治性银屑病的重要治疗手段。大约三分之一的美国皮肤科医生提供 PUVA 治疗,对于许多患者,PUVA 已经成为他们控制银屑病的首选有效疗法。对于红皮病型、脓疱型银屑病及关节型银屑病,则应该在医生的指导下进行综合治理,控制病情后再根据皮损情况评估是否适宜光疗。

 ## *209.* PUVA 有哪些不良反应? 怎样防治

虽然相较于其他治疗,光疗较为安全,但是仍可能出现一些不良反应。短期不良反应为红斑,干性皮肤可能会出现皮肤瘙痒,偶见水疱,甚至可能引起单纯疱疹的反复发作。适当减少照射剂量、延长治疗间隔时间或者暂停治疗,症状会很快缓解。在医生指导下,外用或口服非甾体抗炎药或糖皮质激素会进

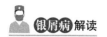

一步缩短症状消除时间。皮损消退后,照射部位可能会出现暂时性色素沉着,3~6个月后色沉会逐渐消退。长期反复治疗后,照射部位可能会出现光老化。

对于PUVA治疗的患者,有几点尤其值得注意:长期应用PUVA可致皮肤老化、色素沉着和皮肤癌;有增加白内障的危险性。因此导致PUVA在临床使用的范围正逐渐减小。虽然如此,PUVA仍适用于那些其他光疗控制不佳的难治性银屑病患者。对于口服光敏剂的患者而言,除了口服光敏剂后可能出现恶心、呕吐及头晕外,皮肤色素沉着、红斑反应、皮肤瘙痒等不良反应也较为明显,同时长期照射发生白内障的风险及致癌性较其他紫外线疗法明显。为了减少上述不良反应,临床上多采用以外涂光敏剂,或者光敏剂药浴后再进行UVA照射,以降低不良反应的发生。

皮肤干燥及瘙痒是各型光疗的常见不良反应,为减少光疗后的皮肤干燥和瘙痒应注意以下事项:①光疗后应用润肤霜,光疗期间进行皮肤保湿护理;②做好光防护措施,外出时,正常皮肤可用衣物适当遮盖,或者使用防光剂等;③搔抓易致病灶部位继发细菌、真菌等感染,加重病情,瘙痒剧烈时可考虑局部轻轻拍打或冷敷,避免搔抓或者热水烫洗,清洁时,应使用温水清洗,并尽量避免使用碱性太大的香皂和刺激性强的沐浴液;④当瘙痒剧烈难以缓解时,应该由医生判断是否能够继续光疗。

## 210. 哪些人不宜用光疗和PUVA

与其他治疗相比,包括PUVA在内的光疗都具有不良反应较小的特点。但是,并不是说所有的皮肤疾病患者都可以使用光疗。以NB-UVB为例,NB-UVB可用于肝肾功能衰竭或HIV阳性患者,用于妊娠期或哺乳期女性同样安全。尽管在儿童中安全,但接受治疗的儿童应遵循下列原则:避免接触灯源、光疗治疗仓中站着不动、始终戴好护目镜等。

对于照射紫外线可加重病情的患者不应采用包括PUVA在内的一切紫外线治疗,如着色性干皮病、卟啉病、皮肌炎、红斑狼疮、Bloom综合征、恶性黑素瘤、牛痘样水疱病等。对于夏季加重的银屑病患者、外用光敏感性物质者、服用光敏类药物者(维甲酸类药物、抗生素类的喹诺酮、灰黄霉素、四环素等)、服用光敏食物者(泥螺、芹菜、灰菜、香椿等),需谨慎选择起始及递增剂量。此外,若患者不能配合光疗,比如不能在光疗舱内站立停留的患者、年老体弱在光疗舱中待不住的患者、有幽闭恐惧症的患者等特殊体质患者,医生要具体情况具体分析。所以,在实施光疗前,必须接受医生的系统评估,以保障其安全及有效性。

## 211. 308nm 准分子光／激光主要治疗什么类型的银屑病

近年来,随着光疗的普及及开展,308nm 准分子激光也越来越普遍地应用于银屑病的治疗当中。临床上经常能听到患者这样的问题:医生,能选择的光疗这么多,308 又是什么? 什么时候应该用到 308 呢? 让我们首先来了解一下紫外线。

按照波长,紫外线可分为短波紫外线(UVC,200~290nm)、中波紫外线(UVB,290~320nm)和长波紫外线(UVA,320~400nm)。其中 UVA 又再分为 UVA I (340~400nm)和 UVA II (320~340nm)。波长越长,紫外线在皮肤中的穿透深度越深。1981 年 Parrish 和 Jaenicke 实验发现波长在 300~313nm 之间的 UVB (中波紫外线)治疗银屑病最有效,建立在此理论基础上的窄谱 UVB(NB-UVB,311nm)疗法治疗银屑病取得了比传统疗法更为优越的疗效。

严格来说,308 准分子激光依然属于 NB-UVB 的范畴,1997 年 Bonis 在治疗银屑病的过程中发现 308nm 准分子激光比 NB-UVB 更为有效,表明该激光比 NB-UVB 更优越。传统的 NB-UVB 治疗银屑病存在治疗次数多、成本高,还存在正常皮肤受暴露的缺点。而且,银屑病斑块相对于正常皮肤对紫外线耐受更强。308nm 准分子激光则不同,其照射范围更精准,仅累计皮损局部,同时不仅在一定程度上降低光疗的不良反应(包括光老化、表皮恶性肿瘤的危险性),还可产生高能量的 UVB 用于治疗。因此,更适合局限的慢性斑块型银屑病及掌跖脓疱病。

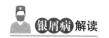

## 212. 如何应用 308nm 准分子光 / 激光治疗银屑病

308nm 准分子激光是近几年兴起的,相对于 NB-UVB 而言,治疗直接针对银屑病皮损,不影响正常皮肤,治疗次数和累积照射剂量更少。对于慢性斑块型银屑病,在进行 308nm 准分子激光前,通常临床上先测定最小红斑量(MED)。MED 是以一定剂量照射正常皮皮肤,24 小时后在照射部位出现红斑反应的最小剂量。一般起始剂量为 3MED,根据每 2 周进行的 PASI 评分及患者主诉(疼痛、水疱等)相应改变剂量。有学者主张根据有无水疱、斑块厚薄及色素出现或色素沉着减少、增加或维持 1 个 MED。通常,当皮损厚度<300nm 时,使用的剂量为 400mJ/cm²、500mJ/cm²、600mJ/cm²、700mJ/cm²,厚度>300nm 时,则为 700mJ/cm²、900mJ/cm²、1000mJ/cm²、1200mJ/cm²、1400mJ/cm²。在患者皮损达 75% 的清除率后,治疗的维持非常重要。

和其他类型的光疗一样,在治疗前、中、后都有几点需要注意。在进行光疗前,患者需要告知光疗医生自己正在服用、外用的药物和使用的化妆品,以免由于上述原因引起光过度反应,并且向医生咨询疗程安排情况、注意事项和填写知情同意书。对于银屑病患者,在进行紫外线光疗前,先沐浴,以尽量减少表皮的鳞屑。在光疗过程中,患者应避免光源直射双眼,由于紫外线肉眼不可见,患者必须佩戴紫外线光疗护目镜。护目镜须由专业厂家生产,具有国家食品与药品监督局颁发的生产许可证,以确保防护效果。为保证安全、卫生,建议患者自备专业护目镜单独使用。此外,由于光疗的致黑作用,在紫外线光疗照射过程中,尽量做到对正常皮肤的保护。而在光疗结束后,依然不能放松警惕,紫外线光疗照射结束后,请避免照射部位接受日晒或其他人工光源的照射。紫外线光疗照射结束后的 8~48 小时,照射部位可能出现轻微红斑、瘙痒,此为治疗后的反应,请不必担心。但是,如果照射部位如出现明显红斑、灼痛及小水疱,患者需及时告知主管医师,由医生进行处理并调整光疗疗程和照射剂量。

## 213. 温泉浴为什么对银屑病有益

温泉是天然泉水的一种,从地下自然涌出,泉口温度显著高于当地年平均气温,并含有对人体健康有益的微量元素的矿物质。现在也有很多人在海拔600~2000m处人工打井,用深水水泵抽取地下水,该处的地下水富含多种有益矿物质,水温一般在20℃以上,称为温泉井。由于各地所处的气候、纬度及海拔高程之不同,温泉的温度下限很难统一。中国医疗矿泉专家陈炎冰在《矿泉与疗养》一书中认为,温泉一般含有多种活性作用的微量元素,有一定的矿化度,泉水温度常高于30℃以上。温矿泉对以下疾病具有医疗作用:肥胖症、运动系统疾病(如创伤、慢性风湿性关节炎等)、神经系统疾病(神经损伤、神经炎等)、早期轻度心血管系统疾病、痛风、皮肤病等。

泡温泉是时下非常流行的养生活动,温泉中丰富的矿物质元素和浮游离子,通过皮肤的吸收渗透,对人体的健康确有诸多好处。很多银屑病的患者也觉得泡温泉之后皮疹好转了,那么温泉对银屑病到底有哪些改善作用呢?银屑病可分为寻常型、关节病型、红皮病型、脓疱型。对于脓疱型及红皮病型银屑病,温度较高的温泉洗浴可能会加重病情。我们在临床上发现,泡温泉后病情好转的主要是寻常型银屑病及关节病型银屑病。温泉水改善银屑病,其具体作用机制包括以下几点:其一,可有效地将皮损鳞屑去除,软化角质;其二,温热作用下,皮肤毛细血管得以扩张,加快血流速度,对快速消除沉积在患者皮肤表面的免疫复合物具有非常重要的作用,同时对于关节不适有一定的缓解作用;其三,温泉水之中的离子对皮肤血液循环具有重要作用,可有效改善组织代谢情况。因而,稳定期的银屑病患者可以采取泡温泉的形式改善银屑病。

## 214. 药浴为什么对银屑病有益

药浴对人体具有独到功效,自古以来一直受到医学界重视。从清代开始,药浴就作为一种防病治病的有效方法受到历代中医的推崇。我国最早的医方

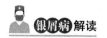
《五十二病方》中就有治婴儿癫痫的药浴方。《礼记》中讲"头有疮则沐,身有疡则浴",《黄帝内经》中有"其受外邪者,渍形以为汗"的记载。药浴的历史源远流长,奠基于秦代,发展于汉唐,充实于宋明,成熟于清代。晋、南北、隋唐时期,临床医学发展迅速,药浴被广泛地应用到临床各科。

在中医方面,药浴法是外治法之一,即用药液或含有药液水洗浴全身或局部的一种方法。其形式多种多样:全身浴分为"泡浴"和"淋洗浴",俗称"药水澡";局部洗浴的又有"烫洗""熏洗""坐浴""足浴"等之称,尤其烫洗最为常用。药浴用药与内服药一样,亦需遵循处方原则,辨病辨证,谨慎选药,同时根据各自的体质、时间、地点、病情等因素,选用不同的方药,各司其属。煎药和洗浴的具体方法也有讲究:将药物粉碎后用纱布包好(或直接把药物放在锅内加水煎取亦可)。制作时,加清水适量,浸泡 20 分钟,然后再煮 30 分钟,将药液倒进浴盆内,待温度适度时即可洗浴。洗浴的方法有先熏后浴之熏洗法,也有边擦边浴之擦浴法。

银屑病的治疗强调综合治疗。除了外用、口服药物治疗及光疗外,药浴治疗也是银屑病治疗的重要组成部分。根据实施药浴的方式不同,主要可分为浸浴、气雾浴和擦浴三种,在银屑病的治疗方面,主要采取浸浴的方式。药浴相当于全身性的银屑病外用药治疗疗法。在药浴的过程中,不仅全身皮损都得到了药物治疗,还可以软化角质,去除银屑病的鳞屑,使外用药物得到更好地吸收,配合光疗则可以提高紫外线穿透力,从而提高银屑病的治疗疗效。此外,浸浴过程中,皮肤毛细血管得以扩张,从而加快血流速度,对快速消除沉积在患者皮肤表面的免疫复合物具有非常重要的作用,同时对于关节不适也有一定的缓解作用。

## 215. 银屑病药浴一般使用哪些药物

药浴作用机制概言之,就是药物作用于全身肌表、局部、患处,并经吸收,循行经络血脉,内达脏腑,由表及里,因而产生效应。药浴洗浴,可起到疏通经络、活血化瘀、祛风散寒、清热解毒、消肿止痛、调整阴阳、协调脏腑、通行气血、濡养全身等养生功效。现代药理也证实,药浴后能提高血液中某些免疫球蛋白的含量,增强肌肤的弹性和活力。

中医角度认为,银屑病多因情志不调、饮食不洁、脾胃失调而发病,可因久病多虚、气血凝滞、血虚风燥而反复加重。对于银屑病(血瘀证)而言,病因病机虽较复杂,但气血失调、营血亏损、血热内蕴、化燥生风及肌肤失养可看作其基本病机。在分型上,中医辨证分为风热血燥、血虚风燥及瘀滞肌肤三型。因而在药浴药物的选择上,多针对以上病因进行选择。如苦参、花椒、生柏叶、野菊花、土茯苓、透骨草、生地黄等。我国西藏、青海、四川等地的一些藏医,在进行银屑病药浴配制时,也选用藏药圆柏刺、水柏枝、黄花杜鹃、白野蒿等药物进行治疗。

## 216. 银屑病患者如何进行药浴

进行药浴前需正规医院面诊,确定是否适合药浴,有无不适合药物的合并症以及确定药浴的方剂,切勿盲目自行择药。此外,中度以上高低血压病史、心脏功能不良者慎用。有严重哮喘病者应避免使用或遵医嘱。皮肤有较大面积创口时应慎用。孕妇及女士月经期间避免使用。具有严重过敏史的患者也应慎用。

初浴时,水位宜在心脏以下,约 3~5 分钟身体适应后,再慢慢泡至肩位;洗浴时间不可太长,尤其是全身热水浴。由于汗出过多,体液丢失量大;皮肤血管充分扩张,体表血液量增多,造成头部缺血而发生眩晕或晕厥。如一旦发生晕厥,应及时扶出浴盆,平卧在休息室床上,同时给患者喝些白开水或糖水,补充体液与能量。或用冷水洗脚,使下肢血管收缩,头部供血充足。进行药浴时,室温宜在22℃以上,局部药浴时,应注意全身保暖,夏季应避风,预防感冒。饭前、饭后半小内不宜进行全身药浴。饭前药浴,由于肠胃空虚,洗浴时出汗过多,易造成虚脱。饭后立即药浴,可造成胃肠或内脏血液减少,血液趋向体表,不利消化,可引起胃肠不适,甚至恶心呕吐。临睡前不宜进行全身热水药浴,以免兴奋后影响睡眠。调节好浴液温度,药液水温 41~46℃,每次浸洗 20~30 分钟,每日一次。建议患者于医院内药浴,避免不良事件的发生。如进行药浴后感到不适或皮肤异常,应当及时于医院就诊。

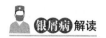

## 217. 海水浴治疗银屑病有什么作用

如今,海滨浴场随处可见,人们在逍遥嬉水、充分放松之余,尽情体味与海水共舞、与海水共乐的无穷乐趣,同时也更有意识地接受融保健、医疗为一体的健身法——海水浴。因海水中含有大量的氯化钠、氯化镁、溴化钾、硫化镁等无机盐和微量元素,有益于皮肤病的防治。实践表明,海水浴对过敏性皮炎、日光皮炎、神经性皮炎、银屑病、湿疹、痱子等皮肤病都有一定的疗效。

在海水浴的过程中,由于海水的浮力和静水压力,可以起到按摩、消肿、止痛的功效,同时还能促进血液循环并使血管舒张,起到降压作用。海水的温度对机体的刺激作用如同冷水浴,海水中的多种盐类可刺激皮肤使毛细血管轻度充血,促进循环和代谢,海水的压力、冲击力、阻力等机械作用可提高心肺功能。另外,碧海辽阔的自然景观,潮润清新的海洋气候,日光照射,海风吹拂,令人心旷神怡。海水浴的综合效能对身心的影响作用是室内浴所不可取代的。

海水浴的时间一般在每年 7~9 月份,每次 20~60 分钟,以不感觉疲劳为宜。浴前要充分活动肢体,浴后要用淡水冲洗身体。重度动脉硬化、高血压、脑血管意外、活动性结核、肝硬化、肾炎及妇女月经期均不宜海水浴。

海水浴对银屑病的改善机制与温泉浴相似,但是无论是温泉浴或是海水浴,都仅仅是银屑病治疗中的辅助手段。当患上银屑病后,还是应该到正规医院进行综合治疗,以免延误或加重病情。

# (四) 传统系统药物治疗

**丁杨峰** 上海市皮肤病医院

## 218. 什么样的银屑病需要系统治疗

银屑病是一种慢性反复发作的皮肤病,治疗困难,给广大患者带来很大困

扰。实际上并不是所有的银屑病患者都需要口服药物治疗,那么究竟哪些患者才需要系统治疗,我们做下简单介绍:

(1) 银屑病通常分为寻常型、关节型、脓疱型及红皮病型四种类型,其中寻常型占90%,其他类型多由寻常型在治疗不当时转变而来。关节型银屑病是指除了皮疹外,还有关节病变,任何关节都可受累,表现为关节肿胀和疼痛,活动受影响,严重时会出现关节变形。红皮病型银屑病表现为全身皮肤发红、浸润肿胀,同时有大量糠状脱屑,可伴有发热、淋巴结肿大等。脓疱型银屑病是在银屑病皮损基础上出现针尖大小的脓疱,根据皮疹的范围不同分为泛发性和局限性。泛发性:常急性发病,皮损可迅速发展至全身,伴有肿胀和疼痛感,常出现寒战和高热,一般1~2周后脓疱干燥结痂,病情可好转,但会反复发作。局限性:皮损只发生在手掌及足底,两边对称。

(2) 银屑病的治疗通常依据病情的轻重会不一样。根据银屑病皮损面积占全身体表面积的大小将银屑病分为:轻度,皮疹面积<3%;中度,皮疹面积为3%~10%;重度,皮疹面积>10%。患者一个手掌大小占全身面积的1%,患者可以根据自己的皮疹范围初步估算自己的严重程度。通常情况下红皮病型银屑病、泛发型脓疱型银屑病、关节型银屑病及中重度皮损范围较大和顽固的银屑病需要系统治疗,而且常采用联合治疗。

## 219. 治疗银屑病应慎用、禁用哪些药物

药物是患者战胜疾病的有力武器,对于银屑病这种易反复发作的皮肤病,在用药上更要做到谨慎,一旦用药不当,就会导致副作用的发生,严重时可加重病情,导致皮损蔓延至其他身体部位,所以最好是严格把握用药标准,下面我们就来说说银屑病患者应小心使用,甚至不能使用哪些药物。

(1) 糖皮质激素类药物:分为口服和外用两种用法,口服这类药物治疗银屑病,短期内症状会明显好转,但是只要一停止用药的话,病情就会反复,并不能起到完全治愈的目的,而且部分患者停药加重后比治疗之前更加严重,还容易引起消化性溃疡、高血压、糖尿病、骨质疏松、低钾血症等不良反应的发生。

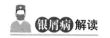

所以一般情况下不能随意使用糖皮质激素类药物口服,必须使用时应在专业医生的指导下规范使用。长期外用激素药膏也会引起以上不良反应,也需在专病医生指导下规范使用。

(2)抗肿瘤药物:现如今治疗重症银屑病的常用药物比如甲氨蝶呤就是此类药,它通过抑制细胞过度生长来达到控制病情的目的,但是服用此类药物后也有一些副作用,如突然停药可引起病情反跳;还有的患者会出现肝肾功能损伤、脱发等情况,严重的甚至可能引起白血病、肝癌等危害生命的疾病。

(3)重金属盐类:有些江湖游医把雄黄、樟丹、汞、砷等有毒的成分掺入所谓的秘方中内服或外用,造成有些患者发生重金属中毒、肿瘤,严重者甚至死亡。

## 220. 治疗银屑病的常用内服药有哪些

(1)甲氨蝶呤:主要用于红皮病型、关节病型、急性泛发型脓疱型银屑病以及皮疹广泛的斑块状银屑病。可以每周1次或分3次口服、肌内注射或静脉输注,一般在用药后4~8周起效。年纪大的人使用该药,需要根据自身情况来决定,进行血液学监测,每周应用1次,24小时后服用叶酸,之后每日1次叶酸口服,在不影响疗效的情况下可降低不良反应。

(2)维A酸类药物:阿维A在治疗斑块型、脓疱型、掌跖型、点滴型、红皮病型银屑病都有效。首选用于治疗泛发性脓疱型银屑病、红皮病型银屑病。

(3)环孢素:对所有类型的银屑病均非常有效,主要用于治疗其他常规治疗疗效不佳的患者,比如病情严重的脓疱型、关节病型、红皮病型及对常规治疗无效的皮损面积大的斑块状银屑病。通常短期应用2~4个月,间隔一段时间后可重复使用,最长可用1~2年。肾毒性是最主要的不良反应,因此要认真监测肾功能。

(4)抗感染药物:细菌、病毒或真菌感染是银屑病发病的重要诱因,通过应用药物控制感染,可以达到治疗银屑病的目的。主要用于伴有感染的点滴状银屑病、寻常型银屑病和一些红皮病型、脓疱型银屑病,可选用相应的抗生素,如青霉素、红霉素、头孢类药物等。

（5）糖皮质激素：应用糖皮质激素容易引起皮疹反跳或诱发红皮病型、脓疱型银屑病。因此一般不用于寻常型银屑病，仅用于难以控制的红皮病型银屑病，急性泛发性脓疱型银屑病，以及银屑病合并急性多发关节病变可造成关节严重损害的患者。

（6）中成药：雷公藤多苷、昆明山海棠，对寻常型、掌跖脓疱型和关节病型银屑病具有可靠疗效。复方青黛胶囊、郁金银屑片、银屑灵等，主要为清热解毒，适用于寻常型银屑病的治疗及其他类型银屑病的辅助治疗。

## 221. 什么是甲氨蝶呤

甲氨蝶呤为一种叶酸还原酶抑制剂，是抗叶酸类的抗肿瘤药，主要通过抑制对二氢叶酸还原酶达到阻碍肿瘤细胞 DNA 的合成，从而抑制肿瘤细胞的生长与繁殖。自从 20 世纪 50 年代上市以来，甲氨蝶呤一直被用于白血病及各种癌症的治疗，直到 1971 年，美国 FDA 批准甲氨蝶呤可用于治疗严重的银屑病。甲氨蝶呤治疗银屑病的作用机制尚不清楚，但普遍认为其能够抑制四氢叶酸的形成，能有效地阻断 DNA 和 RNA 合成，近年来发现它还能抑制炎症因子白介素 -2 的合成和中性粒细胞的趋化性，以及抑制体内增殖的被激活的淋巴样细胞，具有抗炎和抑制免疫反应的作用。其在治疗银屑病时，对皮肤和关节病变均有效，而且对常规治疗无效的患者也非常有效，同时价格又低廉。

甲氨蝶呤虽然治疗效果比较好，但是也有较多的副作用，主要为骨髓抑制，引起贫血、白细胞、红细胞和血小板减少，肝纤维化、肝硬化，其他为恶心、乏力、口腔黏膜糜烂、头痛、脱发、结膜炎、食欲减退、肺纤维化，甚至会引起精子暂时减少和生成缺陷、卵子缺陷等。因此，在使用甲氨蝶呤时，应定期检查血常规、肝肾功能、尿常规及胸片等。甲氨蝶呤的副作用看起来很可怕，但是它其实就像一把双刃剑，看我们如何使用，只要合理规范的使用，仍可以在保证安全的情况下使患者的治疗取得满意效果。

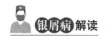 

 **222.** 甲氨蝶呤适合用于什么样的银屑病

我们知道甲氨蝶呤是二氢叶酸还原酶的抑制剂,能够抑制四氢叶酸的形成,能有效地阻断 DNA 和 RNA 合成,抑制肿瘤细胞的生长与繁殖;另外,它还能抑制白介素 -2 的合成和中性粒细胞的趋化性,以及抑制体内增殖的被激活的淋巴样细胞,具有抗炎和抑制免疫免疫反应的作用。由此可见,根据银屑病的发病机制,甲氨蝶呤的药理机制是能起到治疗银屑病的作用的。既然甲氨蝶呤这么有效,那是不是所有类型的银屑病都能用甲氨蝶呤呢? 它主要用于红皮病型、关节病型、急性广泛的脓疱型银屑病以及皮损面积较大的斑块型银屑病。可以每周 1 次或分 3 次口服、肌内注射或静脉输注,一般在用药后 4~8 周起效,16 周后 60% 患者皮疹得到了明显的改善。一般根据起始剂量 2~4 片 / 周用药,随着皮疹的好转,慢慢减量。年纪大的人用药,需要根据自身情况来决定,定期检查血常规、肝肾功能等,每周应用 1 次甲氨蝶呤,24 小时后服用叶酸 1 片,之后每日 1 次,在不影响疗效的情况下可降低不良反应。当然甲氨蝶呤只是最为适用于以上几种类型的银屑病,但并不是只能用于这些类型,临床上对于外用药物、光疗、维甲酸类药物或其他常规治疗无效的银屑病,同样可以用甲氨蝶呤。

**223.** 如何应用甲氨蝶呤

我们之前提到甲氨蝶呤是一种相当有效的治疗银屑病的药物,那对于银屑病患者我们该如何规范地使用甲氨蝶呤呢? 下面我们就来告诉大家银屑病患者需要服用多少甲氨蝶呤,怎么服用,服用期间需要注意些什么,以及病情控制后如何一步步慢慢减量。

(1) 用药前进行评估:包括详细的病史;体格检查;血常规;肝肾功能;甲乙丙型肝炎血清学检查;对有 HIV 感染风险的患者做 HIV 血清学检查;对有肺部疾病病史、症状或体征的患者做胸片检查;对有肝病风险的患者做肝活检检查;对有怀孕可能的女性患者做妊娠试验。

(2) 完善病史及相关检查排除无禁忌后才可以使用甲氨蝶呤。甲氨蝶呤的用药方法为有每周 1 次口服、肌内注射或每周连续给药 3 次(间隔 12 小时)的方法可减少肝纤维化的风险,以后每周以同样的方法给药。开始每周 2~3 片,以后根据病情可逐渐加到每周 6~10 片。一旦疾病得到控制 1~2 个月,甲氨蝶呤可按每 1~2 周 1 片逐渐减量直至达到仍可控制疾病的最小剂量。

(3) 治疗期间定期复查血常规(开始 2 周内每周一次,接下来的一个月内每 2 周一次,以后每月一次)、肝功能(每 1~2 个月一次)、肾功能(每 4~6 月一次)、尿常规及胸片等,如有异常,及时采取对症治疗,必要时甚至停用药物。

## 224. 哪些人不宜用甲氨蝶呤

甲氨蝶呤的副作用主要为骨髓抑制,引起贫血、白细胞、红细胞和血小板减少,肝纤维化、肝硬化,其他为恶心、乏力、口腔黏膜糜烂、头痛、脱发、结膜炎、食欲减退、肺纤维化,甚至会引起精子暂时减少和生成缺陷、卵子缺陷等。既然甲氨蝶呤有以上这些副作用,并不是所有的银屑病患者都能使用甲氨蝶呤,那么到底哪些银屑病患者不适合应用呢? 我们做了如下的总结:其一,掌握好禁忌证。血常规提示白细胞计数减少、血小板减少患者慎用,肝肾功能不全者、慢性感染者及孕妇忌用。因为甲氨蝶呤可能导致胎儿畸形,所以女性患者需停药 3 个月以上方可怀孕。同时又因为该药会通过乳汁分泌,所以哺乳妈妈禁用。其二,应用甲氨蝶呤前和治疗期间要常常做化验检查。在开始治疗前,需要化验乙肝抗原抗体、丙肝抗体、艾滋病抗体,并做妊娠试验,在开始使用甲氨蝶呤前的 3 个月,至少每月化验 1 次血常规、肝肾功能,长期使用时,至少每 3 个月复查一次血常规、肝肾功能。故有显著的肝功能异常、肝炎、肝硬化和肾功能异常的患者不宜使用甲氨蝶呤。其三,严重贫血、白细胞减少、血小板减少、活动性消化道溃疡、活动性感染性疾病、酗酒、免疫缺陷及有其他严重疾病、不能配合治疗的患者等不适宜用甲氨蝶呤。

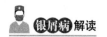

## 225. 甲氨蝶呤有什么不良反应？如何处理

（1）骨髓抑制是甲氨蝶呤常见的严重不良反应：表现为白细胞或血小板降低，甚至全血细胞降低，引起贫血、皮肤黏膜或内脏出血，合并严重感染者甚至危及生命。在治疗期间应密切关注患者血象。当出现血小板降低时，患者应减少活动，防止外力碰撞，减少出血机会等。同时采取控制感染的措施，选用广谱抗生素以防止交叉感染。

（2）黏膜损伤：最多见的为口腔溃疡。应用甲氨蝶呤后，需要加强黏膜护理。预防口腔溃疡，首先要保持口腔清洁；若口腔溃疡已形成，可进行口腔护理；溃疡严重导致不能进食时，可选用2%的利多卡因止痛。

（3）肝脏损害：多数肝功能损害在停药后可恢复正常，处理不及时则造成严重肝细胞损伤且不可逆。要定期检查肝功能，必要时口服保肝药，当肝酶升高高于两倍时则停药。

（4）肾脏损害：肾功能异常、尿常规出现蛋白尿或潜血，应停药至肾功能、尿常规检查恢复正常。

（5）胃肠道反应：胃肠炎、胃溃疡、恶心、呕吐、食欲不佳和腹泻。口服甲氨蝶呤时饭后服用，以减少对胃黏膜的刺激。必要时可以服用胃黏膜保护药。

（6）皮肤损害：具体可表现为瘙痒、风疹块、光敏感、脱色、瘀斑、毛细血管扩张、痤疮和疖病等。

甲氨蝶呤虽然有许多不良反应，但只要规范使用，还是利大于弊的，对于绝大多数患者而言是安全有效的。

## 226. 应用甲氨蝶呤期间需要化验什么项目

甲氨蝶呤的副作用主要为骨髓抑制，引起贫血、白细胞、红细胞和血小板减少；肝肾功能异常、肝纤维化、肝硬化，其他为恶心、乏力、口腔黏膜糜烂、头痛、脱发、结膜炎、食欲减退、肺纤维化，甚至会引起精子暂时减少和生成缺陷、卵子缺陷等。针对这些副作用,应用甲氨蝶呤期间需要化验什么项目来帮助患者监测其副作用呢? 其一,治疗期间需要定期监测血常规(全血细胞计数及分类、血小板计数),白细胞或血小板降低,甚至全血细胞降低,引起贫血、皮肤黏膜或内脏出血,合并严重感染者可危及生命。当出现血小板降低时,患者应减少活动,防止外力碰撞,减少出血机会等。同时采取控制感染的措施,选用广谱抗生素以防止交叉感染。必要时停止使用甲氨蝶呤,让患者血液科进一步积极就诊纠正血象异常。其二,监测肝功能(丙氨酸氨基转移酶、门冬氨酸氨基转移酶、碱性磷酸酶、胆红素、白蛋白),及时采取一些保肝措施,当肝酶升高高于两倍时则停药。其三,肾功能(血清肌酐、血尿素、尿液分析、肌酐清除率)及尿常规,肾功能异常、尿常规出现蛋白尿或潜血,应停药至肾功能、尿常规检查恢复正常,必要时肾内科就诊。

## 227. 甲氨蝶呤治疗期间需要口服叶酸吗? 如何应用

我们知道甲氨蝶呤是二氢叶酸还原酶的竞争性抑制剂,因而能够抑制四氢叶酸的形成,能有效地阻断 DNA 和 RNA 合成,能抑制肿瘤细胞的生长与繁殖,它还能抑制炎症因子如白介素 -2 的合成和中性粒细胞的趋化性,以及抑制体内增殖的被激活的淋巴样细胞,具有抗炎和抑制免疫反应的作用。正是由于以上作用,甲氨蝶呤在银屑病的治疗中取得满意效果,而且价格便宜,因此,一直是大多数中重度银屑病患者的首选药物。只是,令人矛盾的是,甲氨蝶呤又有较多的不良反应,让有些患者不敢使用,以致耽误治疗。其最严重的短期不良反应是骨髓抑制,表现为白细胞或血小板降低,甚至全血细胞降低。最常见的长期的不良反应是肝脏毒性(肝纤维化、肝硬化)。其他包括恶心、乏力、口腔黏膜糜烂、头痛、脱发、结膜炎、食欲减退等。那么有没有什么药物可以减少其不良反应呢? 当然有了,那就是常见的叶酸。叶酸可以减轻甲氨蝶呤引起的胃肠道反应及肝脏损害,因此在甲氨蝶呤治疗期间最好服用叶酸。在服用甲氨蝶呤后第二天用,每天 1 片叶酸,之后每日 1 次,既能减少甲氨蝶呤的副作用,又能保持甲氨蝶呤的治疗疗效,主要是因为服用叶酸可直接向细胞提供四氢叶

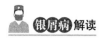 

酸辅酶,避开甲氨蝶呤的抑制作用,减轻其对细胞的毒性作用。

 ## 228. 应用甲氨蝶呤时需要注意什么

尽管甲氨蝶呤使用中利大于弊,但仍需时刻注意它的副作用,主要有骨髓抑制,引起贫血、白细胞、红细胞和血小板减少,肝纤维化、肝硬化,其他为恶心、乏力、口腔黏膜糜烂、头痛、脱发、结膜炎、食欲减退、肺纤维化,甚至会引起精子暂时减少和生成缺陷、卵子缺陷等。考虑到其较多的副作用,我们在应用甲氨蝶呤过程中需要注意以下几个方面:①开始治疗前,需要先化验乙肝丙肝抗体、艾滋病抗体,做妊娠试验,在开始使用甲氨蝶呤前的 3 个月,至少每月化验 1 次血常规、肝肾功能,长期使用时,至少每 3 个月复查一次血常规、肝肾功能。②由于银屑病大量脱皮或胃肠道疾病而引起血浆白蛋白下降时,会使其毒性增强。③因服用甲氨蝶呤或其他原因导致体重下降时,可引起相对性的药物过量,要适当减量。④原消化道吸收功能不良者,一旦功能好转,可因甲氨蝶呤吸收增加而使其毒性增强。⑤服用过程中,如发生肝肾损害,应减量或停药。⑥大量饮酒容易导致肝损伤,故用药期间应禁酒。⑦甲氨蝶呤过量时给患者亚叶酸钙解毒治疗,并大量饮水,碱化尿液,阻止甲氨蝶呤对肾脏的损害。另外,在甲氨蝶呤治疗的同时,口服叶酸,可改善恶心和贫血等症状。

## 229. 甲氨蝶呤可以长期服用吗

甲氨蝶呤虽然在治疗银屑病中有较好的效果,但也有较多的不良反应。因此,甲氨蝶呤能否长期使用一直让广大的银屑病患者感到困惑。答案是肯定可以的,但是在使用过程中需要做到以下几点:首先,治疗前完善相关检查包括如血常规、肝肾功能、甲乙丙型肝炎血清学检查,对有肺部疾病病史、症状或体征的患者做胸片检查,对有肝病风险的患者做肝活检检查等,没有用药禁忌才可以使用。其次,在甲氨蝶呤治疗期间需要密切监测血常规、肝功能、肾功能及尿常规等,如无异常可以继续使用。肝硬化的发生是与甲氨蝶呤的累积总量有关,嗜酒、肥胖、糖尿病,每天连续用药和总量大于 3.0g(1200 片)均是危险因素,但转氨酶的升高不能完全反映肝损害的程度,故在应用总量达 3.0g(1200 片)后建议做肝脏活检,排除无肝纤维化后还可以继续服用。

总之,虽然甲氨蝶呤有较多的副作用,但是在合理的监测下,如果没有明显的血象异常、肝肾功能损伤或肝纤维化,是可以长期使用的。

张三泉 广州市皮肤病防治所,广州医科大学皮肤病研究所

 ## 230. 阿维 A 治疗银屑病的机制是什么

前面我们知道,银屑病是一种表皮角质形成细胞分裂、增殖过度的疾病。正常表皮细胞每天都在更新,整个过程约为 28 天,但银屑病皮损处表皮细胞跟新周期明显缩短,仅为 3~4 天。阿维 A 治疗银屑病的作用机制是通过调控角蛋白基因表达来影响银屑病的异常角化过程,从而起到控制细胞分化与增殖、抗炎、抑制角质形成和抑制中性粒细胞趋化作用。阿维 A 对银屑病表皮细胞的整体效果导致通过下调细胞周期,减慢增殖速度。促进角质形成细胞的终末分化、调节角质形成细胞的脱落,并减少角质层的厚度,减少表皮层与真皮层的炎症反应。此外,阿维 A 的疗效与免疫调节和抗血管生成作用有关。阿维 A 可以调节角质形成细胞的分化,从而使红斑减轻,斑块厚度减小。有组织学证据表明,阿维 A 可降低银屑病皮损的角质层的厚度,缓解表皮和真皮的炎症程度。新近的研究表明阿维 A 也通过抑制炎症过程,调控 T 细胞的活化来治疗银屑病。

 ## 231. 阿维 A 适合用于哪种类型的银屑病

治疗银屑病的药物有很多,目前临床上用于治疗银屑病的主要药物有阿维 A、甲氨蝶呤(也就是医生常说的 MTX)和环孢素。其中,阿维 A 主要用于治

疗寻常型银屑病(包括斑块性银屑病和点滴状银屑病)、脓疱型银屑病(包括掌跖脓疱病)以及红皮病型银屑病。一般用阿维 A 治疗寻常型银屑病 12 周后,银屑病皮疹和严重度下降 57%,也就是说病情减轻一半以上。对一些严重的银屑病患者,大部分需要 1 年的治疗才有明显的改善,但长期使用安全且有效。阿维 A 首选治疗泛发性脓疱性银屑病、红皮病性银屑病,单独或与其他治疗联合应用于掌跖脓疱病、泛发性斑块状银屑病。阿维 A 治疗银屑病的方案,可考虑持续性长程治疗、交替治疗、序贯疗法等不同方法。然而,阿维 A 不适用于治疗银屑病型关节炎。

## 232. 阿维 A 治疗银屑病有哪些不良反应

阿维 A 的不良反应比较常见,主要有:皮肤黏膜的不良反应、致畸性、高脂血症、肝脏毒性、神经系统不良反应及假脑瘤、肌肉骨骼的不良反应、精神症状方面的不良反应等。

(1)皮肤黏膜的不良反应:阿维 A 最常见的不良反应是皮肤黏膜症状,几乎所有患者都出现不同程度干燥性唇炎、皮肤瘙痒、皮肤脆性增加、口干,部分患者可发生红斑、斑块扩张及加重。甲的不良反应相对较少,很少有报道甲下出血。

(2)妊娠期间的不良反应:阿维 A 是妊娠 X 类药物。人类与维甲酸类药物有关的胎儿畸形包括脊髓脊膜膨出、脑膜脑膨出、多发性骨畸形、面部畸形、低位耳、高腭、无眼球,附件畸形包括并指、尾指指骨缺失畸形、髋关节畸形、多骨性愈合、颅腔容积减少、心血管畸形。

(3)高脂血症:25%~40% 银屑病患者经阿维 A 治疗可引起高脂血症,其严重程度与剂量成比例。高脂血症的诱发因素为肥胖、酒精、尼古丁滥用、糖尿病、家族性高脂血症和使用 β 受体阻滞剂、利尿剂、避孕药。阿维 A 导致高三酰甘油血症的情况比高胆固醇血症多,由于银屑病与代谢综合征具有一定的相关性,因此,接受阿维 A 治疗的银屑病患者血脂的监测应更严格。

(4) 肝脏毒性:长期使用阿维 A 可产生肝毒性不良反应。口服阿维 A 可能造成的肝毒性有两个类型:假性变态反应性(特质)肝炎或轻度肝中毒(药物)。有 1/3 的患者可发生天门冬氨酸丙氨酸氨基转移酶,天冬氨酸氨基转移酶,乳酸脱氢酶升高。这些酶的异常升高通常是暂时性且可逆的,在减量或停药后可恢复。饮酒、某些肝毒性药物、肥胖及糖尿病可加重阿维 A 的肝脏毒性。其中,酒精的影响最大,因为它直接影响和改变阿维 A 代谢。因此,在服用阿维 A 期间,建议完全禁酒。

(5) 神经系统不良反应及假脑瘤:系统使用阿维 A 导致假脑瘤或良性颅内高压是非常罕见的,表现为头痛、视力障碍、恶心或呕吐。阿维 A 导致假性脑瘤缺乏循证医学证据支持。

(6) 肌肉骨骼的不良反应:长期使用阿维 A 治疗可发生肌肉和关节疼痛,但这些症状通常是很轻微的,而且可以用口服止痛药控制。建议患者在口服阿维 A 期间避免剧烈运动,以减少此类症状的发生。肌肉骨骼的副作用虽然罕见,但是停药后不可逆,应受到重视。在长期阿维 A 治疗的患者中,出现有关于骨骺过早闭合、弥漫性特发性骨肥厚症、韧带钙化,骨质疏松,以及长骨畸形的相关报道。

(7) 精神症状方面的不良反应:没有科学的证据证明阿维 A 与抑郁症及自杀倾向的关系,但是 FDA 要求阿维 A 的生产商应对其说明书标注含有抑郁及自杀风险。

(8) 其他少见不良反应:黄斑变性、毛细血管渗漏综合征、睑结膜肉芽组织、毛发卷曲与颜色加深。

虽然阿维 A 的不良反应很多,但临床上比较常见的是皮肤黏膜的不良反应如:干燥性唇炎、口干、皮肤瘙痒等。其他的可以通过筛选患者、控制剂量及严密监测来达到减轻不良反应症状,甚至不出现。这也是为什么银屑病患者在治疗过程中,医生会定期给患者抽血检查,一般出现轻微的不良反应,都可逆转或自愈,极少的不良反应需要停止治疗。

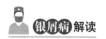

## 233. 哪些人不宜用阿维A

阿维A的绝对禁忌证为：妊娠妇女、哺乳期妇女、近期有怀孕计划的妇女或停药2年内无足够可靠避孕措施的患者、严重肝肾功能不全、酒精中毒、献血和药物过敏者。

阿维A的相对禁忌证为：育龄期妇女、血脂异常且控制不佳者、同时接受四环素治疗的患者、轻度肝肾功能不全（调整剂量）、药物相互作用（增加毒性）、伴随器官毒性药物（增加毒性）、活动性感染（需评估阿维A毒性加重感染的可能性）、代谢综合征、依从性差或不符合适应证要求的患者、儿童或老年患者、酒精滥用者、由病毒感染或药物引起的肝炎、糖尿病、佩戴隐形眼镜者、胰腺炎病史、高脂血症（特别是高三酰甘油血症）及使用药物控制高脂血症的患者。

## 234. 如何应用阿维A治疗银屑病

阿维A使用方法为口服给药，最好配合食物同服，可加强药物吸收。剂量的规定不受体重影响。有研究表明，分别用25mg和35mg阿维A治疗后，其疗效没有显著差异。单药治疗的最佳剂量为25mg/d和50mg/d，可一天1次或一天2次。高剂量（50~75mg/d）的临床疗效更高，但经常出现不良反应，导致需要减少剂量或停止治疗。现有临床试验没有剂量超过75mg/d的。在联合治疗时，建议剂量低于25mg/d。

阿维A治疗斑块状银屑病的推荐起始剂量为10mg/d到20mg/d，这个初始治疗剂量应持续2~4周。剂量应逐渐增加至达到最佳疗效，并以最小的副作用达到最好的治疗效果，此为最小有效剂量。一般来说，在大多数维持治疗的剂量为25mg/d和50mg/d。其实治疗剂量增高时，银屑病皮损清除更快，但这种高剂量的治疗方案同样也增加了皮肤不良反应风险，因此患者有可能因为对这些副作用的耐受差导致治疗中断。目前初始治疗高剂量[0.75~1mg/(kg·d)]仅推荐用于治疗脓疱型银屑病。

***235.*** 阿维 A 有何不良反应及如何预防与处理

（1）皮肤黏膜的不良反应：阿维 A 的皮肤不良反应是最常见的，几乎所有患者出现不同程度不良反应。部分患者在开始治疗后不久可发生红斑、斑块扩张及加重。但在大多数情况下，这种不良反应是短暂的，继续使用阿维 A 治疗可有效改善银屑病，有少部分出现阿维 A 性皮炎导致病情加重需做停药处理。出现皮肤不良反应的处理方法是使用温和润肤剂保湿和外用皮质类固醇。极少出现减少阿维 A 的剂量情况。甲的不良反应相对较少，很少有报道甲下出血。皮肤黏膜的不良反应是可逆的，并且可以自愈，或者可以通过停止治疗得到改善。

（2）妊娠期间的不良反应：阿维 A 是妊娠 X 类药物。人类与维甲酸类药物有关的胎儿畸形包括脊髓脊膜膨出、脑膜脑膨出、多发性骨畸形、面部畸形、低位耳、高腭，无眼球，附件畸形包括并指，尾指指骨缺失畸形，髋关节畸形，多骨性愈合，颅腔容积减少，心血管畸形。为了避免阿维 A 的再酯化形成阿维 A 酯，建议女性患者在阿维 A 治疗期间和停药的 2 个月后均避免饮酒。同时建议育龄期妇女在治疗过程中使用可靠的避孕方式（通常是两种形式的避孕方法），至少避孕至停药后的 2 年。

（3）血脂的不良反应：25%~40% 患者经维甲酸治疗可引起高脂血症，其严重程度与剂量成比例。高脂血症的诱发因素为肥胖、酒精、尼古丁滥用、糖尿病、家族性高脂血症，使用 β 受体阻滞剂、利尿剂、避孕药。阿维 A 导致高甘油三酯血症的情况比高胆固醇血症多，而高脂血症可以通过减少饮食中的脂肪摄入和增加运动量来得到良好控制。高胆固醇血症无需改变生活方式，可以服用降脂药物如阿托伐他汀（10~20mg/d）。改变饮食习惯和增加体力活动仍没有明显改善的高甘油三酯血症患者，可口服吉非贝齐（二甲苯氧庚酸）（600mg，每天 2 次）。如果甘油三酯>499mg/dl，维甲酸的剂量应减少 50%。如果甘油三酯>800mg/dl，应停用维甲酸。当高甘油三酯血症得以控制时，可以重新开始维甲酸治疗。大多数患者的血脂水平在停止维甲酸治疗后可恢复至正常水平。

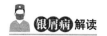

由于银屑病与代谢综合征具有一定的相关性,因此,接受阿维A治疗的银屑病患者血脂的监测应更严格。

(4) 肝脏毒性:阿维A的肝毒性不良反应在长期使用时可产生。口服维甲酸可能造成的肝毒性有两个类型:假性变态反应性(特质)肝炎或轻度肝中毒(药物)。有三分之一的患者可发生天门冬氨酸丙氨酸氨基转移酶、天冬氨酸氨基转移酶、乳酸脱氢酶升高。这些酶的异常升高通常是暂时性切可逆的,在减量或停药后可恢复。口服阿维A极少发生急性肝中毒,约为0.26%。但如果肝酶持续过高,我们有理由怀疑是否发生了急性中毒性肝炎,此时应完善相关实验室检查以确诊。

饮酒、某些肝毒性药物、肥胖及糖尿病可加重阿维A的肝脏毒性。其中,酒精的影响最大,因为它直接影响和改变维甲酸代谢。因此,在服用阿维A期间,建议完全禁酒。

(5) 神经系统不良反应及假脑瘤:在罕见的情况下,系统使用阿维A可导致假脑瘤或良性颅内高压,表现为头痛、视力障碍、恶心或呕吐。缺乏循证医学证据支持阿维A肯定会导致假性脑瘤。如果怀疑患者有假性脑瘤,应行眼科评估排除脑水肿,如果检测到有视神经盘水肿,应停止维甲酸的治疗,对患者应该进行适当的护理。口服维甲酸类药物不宜与四环素类抗生素联合使用。

(6) 肌肉骨骼的不良反应:长期阿维A治疗可发生肌肉和关节疼痛,但这些症状通常是很轻微的,而且可以用口服止痛药控制。建议患者在口服阿维A期间避免剧烈运动,以减少此类症状的发生。肌肉骨骼的副作用虽然罕见,但是停药后不可逆,应受到重视。在长期阿维A治疗的患者中,出现有关于骨骺过早闭合、弥漫性特发性骨肥厚症、韧带钙化、骨质疏松,以及长骨畸形的相关报道。但从阿维A用于治疗银屑病开始,十几年的临床经验显示,阿维A治疗导致的上述反应是极罕见的(小于1%的患者),且阿维A与骨折易感性无关。因此,除非发生了骨骼肌肉疾病,一般我们都是不建议在治疗前或者治疗时行骨骼检查。

(7) 精神症状的方面的不良反应:没有科学证据证明阿维A与抑郁症及自

杀倾向的关系,但是 FDA 要求阿维 A 的生产商应对其说明书标注含有抑郁及自杀风险。在 1997 年,BLEIKER 等报道了一例 82 岁老年患者服用阿维 A 酯50mg/d 后发生抑郁的临床案例。但是,该患者的抑郁症状是否由口服阿维 A酯导致仍有待考究。

(8) 其他少见不良反应:黄斑变性、毛细血管渗漏综合征、睑结膜肉芽组织、毛发卷曲与颜色加深。

阿维 A 的不良反应通常为剂量依赖性,减量后会有相应症状的减轻。

表 1 阿维 A 的不良反应及其相应的处理方法。

| 治疗的不良反应 | 处理方法 |
| --- | --- |
| 黏膜与皮肤不良反应 | 皮肤不良反应通常是轻微的、可逆的,可外用润肤剂或皮质类固醇得到改善 |
| 畸形 | 育龄期妇女在治疗过程中避孕,至少避孕至停药后的 3 年。妊娠期间绝对禁忌 |
| 血脂代谢异常 | 改变饮食习惯,加强运动,必要时口服降血脂药物(如辛伐他汀、阿托伐他汀等) |
| 肝炎 | 减少剂量,发生严重的急性肝炎时停止用药 |
| 骨骼肌肉反应 | 密切监测骨骼肌肉疾病的相关症状和辅助检查下,通常可以避免 |

## 236. 阿维 A 停药后最好避孕多长时间

妊娠期是阿维 A 使用的绝对禁忌证,该药具有致畸性,可能会导致严重的胎儿畸形(依赖于剂量和暴露时间)。当育龄妇女使用阿维 A 时,必须在开始治疗前至少 1 个月的时间采取避孕措施,且在停药后 2~3 年避孕。在治疗停止后的避孕时间是根据阿维 A 酯的清除时间来确定的,阿维 A 转换成的阿维 A酯有 98% 可在 2 年内完全排出。此外,由于阿维 A 可与酒精结合发生酯交换作用转化成阿维 A 酯,延长药物排泄时间,因此,育龄期妇女服用阿维 A 期间绝对禁忌服用酒精类物质。

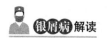

## 237. 男性银屑病患者使用阿维 A 期间可以要孩子吗

在男性患者中,阿维 A 与精子发生的畸形及精子游动无关。暂无父亲使用阿维 A 后母亲怀孕娩出畸形胎儿的案例。然而,可用的支持性数据是有限的。因此,对于计划生育小孩的夫妻,通常男性也是要避免服用阿维 A 的。

## 238. 阿维 A 可以用于儿童银屑病吗? 需要注意什么

目前未见阿维 A 治疗儿童银屑病的多中心随机双盲对照研究,只有在不同国家使用阿维 A 治疗儿童银屑病的个案及少量临床研究报告,尚缺乏使用经验。英国皮肤科医师协会指南,不推荐阿维 A 用于儿童银屑病患者。但目前认为,阿维 A 对于儿童使用的禁忌证是相对的,如果效益明显大于风险,那么阿维 A 是可以使用的。

阿维 A 对患儿骨骼系统及生长发育的影响,成为选择该药物治疗的最大障碍,在何种情况下选择阿维 A 治疗是医生必须慎重考虑的问题。从医学伦理学上来说,治疗方案必须是效益最大化,对人体无重要影响的才是恰当的。对一些重症儿童银屑病患儿,疾病已明显影响儿童、家庭以及亲友的生活及生活质量,使患儿无法融入社会,被严重的疾病隔离于社会人群之外。在已经没有其他良好生存选择的情况下,接受一定的治疗风险,有可能获得良好的生存环境,对这一部分特殊患者是有重要意义的在人伦道德上,改善生活质量和生存环境,提高人的尊严是符合医学伦理的。但用阿维 A 治疗儿童银屑病需要注意以下几点:①患儿由于疾病遭受严重歧视,生活质量低下。②必须征得患儿家长的知情同意。③必须进行治疗期间系统、全面的疗效及不良反应监测。④儿童在应用阿维 A 时应仔细监测任何生长参数和骨骼的发展的异常,包括绘制生长图。⑤使用剂量需根据体重调整,其最低剂量规定为 10mg/d。建议使用方法为:起始剂量为 0.5mg/(kg·d),然后根据临床反应性和是否出现不良反应,逐渐增加剂量。一旦临床上出现疗效,口服的剂量应降低到最低有效的维持剂量,尽可能避免长期的不利影响。⑥治疗期间加强银屑病患儿的皮肤护理,首要的是皮肤保湿。护理时首先给予保持全身皮肤的清洁,每日进行温水浴,避免用碱性较强的肥皂。其次,洗澡后全身皮肤应及时涂擦护肤油脂类如维生素 E 乳、珍珠霜、尿囊素等,交替涂抹外用药物 3~4 次,可降低皮肤脆性,保持皮肤的弹性和水分,使皮肤柔润,鳞屑减少,并保持皮肤足够的营养成分。第三,是预防皮肤损伤和感染。在系统性使用维甲酸治疗以后,大量的皮损脱落,新生的皮肤稚嫩且脆性增加,比正常人更容易发生皮肤皲裂、出血。对于四肢屈侧的皮肤,由于皮肤过度角化、干裂,运动摩擦后极易造成损伤,不易愈合。为减少物理性损伤及继发感染,保证避免皮肤的拉伤,要嘱咐患者避免剧烈的运动及过度的体力活动,平时活动也要尽量保持轻、缓。第四是心理护理。由于患者家长对病因及疾病转归,尤其是预后不明确,而且经过多年反复求医,对治疗效果大部分无任何希望与信念。因此在患儿及家属中普遍存在抑郁、焦虑、怀疑或消沉等心理问题,这种情绪状态可使患儿不积极配合治疗,直接影响疾病的治疗效果。因此对极端焦虑和长期处在焦虑之中的患儿要格外重视,除进行有效的临床护理工作以外,应想方设法帮助他们减轻心理负担。尽量与患儿家属沟通,取得患者的信任,及时发现患者的心理问题,努力予以解决。针对不同患儿采用个体化护理的方式,侧重提高患儿的治疗信心与治疗的顺应性,提高其对康复的信心。

## 239. 长期使用阿维 A 治疗儿童银屑病会影响生长发育吗

有报道关于儿童长期服用阿维 A 后骨骼改变的数据,这些变化包括骨骺过早闭合、骨质增生、骨外钙化。因此,英国皮肤科医师协会指南,不推荐阿维 A 用于儿童银屑病患者。但陆续有报告指出阿维 A 短期治疗儿童脓疱型银屑病具有良好效果,并且我们的团队对阿维 A 治疗重症遗传角化性皮肤病患儿的身高与体质量进行了全面的监测。在随访的患儿中,除 1 例 13 岁的女童在观察的 6 个月中体质量没有增加,该患者的身高与体质量已基本接近于成人(分别为 159cm,42kg);其余患儿在 3~36 个月的观察中,身高和体质量均不断增加,但均在其年龄段的正常范围内,未见治疗影响患儿的生长及发育。国外学者也认为在 1mg/(kg·d) 的剂量下,对患儿骨骼系统不会产生明显影响。

## 240. 使用阿维 A 期间需要检测哪些化验指标

阿维 A 治疗前的安全性检测包括:对疾病严重程度进行客观分析(如 PASI、BSA、PGA 评分,是否合并银屑病性关节炎)、详细询问病史及临床检查、排除妊娠及哺乳期患者、禁止献血,直至停药后 1 年、完善相关实验室检查:血常规、肝肾功能检查、妊娠试验、空腹血糖、血脂。

阿维 A 治疗时的安全性检测包括:对疾病严重程度进行客观分析(如 PASI、BSA、PGA 评分,是否合并银屑病性关节炎)、健康相关的生存质量(HRQoL)、严格避孕,在治疗前一个月避孕效果满意,月经周期开始后第二天或第三天开始用药,在治疗期间采取 2 种或 2 种以上避孕措施,避免暴晒,加强运动,避免高脂饮食,避免合用可产生相互作用的药物,不要超过推荐的每日维生素 A 摄入量(2400~3000IU/d),戒酒,注意是否有骨骼和关节的疼痛,如果有,需完善相关骨科检查及完善相关实验室检查。治疗后第 8 周和第 16 周行血常规检查;第 4 周与第 8 周复查肝酶,其中包括:谷草转氨酶(AST)、谷丙转氨酶(ALT)、碱性磷酸酶(AP)、谷氨酰转肽酶(γGT);第 4 周和第 16 周复查血脂。育龄期妇女需每月进行妊娠检测,直至停药后 2 年。

阿维 A 治疗结束后的安全性检测包括:育龄期妇女在停药后至少两年的时间需采取有效避孕措施(至少两种),并且患者在停药后至少 1 年的时间禁止献血。

## 241. 阿维 A 可以与什么治疗方法联合治疗银屑病

在联合治疗中,两个或两个以上的药物可产生协同或互补作用,使得其每种药物的使用剂量和毒副作用降低。阿维 A 常与局部治疗、其他系统用药及光疗联用。近年来发现,阿维 A 与生物制剂联用可增强疗效和减少不良反应。

(1) 阿维 A 与外用卡泊三醇联合用药:阿维 A 结合外用卡泊三醇和糖皮质激素可更好地清除银屑病斑块。Rim 等做了一项随机双边配对试验,试验中

40 例银屑病患者使用阿维 A 联合卡泊三醇治疗,20 例银屑病患者单独使用阿维 A,52 周后,卡泊三醇 + 阿维 A 组有 24 例患者(60%)皮疹达到完全清除,而单独使用阿维 A 组有 8 例(40%)。

(2) 阿维 A 与传统系统性药物联合用药:在联合用药时,可不会增加药物对机体的免疫抑制作用,也可同时降低抗银屑病药物的总剂量要求,此外,联合用药对阿维 A 剂量要求较低,同时可以提高患者对阿维 A 治疗的耐受性和依从性。

FDA 批准的阿维 A 处方信息中不推荐与甲氨蝶呤联合使用,因为这样会增强肝毒性,这种阿维 A 联合甲氨蝶呤治疗的数据较缺乏。Lowenthal 等回顾了 18 例使用阿维 A 与甲氨蝶呤联合治疗的银屑病患者临床资料,这些患者对联合用药方案具有较好的耐受性且疗效佳,没有新发的或者显著的不良反应,包括显著的肝毒性。

阿维 A 与甲氨蝶呤联合是有效的,特别是在治疗脓疱型银屑病时。当单一药物使用控制效果不佳时,可在密切监测不良反应下短期进行联合用药。当用阿维 A 常规剂量治疗银屑病反应性差,无法在既定的时间(通常 3~6 个月)形成治疗方案框架的时,在常规剂量下每周增加口服甲氨蝶呤(7.5~20mg)。临床得到改善时,则停止两种药物联合使用,或者在联合用药时降低这两种药物的剂量。联合使用阿维 A 和甲氨蝶呤是具有肝毒性的,所以密切监测肝功能必不可少,推荐使用的甲氨蝶呤剂量为 7.5mg,每周,持续 2~3 个月。

(3) 阿维 A 与环孢素(CSA)联合用药:环孢素和阿维 A 联合用药常用贯续疗法。序贯疗法是由 Koo 提出的,旨在用一个考虑周全的联合方案,维持某种药物治疗,优化初始效能。序贯疗法的基础是:一些药物可快速清除银屑病皮损,而其一些药更适合于用于维持治疗。除了降低个体药物的剂量,该联合治疗组合的其他额外好处是,与阿维 A 合用可减少环孢素的致癌作用。这两种药物都可导致血脂调节紊乱,所以应在密切监测肝肾功能及血脂的情况下短期联合使用。

阿维 A 与环孢素联合用药的治疗方法:①阶段 1:环孢素起始剂量为 5mg/(kg·d),持续用药;②阶段 2A:在小剂量的基础上,缓慢提高阿维 A 的剂量,达到皮损的清除的最大耐受剂量;③阶段 2B:逐渐减少环孢素的剂量至 1mg/(kg·d),维持阿维 A 的剂量,此过程持续 6~7 个月;④阶段 3A:撤去环孢素,维

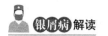
持阿维 A 单药治疗;⑤阶段 3B:维持使用阿维 A,必要时联合光疗。

(4) 阿维 A 联合羟基脲治疗:羟基脲不常用于治疗银屑病。它通常是在传统的一线用药不耐受或治疗失败,或因经济条件约束无法使用生物制剂时,作为二线用药来使用的。关于阿维 A 和羟基脲联合使用的安全性和有效性数据极少。该联合治疗需要密切监测全血细胞计数。

(5) 阿维 A 与生物制剂联用:使用生物制剂治疗银屑病是具有革命性意义的,然而,高成本和长期安全性数据的缺乏是生物制剂使用的两个重要局限性因素。阿维 A 是一个经过时间考验的药物,即使在生物制剂时代,仍在银屑病的治疗上也起了重要作用。近来,将阿维 A 与生物制剂联用可见良好的效果。常见可用生物制剂治疗的疾病有:带有炎症性肠病的银屑病患者、无法清除掌跖皮损的寻常型银屑病及既往联用 PUVA 和环孢素等可增加致癌风险的药物。与阿维 A 联用能减少生物制剂的用药量,提高疗效,并避免对生物制剂带来的副作用。相比其他全身疗法,与生物制剂联合治疗是个很好的方法,这样不会增加免疫抑制作用。生物制剂和阿维 A 联合具有协同作用,可同时针对银屑病的免疫和增殖方面的问题来治疗,且不增加毒性风险。

数个关于阿维 A 联合生物制剂治疗银屑病的研究表明:生物制剂单药治疗银屑病的效果并不理想,而联合使用阿维 A 则可提高其疗效。阿维 A 并非免疫抑制剂,这些研究表明,在没有增加毒副作用的情况下,也可增加生物制剂治疗银屑病的疗效,在使用阿维 A 联合用药时,可减少生物制剂的剂量,提高治疗的安全性,同时,减少患者的治疗费用。

中至重度斑块型银屑病成年患者,联合用药却比阿维 A 单独使用更有效。阿维 A 联合生物制剂有望成为难治性银屑病的治疗方法。

(6) 阿维 A 联合光疗治疗:阿维 A 常与 PUVA、宽谱 UVB、窄谱中波紫外线(NB-UVB)联合使用。这种联合治疗方案可提高光疗的疗效,从而减少了所需的治疗慢性斑块型银屑病的时间及紫外线的累积剂量。此外,联合治疗可保留维甲酸剂量,相比单一用药的剂量 25~50mg/d,联合用药仅需阿维 A10~25mg/d。这大大减少了由阿维 A 带来的副作用。

阿维 A 联合 PUVA(RE-PUVA)治疗厚斑块型银屑病非常有效,一般被认为是病变严重的或皮损广泛时的治疗选择。患者在治疗单独使用小剂量阿维A(10~25mg/d),持续10~14天,随后加入PUVA治疗,并持续到银屑病病变消除。RE-PUVA使得病变消除的速度加快,大量患者(>90%)在第12周末即消除病灶,与此同时,紫外线累积剂量减少约50%。此外,阿维A可以降低光老化与光疗带来的致癌风险。Muchenberger等采用联合阿维A与PUVA治疗4例严重的红皮病型、脓疱型或斑块型银屑病,他们发现在4周后的90%的患者得到明显改善,在长达3个月的治疗中未见复发。

阿维A联合UVB与阿维A联合PUVA疗效相似。宽谱UVB(broadband UVB)联合阿维A已有效地用于治疗较严重的斑块型银屑病。联合UVB的优势在于允许使用光疗期间无需口服补骨脂素,比PUVA疗法更降低致癌风险。在对紫外线的积累剂量看来,BB-UVB(broadband UVB)联合阿维A的治疗效果明显优于单独使用BB-UVB,较多患者在足够时间的治疗下,可达到完全缓解。

对于起初单一使用阿维A效果不理想者,在使用PUVA或UVB之前,应减少阿维A的使用剂量。减少由阿维A导致的角质层变薄而产生的红斑反应。对于单独使用UVB或PUVA疗效不佳者,在使用阿维A之前,应将光疗剂量减少50%。病情一旦得到控制,可以用阿维A或者光疗作为维持治疗。

阿维A联合光疗的治疗方案如下:在接受光疗前2周使用低剂量阿维A(例如25mg/d),2周后开始光疗。当患者已经接受UVB光疗,但未达到治疗目的时,建议使用阿维A25mg/d。在这种情况下,为防止红斑出现,UVB的剂量应减少30%~50%。然后逐渐增加直至临床耐受剂量。一旦病灶清除,在阿维A减量或减少光疗频率前,应维持该阿维A剂量1个月。

(7) 阿维A联合中药治疗:中药治疗银屑病历史悠久,在改善患者皮损、提高生活质量,以及减少西药不良反应方面显示出其独特的优势。近年来,国内外有关中药治疗斑块型银屑病的循证医学研究证据逐渐增多。特别是,阿维A联合口服中药治疗能够提高单独使用阿维A的疗效。

多项系统评价表明,与单独使用阿维A相比,阿维A联合口服中药治疗更能够达到PASI60/90。此外,中药能够减少由阿维A引起的不良反应。常与阿维A联合治疗寻常型银屑病中药包括:生地黄、赤芍、牡丹皮与土茯苓。实验

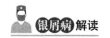 

室研究表明,这些中药具有抗炎、抗增殖及促进伤口愈合作用。然而,临床运用中药治疗寻常型银屑病仍需根据中医理论进行个体化治疗。

(8) 交替疗法和序贯疗法:当患者从一种用药交替到另一种以减少药物积累以及毒副作用时,常采用阿维 A 的交替疗法。一个治疗方案过渡到另一方案需有一个短暂的组合重叠期。为了避免长期治疗带来的免疫抑制和药物累及器官特异性毒性,序贯疗法已成为一种对银屑病的长期治疗的使用方法。该方法的理论基础是有些药物可迅速清除银屑病皮损,而有些药物适合长期地维持治疗。由于起效缓慢,阿维 A 更适合作为单一用药进行长期维持治疗,长期用药的积累剂量带来的毒性反应是极小的、可忽略的,在持续治疗过程中,患者对副作用的耐受性也会有所提高,并且可以减小患者在治疗过程中的经济压力。MTX 和 CYC 的起效速度快,更适合用于起病初期对疾病的控制,但它们累积毒性较强,因此不能长期使用。阿维 A 在 MTX 或 CYC 初期控制疾病后作为维持治疗用药,当阿维 A 与这两种药物同时使用时,减少了副作用增加。而这两种药物之间的转换,需要一个短暂的过渡期。

阿维 A 作为单药初期治疗可用于控制 GPP、红皮病型银屑病和 PPP,在慢性斑块型银屑病中,可用 re-PUVA 的方案。还有一种被广泛运用的序列疗法是:在使用 re-UVA 联合治疗方案后,单独使用阿维 A 或 UVA 贯续治疗。

(9) 间歇式疗法:阿维 A 治疗突然中断并不会产生反弹效应导致皮损复发。这意味着阿维 A 治疗无论是作为单药治疗或联合治疗,都可以随时停药。长期治疗后银屑病对阿维 A 的反应可持续 2~6 个月。基于这些特点,我们有理由认为阿维 A 适用于间歇疗法。

*林志森* 北京大学第一医院

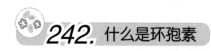

## 242. 什么是环孢素

环孢素是一个具有划时代意义的免疫抑制剂,它的发现纯属偶然,一名研究人员出于职业习惯顺手从挪威的一个高原上带走了一小袋土壤,没想到从中分离出一种新的真菌,并提取了化合物,这就是我们现在使用的环孢素,也称为环孢霉素。如我们熟知的青霉素、链霉素等霉菌中提取的抗生素,人们开始也是希望将其作为一种抗生素来治疗感染性疾病,但是实验结果令人失望。后来瑞士山德士药厂 1976 年发现它竟然有免疫抑制作用。在环孢素问世之前,免疫抑制剂由于特异性不够好,往往使整个免疫系统都丧失作用,因此患者在接受手术后无法抵抗细菌的感染,从而导致移植手术的失败,甚至死亡。英国剑桥的 R.Calne 于 1978 年成功地将环孢素 A 试用于临床肾脏移植和骨髓移植。由于它可以选择性抑制身体的某些特定免疫细胞(特别是 T 淋巴细胞)的反应和增生,而对其他的免疫细胞的抑制作用相对较弱,因此成为了目前国外器官移植普遍采用的最有效的第三代新型免疫抑制剂,它的出现大大提高了移植手术的成功率,对器官移植发展起了巨大的推动作用,如今被称之为"器官移植的环孢素"。此后,除用于器官移植外,人们逐渐将其应用于治疗某些免疫过度的自身免疫疾病,如银屑病。通过选择抑制特异性免疫活性,环孢素减慢了皮肤细胞异常的新陈代谢并减少了皮肤中活动性炎症细胞的数量,从而在银屑病的治疗中发挥了良好的效果。

## 243. 环孢素适合用于什么样的银屑病

环孢素适合于中重度,特别是重度银屑病,外用药、光疗,以及其他常用口服银屑病治疗药物(如甲氨蝶呤、阿维 A 等)控制效果不满意或者有禁忌证的患者。环孢素可以有效治疗寻常型、脓疱型银屑病,对于红皮病型及关节型银屑病也有较好的控制效果。

## 244. 哪些人不宜用环孢素

环孢素是一种免疫抑制药,它的常见不良反应有肾脏毒性、高血压、多毛症、震颤、齿龈增生、胃肠道功能失调(食欲不振、恶心、呕吐、腹痛和腹泻)以及手足灼热感,偶见头痛、皮疹、轻度贫血、高钾血症、高尿酸血症、低镁血症、体

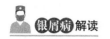

重增加、水肿、胰腺炎、感觉异常、惊厥、可逆性痛经或闭经。并且有研究报道长期口服环孢素可能有增加恶性肿瘤，特别是皮肤恶性肿瘤的风险，因此环孢素不适用于：①有慢性或者活动性感染的人群，比如结核病患者；②有恶性肿瘤，特别是恶性皮肤肿瘤病史的人群。此外，环孢素存在一定肾毒性和诱发高血压的风险，因此，有严重肾功能损害的患者，以及高血压未能有效控制的患者，不建议使用环孢素。此外，环孢素的孕期安全分级为C，因此孕妇需要在谨慎权衡利弊，仅当利大于弊的时候才推荐使用；环孢素可出现于母乳中，故哺乳期不建议使用环孢素。

## 245. 如何应用环孢素

通常建议环孢素的起始使用剂量是每天每公斤体重 2.5mg[ 2.5mg/(kg·d)]，如果效果不佳可以逐渐加量，最大量可以口服 6mg/(kg·d)。如果是长期维持治疗，建议在服用治疗剂量 6~8 周后逐渐减量至维持剂量，即 1~3mg/(kg·d)，长期维持服用。也有推荐间歇式短程疗法，即 2.5~6mg/(kg·d)，连续服用 12~16 周，之后停药，皮疹复发时再次重复用一个疗程。

## 246. 环孢素有哪些不良反应

根据临床试验，使用环孢素治疗的银屑病患者最常见的不良反应包括以下方面副作用：

（1）肾毒性：是环孢素的主要副作用之一。有多种不同表现，如高血压和电解质异常、急性微血管疾病等。环孢素可引起肾小管间质及肾血管的结构和功能改变，导致肾间质纤维化、血管透明样变、肾小球硬化等，即使环孢素血清浓度正常也可以发生上述改变。环孢素急性肾毒性与肾血流量的下降有关，这种功能性的肾毒性通常不会引起永久性的肾损害，减量或停用后可以恢复。而且环孢素慢性肾毒性与个体的易感性密切相关，就是说并不是每个人用了都会出现肾毒性,是因人而异的。

(2)高血压:十分常见,发生率高达 60%~80%,与肾血管收缩等因素有关。发生率在成人与儿童相似,环孢素治疗后导致的高血压大多可以用药物控制。老年患者尤其需要注意,同时患有高血压的患者要慎重用这个药。所以有高血压的患友,需要告知您的医生,让他全面了解您的身体情况,才能更好地安全用药。

(3)消化系统毒性:最严重的是肝功能损伤,比较常见的有厌食、恶心、呕吐、腹泻等。

(4)高脂血症:包括高胆固醇血症和高甘油三脂血症。

(5)糖耐量异常:由于环孢素对胰腺有一定损伤,与类固醇激素联用时,会加重损伤,部分患者会出现移植后糖耐量异常及糖尿病。

(6)高尿酸血症及痛风:由于肾脏尿酸清除率降低引起,最为常见的手法是和利尿药同时使用。

(7)神经毒性:表现为肢体震颤、头痛、失眠、嗜睡、手掌足底灼烧感等,与剂量有关,严重者会出现严重神经系统并发症如惊厥、癫痫,但很少出现。

(8)感染及肿瘤:由于免疫抑制的作用,环孢素会增加呼吸道感染的发生概率,长期服用有可能会增加发生淋巴瘤和其他恶性肿瘤、特别是皮肤癌的风险。而对于淋巴细胞增生性疾病,发现了立即停药是有效的。考虑到皮肤恶性病变的潜在危险,所以服用环孢素治疗的患友应避免过度暴露在紫外线下。

(9)内分泌异常:包括多毛、牙龈增生、痤疮、皮肤增厚粗糙等。

一般来讲,上述副作用在药物减量或停药后是可逆的。为了避免不良反应的发生,治疗期间应该密切注意患者的临床症状和实验室检测结果,包括肾功能、尿常规、血钾、肝功能、血压等。另外还需要注意的地方是在使用环孢素治疗期间可能降低疫苗接种的效果,应避免使用减毒活疫苗。

## 247. 应用环孢素时需要注意什么

环孢素有一个特点,就是个体差异很大。有的人吃 2 粒有效,可能另外一些人要吃 6~8 粒才有效。这是为什么呢？主要是每个人的吸收和代谢不同所致。因此，我们需要经常抽血查血液中的环孢素浓度，根据血液浓度来调整用药方案，建议患者要经常检查环孢素的血浓度，不要怕麻烦。否则，不是可能吃得过多引起过度的免疫抑制或者毒副作用，就是可能用的量不够，达不到治疗效果。如果有肝炎或者肝肾功能不好的患者，检查要更加勤一些。

另外，为了尽量减少服用环孢素出现的各种不良反应，在服用环孢素之前，需要先彻底了解患者的病史，包括是否有感染性疾病以及恶性肿瘤性疾病病史，是否有高血压、肾功能不全的病史。在服用环孢素之前，应该检测患者血常规、肝肾功能、血脂、尿酸水平，同时应该监测患者血压情况。服用环孢素之后，应该在 1~2 周后复查血常规、肝肾功能、血脂、尿酸水平，并且每日监测血压，特别注意是否有肾毒性及高血压等不良反应。环孢素药物服用期间需要定期到医院复诊，在医生指导下监测各种潜在不良反应，并且即使根据情况调整药物的用量。有尚未控制的感染或恶性肿瘤患者不宜使用环孢素。

## 248. 使用环孢素期间需要检测哪些化验指标

环孢素最终被大家接受，并成为免疫抑制药物中的一颗新星，与它令人信服的作用和无可取代的优势有关，它有着强大的免疫抑制作用以及比其他一般免疫抑制剂小的毒副作用。但是副作用相对小，不代表没有。以环孢素最主要的副作用肾毒性为例，环孢素是否出现慢性肾毒性与个体的易感性密切相关。所以用药前及用药期间要密切监测肌酐、尿素氮等肾功能相关指标，以及时调整用药。这也是为什么用了药之后，医生反复强调一定要定期复诊，定期检查血常规、肝肾功能的原因。

针对环孢素其他的副作用，还需要定期检查的有血压、血脂、尿酸水平等。根据化验结果及时调整药物用量。

既往还建议检测环孢素血药浓度，但值得注意的是，目前有观点认为血药浓度与药物疗效或不良反应没有非常确定的关系，如血药浓度在正常治疗范围内也并不能排除肾毒性等不良反应的可能性。

**249.** 环孢素最多可以应用多久

尽管环孢素相对其他免疫抑制剂来说副作用小,但是长期服用使免疫系统处于长久抑制状态会出现很多问题,如长期使用可能会引发慢性肾毒性,表现为肾内小血管硬化和条索状的间质纤维化。即使小剂量使用也可能具有潜在肾毒性,因此通常建议用于银屑病治疗的环孢素连续使用不要超过 2 年。使用 2~3 年者应行重复肾活检以判断是否有慢性肾毒性发生。

**250.** 为什么一般不主张系统应用糖皮质激素治疗银屑病

肾上腺皮质激素 1948 年首先由美国的 Hench 等提取成功并进行临床研究,1949 年被正式用于临床,实际上是从动物肾上腺皮质提取的粗制考的松,主要治疗风湿性疾病,疗效显著,轰动一时,并因此获得了诺贝尔医学奖。激素被认为是继抗生素后在临床药物治疗上的又一重大突破,是 20 世纪 40 年代医药界的最大发现之一。

银屑病是与免疫等多种因素相关的一种炎症性的多基因遗传病,由于糖皮质激素具有抗炎、抗过敏、免疫抑制、抗毒、抗细胞核分裂等作用,因此,使用糖皮质激素对银屑病的治疗有明显的疗效。系统应用糖皮质激素虽然可以快速控制银屑病的病情,但是停药后皮疹多数会出现明显的加重和反跳,甚至会出现寻常型银屑病往脓疱型银屑病,或者红皮病型银屑病的转化。总体来说,长期系统应用糖皮质激素易出现多种不良反应,主要表现为:①医源性肾上腺皮质功能不全:就是说长期大剂量应用糖皮质激素会反过来抑制身体正常激素的分泌,当突然停药时,可能发生自身激素分泌过低的表现了。②反跳现象:糖皮质激素突然减量乃至停药过程中,出现银屑病加重的表现。③激素撤退综合征:突然停药或减量过快时,患者出现情绪消沉、发热、恶心、呕吐、乏力等感觉。④心血管系统:加重高血压、充血性心力衰竭,加速动脉粥样硬化。⑤类固醇性糖尿病:可发生血糖升高、尿糖阳性的表现。⑥类库欣综合征:表现为满月脸、水牛背、多毛、痤疮、体重增加、高甘油三酯血症。⑦月经不规律、低钙血症、胎儿先天性畸形、流产、死胎。⑧骨质疏松和骨坏死。⑨胃肠道疾病:溃疡病、肠穿孔、脂肪肝、食管反流、恶心、呕吐。⑩肌病、肌萎缩。⑪精神病:焦虑、性格改变、抑郁症、失眠、欣快、诱发精神病。⑫儿童生长停顿、延缓骨龄、阻止长骨生长。⑬感染:可引起结核复发、机会致病菌感染、深部真菌感染、疱疹病毒感染等。因此目前不主张系统使用糖皮质激素治疗银屑病。对某些红皮病性、关节病性及泛发性脓疱性银屑病,在应用其他措施治疗无效时,糖皮质激素可与其他药物联合系统应用,而对寻常性银屑病则不宜系统应用。有些"江湖医生"打着"祖传秘方治疗牛皮癣"的招牌,承诺"立竿见影",其实在中药中加入激素、免疫抑制剂及抗肿瘤药等,用药后虽然见效明显,但好景不长,很快复发,而且来势凶猛,这种滥用激素、免疫抑制剂及抗肿瘤药的后果是相当可怕的。

## 251. 为什么点滴型银屑病首选抗生素治疗

点滴型银屑病属于寻常型银屑病的一种类型,因其皮损形态的特征性而得名。点滴型银屑病常表现为粟粒至绿豆大小的小红点或小丘疹,轻刮后可见少许白屑,患处痒或不痒,容易被误诊为过敏性皮肤病。此外,点滴型银屑病的发病也比较有特点,通常被感染所诱发,尤其是急性链球菌感染,比如上呼吸道感染(俗称"感冒")、扁桃体炎。很多患者初次发病都是在感冒、发热、扁桃体发炎以后,这种情况下往往表现为"点滴型银屑病"。正是因为它与感染的关系如此密切,所以对于点滴型银屑病的治疗,最为重要的原则是控制疾病进展,使之转化为稳定期银屑病。因此,针对细菌感染的抗生素使用是点滴状银屑病的首选。同时,部分抗生素还具有抑制中性粒细胞趋化及抗炎的作用,在点滴状银屑病的治疗中也能起到一定的效果。

## 252. 来氟米特治疗银屑病关节炎的作用机制是什么

免疫性疾病的发生主要是由于身体免疫系统被某些因素异常激活了,身体产生大量免疫细胞,一旦免疫细胞过量产生,它就不仅会攻击外来入侵者,而且还会开始攻击自身的组织,对机体造成炎症损伤。来氟米特这种药物的作用主要是用来抑制免疫细胞的异常增生。它可以抑制细胞中一种叫"二氢乳清酸脱氢酶"的物质产生,而这种物质则是细胞增殖所需的必要成分——"嘧啶"合成的重要催化物质。也就是说,来氟米特阻断了细胞增殖的粮食来源,"犯罪因子"的生成者——免疫细胞就不会过多产生,自然也就会对自身的攻击减少了。但是值得注意的是,来氟米特的选择性比较差,抑制了淋巴细胞后,虽然"犯罪因子"生成减少了,但人体需要的"好的因子"也一并减少了,这样会带来骨髓抑制、肝功能损害等不良反应。

## 253. 如何使用来氟米特治疗银屑病关节炎

来氟米特用于治疗银屑病关节炎的常用推荐疗法是每天 100mg,连续服用3 天(负荷量),之后改为维持剂量,每天 20mg。治疗期间我们需要注意的是要观察血压的变化,因为有部分患者服药期间会血压升高。对于原有高血压的患者就更加需要多次监测血压,及时增加血压药的药量。另外,服药期间我们需要根据医生的指示,按时门诊复诊、抽血检查,主要需要检查肝功能和血常规。若发现转氨酶升高,白细胞减少等情况,不用过于担心,一般经过医生调整药物后,都可以恢复正常。其他可能出现的副作用是脱发、恶心,一般反应较轻,不影响继续用药。另外,来氟米特属于免疫抑制剂的一种,使用期间身体的抵抗力会有所降低,因此更加注意不能熬夜、着凉,防止感染发生。

## 254. 柳氮磺胺吡啶治疗银屑病关节炎的作用机制是什么

银屑病关节炎是一种与银屑病相关的炎性关节病,有银屑病皮疹并伴有关节和周围软组织疼痛、肿胀、压痛、僵硬和运动障碍。部分患者可有骶髂关节炎和(或)脊柱炎,病程迁延,易复发。晚期可以发展为关节强直。约 75% 的患者皮疹出现在关节炎之前,同时出现者约 15%,皮疹出现在关节炎后的患者约 10%。

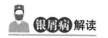

柳氮磺吡啶(水杨酸偶氮磺胺吡啶,SASP)为水杨酸和磺胺吡啶的偶氮化合物,属磺胺类,口服吸收较少,在肠内被细菌分解为 5- 氨基水杨酸和磺胺吡啶而发挥治疗作用,这两者,特别是 5- 氨基水杨酸可能会有较强的杀菌抗炎作用,因此对于银屑病关节炎有一定的治疗效果。目前柳氮磺吡啶主要用于治疗溃疡性慢性直肠炎、结肠炎、坏疽性脓皮病和疱疹样皮炎等。对胶原纤维和弹性纤维有较强的亲和力。有研究表明,柳氮磺吡啶在体内的分解产物可阻断活性增高的 5- 脂氧化酶和 12- 脂氧化酶通路,使花生四烯酸的生成减少,从而抑制 5- 脂氧化酶和 12- 脂氧化酶的活性,降低银屑病皮损中花生四烯酸的含量和减少炎症介质的产生,起到治疗作用。

## 255. 如何使用柳氮磺胺吡啶治疗银屑病关节炎

柳氮磺胺吡啶的服用剂量应根据患者对治疗的反应情况及对药物的耐受性来决定。片剂应在每日固定的时间服用,最好在进餐时服用。先前未曾用本片剂及肠溶片治疗过的患者,建议其在最初几周内逐渐增加剂量。使用肠溶片能降低胃肠道副作用的发生率。肠溶片不可压碎及掰开服用。建议每日 2~3g,分 2~3 次口服。也可考虑与甲氨蝶呤联合使用。

## 256. 柳氮磺胺吡啶治疗银屑病关节炎需要注意些什么

使用柳氮磺胺吡啶治疗银屑病关节炎之前应注意详细了解患者病史,遇到以下情况需注意。

(1)葡萄糖 -6- 磷酸脱氢酶缺乏、肝功能不全、肾功能不全、血卟啉症、血小板、粒细胞减少、血紫质症、肠道或尿路阻塞患者应慎用。

(2)服用柳氮磺吡啶肠溶片期间多饮水,保持高尿流量,以防结晶尿的发生,必要时服碱化尿液的药物。失水、休克和老年患者应用本品易致肾损害,应慎用或避免应用本品。

(3)对呋塞米、砜类、噻嗪类利尿药、磺脲类、碳酸酐酶抑制药及其他磺胺类药物过敏者慎用。

（4）治疗中须注意检查：①全血象检查，对接受较长疗程的患者尤为重要。②直肠镜与乙状结肠镜检查，观察用药效果及调整剂量。③治疗中定期尿液检查（每 2~3 日查尿常规一次）以发现长疗程或高剂量治疗时可能发生的结晶尿。④肝、肾功能检查。

（5）遇有胃肠道刺激症状，除强调餐后服药外，也可分成小量多次服用柳氮磺吡啶肠溶片，甚至每小时一次，使症状减轻。

（6）根据患者的反应与耐药性，随时调整剂量，部分患者可采用间歇治疗（用药二周，停药一周）。

（7）腹泻症状无改善时，可加大剂量。

（8）夜间停药间隔不得超过 8 小时。

（9）肾功能损害者应减小剂量。

## （五）生物制剂及靶向药物治疗

**史玉玲** 同济大学附属第十人民医院

## 257. 什么是生物制剂

近几年，医学治疗上的新名词"生物制剂"已随处可以听见，尤其在自身免疫性疾病和肿瘤的治疗中，"生物制剂"一词对患者并不陌生。但当医生在患者的治疗方案中提及"生物制剂"一词时，大多数患者都觉得生物制剂很"神秘"，因此也造成了很多关于生物制剂的谣言。有的病友认为用了生物制剂是"最后一招"，用了之后其他的药物就不管用了；也有的人认为生物制剂副作用大不要轻易尝试；当然，也有人认为其效果强大，是银屑病治疗的"仙丹"……其实这些认识都是不正确的。那么究竟什么是生物制剂呢？它的作用是什么呢？下面我们就来揭开它神秘的面纱。

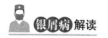

广义上讲,生物制剂是以各类具有医研价值的碳基生物为原料,利用传统技术或现代生物技术制造,作用于人体各类生理症状的预防(保健)、治疗和诊断的各种形态制剂,统称生物制剂。而在医疗领域,生物制剂具体指"免疫生物制剂",是指用微生物(细菌、立克次体、病毒等)及其代谢产物有效抗原成分、动物毒素、人或动物的血液或组织等加工而成作为预防、治疗、诊断相应传染病或其他有关疾病的生物制品,包括人用疫苗、人用重组 DNA 蛋白制品、人用重组单克隆抗体制品、微生态活菌等制品。生物制剂主要可通过刺激机体免疫系统,在人体内引起细胞免疫、细胞介导免疫或体液免疫而发挥功效,在各种疾病的治疗中发挥作用。

我们知道,银屑病的确切病因尚未清楚,但是目前的研究表明,人体的免疫系统参与该病的发生与发展。参与银屑病皮损部位免疫反应的细胞主要有淋巴细胞、角质形成细胞、抗原呈递细胞等,而细胞因子、趋化因子是各种免疫细胞之间相互作用的枢纽,比如 Th1 细胞因子(IFN-γ 和 IL-2),天然免疫细胞因子(IL-1、IL-6 和 TNF-α)以及 Th17 细胞因子(IL-17、IL-22、IL-23 等)——我们姑且把这些因子称为"犯罪因子"。传统的治疗手段如免疫抑制剂(来氟米特、甲氨蝶呤等)能抑制体内的免疫反应相关细胞的增殖和功能,从而降低免疫反应。不幸的是,"犯罪因子"的生成减少了,人体所需的"好的因子"也一并减少了,因此带来骨髓抑制等不良反应。如果用战争来比喻,这更像是"地毯式轰炸"——威力大但精确性不足,可能误伤平民。而生物制剂则不同,它是药物中的"精确制导武器",可以实现对"犯罪因子"的精确打击。因此往往起效快,有效率高,有些传统治疗无效、抵抗或对传统治疗存在禁忌的病情严重的银屑病患者也可以获得很好的疗效。

## 258. 生物制剂治疗银屑病的适应证是什么

银屑病是一种多基因遗传背景下免疫介导的慢性炎症性皮肤病,给患者的身心健康均带来极大的影响,目前尚无法根治。许多银屑病患者几年甚至几十年不停地辗转于不同医院寻求各种治疗方案,均不能收获满意的治疗效果,久而久之，对该病的治疗丧失信心，对医生的治疗方案产生怀疑。所以当医生推荐使用生物制剂进行治疗时患者常半信半疑，不太愿意接受。那么，什么情况下我们推荐银屑病患者使用生物制剂治疗呢？生物制剂治疗银屑病的适应证是什么呢？

在我国生物制剂主要适用于传统治疗无效、抵抗或对传统治疗存在禁忌的病情严重的银屑病患者。那什么是传统治疗呢？传统上的治疗包括：一些常用的系统治疗药物如：阿维 A、甲氨蝶呤、环孢素、来氟米特、雷公藤等；光化学疗法（窄谱中波紫外线治疗，308 准分子激光治疗等）。那什么又是严重的银屑病患者呢？医生评定为：银屑病面积和严重指数（psoriasis area and severity index，PASI）评分＞10，严重影响患者生活质量 DLQI＞10，病情持续 6 个月以上或患有严重的红皮病型和脓疱型银屑病或关节病型银屑病的患者。因此，对于满足以上条件的患者在医生对其病情和健康状况进行相关评估后，将推荐患者使用生物制剂治疗，以较快地改善患者病情，减轻患者痛苦。

## 259. 目前国际上批准用于治疗银屑病的生物制剂有哪些

生物制剂种类繁多，价格不一，根据患者不同的病情及不同的给药需求有不同的选择。目前有 9 种生物制剂获得美国食品药品管理局（Food and Drug Administration，FDA）批准用于中度至重度银屑病及银屑病性关节炎的治疗，这些药物包括：依那西普（Etanercept）、英夫利昔单抗（Infliximab）、阿达木单抗（Adalimumab）、乌司奴单抗（Ustekinumab）、司库奇尤单抗（Secukinumab）、Guselkumab、Brodalumab、Ixekizumab、Tildrakizumab。不同的生物制剂针对银屑病发病因素中的不同靶点：依那西普、英夫利昔单抗、阿达木单抗为 TNF-α 拮抗剂，乌司奴单抗、Guselkumab、Tildrakizumab 为 IL-23（导致银屑病发生发展的一种炎症因子）拮抗剂；司库奇尤单抗、Ixekizumab、Brodalumab 为 IL-17（导致银屑病发生发展的一种炎症因子）拮抗剂。目前各大医院运用较多的主要有：依那西普、英夫利昔单抗、阿达木单抗。

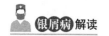

## 260. 应用生物制剂之前需要做哪些检查

有些未使用过生物制剂的银屑病患者对生物制剂没什么好感,因为价格比较昂贵,而且使用之前需要做不少检查,让患者对医生的治疗方案容易产生抵触心理及不信任。那么究竟使用生物制剂之前需要做检查吗? 答案是肯定的,生物制剂为一种免疫调节剂,必须在医生的密切监测下方可使用,医生必须对患者进行全面评估方可安全使用生物制剂。

应用生物制剂之前需检查血常规、C反应蛋白、肝肾功能、尿常规、肝炎病毒筛查(乙肝、丙肝)、人类免疫缺陷病毒(HIV)抗体、梅毒螺旋体特异性抗体(TPPA)及梅毒螺旋体非特异性抗体(RPR/TRUST)、结核相关检查(结核菌素试验 PPD 或 T-SPOT)、抗核抗体、抗双链 DNA、血妊娠试验、血沉、胸片或者 CT、心电图、其他感染相关指标(内毒素、呼吸道病毒感染等)及肿瘤标志物等。

生物制剂有加重感染的风险,故用药前必须对结核病风险高的患者进行活动性或潜伏性结核感染的评估。有严重感染的患者也应禁用生物制剂,故需要检查血常规、C反应蛋白及其他相关感染指标以排除感染。有 HBV 感染风险的患者在开始生物制剂治疗前必须进行 HBV-DNA 复制情况的检测,进行综合评估及是否同时使用抗病毒药物。

## 261. 生物制剂使用期间需要检测什么项目

生物制剂需在医生的密切监测下方可安全使用,如在治疗过程中患者有严重感染、肿瘤、心血管系统的严重疾病或者妊娠等情况的发生,均需停止使用生物制剂,并进行相关的评估和治疗。所以患者在生物制剂使用期间需定期复查:血常规、C反应蛋白、肝肾功能、尿常规、肝炎病毒筛查(乙肝、丙肝)、人类免疫缺陷病毒(HIV)抗体、梅毒螺旋体特异性抗体(TPPA)及梅毒螺旋体非特异性抗体(RPR/TRUST)、结核相关检查(结核菌素试验 PPD 或 T-spot)、抗核抗体、抗双链 DNA、血妊娠试验、血沉、胸片或者 CT、心电图、其他感染相关指标(内毒素、呼吸道病毒感染等）及肿瘤标志物等。并同时定期评估皮损严重程度变化或关节症状的改善情况。

 ## 262. 生物制剂常见的不良反应有哪些

在长期的临床研究及应用中发现生物制剂在银屑病的治疗中疗效可靠、安全性较好。但生物制剂在使用过程中也存在一些不良反应的发生。生物制剂比较常见的不良反应有：注射部位反应，包括疼痛、肿胀、瘙痒、红斑和注射部位出血等。使用英夫利昔单抗治疗时，由于给药方式为静脉滴注，还有可能出现输液反应，如呼吸困难、面色潮红、头痛和皮疹等。还有可能引起感染，如上下呼吸道感染，肺炎、鼻窦炎、咽炎、鼻咽炎支气管炎，膀胱炎，皮肤感染等。其他不良反应还包括：再次给药后的迟发性过敏/迟发性反应，如肌肉痛和（或）关节痛伴有发热和（或）皮疹；抗核抗体（ANA）/抗双链脱氧核糖核酸（dsDNA）抗体转阳；加重充血性心力衰竭；白细胞减少，如中性粒细胞减少和粒细胞缺乏症、贫血；血脂升高；头痛；肝酶升高；潜伏性结核的活动；罕见的不良反应有肿瘤的发生。

 ## 263. 生物制剂不宜用在哪些人群

既然生物制剂对于大部分严重的银屑病患者疗效可靠，起效迅速，且使用安全，那么是不是每一个患者都可以使用生物制剂呢？当然不是。对于每一位前来就诊的银屑病患者，医生都必须对其健康状况，疾病的严重程度，经济情况等进行全面评估，权衡利弊方可给出最优的个体化治疗方案。有一部分患者是必须慎用或者禁用生物制剂的。如：对生物制剂或其中成分过敏者，脓毒血症患者或存在脓毒血症风险的患者；对包括慢性或局部感染在内的严重活动性感染的患者，患有活动性结核病史或近期与活动性结核病患者密切接触史的患者，患有严重的未控制的心血管、肝脏、肺和肾疾病、其他自身免疫性疾病、恶性肿瘤、HIV 感染的患者、妊娠及哺乳期妇女均不宜使用生物制剂。

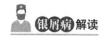

## 264. 使用生物制剂期间可以怀孕吗

门诊中,许多育龄期的重度银屑病女性患者最常问的一个问题就是:医生,我现在的情况能怀孕吗?对我的孩子会有影响吗?我用药期间能不能正常备孕?医生常常会告诉患者在使用生物制剂治疗中必须采取有效的避孕措施,且停药后继续避孕6个月。

妊娠患者使用生物制剂的长期安全性目前尚不清楚。有研究发现,妊娠期应用TNF-α抑制剂并不会增加胎儿死亡或流产风险。但最近也有小样本研究显示,妊娠期间应用TNF-α抑制剂会增加流产的风险。因此建议:使用生物制剂期间应避免妊娠,若治疗中出现妊娠则建议停药。英国最新的生物制剂药物说明书中建议患者在怀孕前停药,要求间隔的时间不等。而且,在出生后6个月以内,曾有生物制剂子宫暴露史的幼儿不应接受活疫苗免疫。所以生物制剂对妊娠的远期影响仍需继续观察。

## 265. 使用生物制剂期间可以哺乳吗

孩子的健康往往是妈妈最关心的问题,许多哺乳期的女性宁可自己忍受病痛的折磨也不愿意用药,害怕影响哺乳,影响孩子的健康。所以在门诊中,医生常常被问到:"我在使用生物制剂治疗期间能不能正常哺乳,会不会对孩子造成影响?"我们认为:目前尚不清楚生物制剂是否从人乳汁中分泌以及哺乳后是否全身吸收。由于人类的免疫球蛋白可经母乳分泌,因而母亲在使用生物制剂期间及末次治疗后至少6个月内应停止哺乳。

有报道依那西普皮下注射后可从人的乳汁中分泌。在给予哺乳期大鼠皮下注射依那西普后,依那西普可以通过乳汁排泄,且可以在胎仔血清中检测到依那西普。也有研究显示,乳汁中可以检测到英夫利西单抗,但乳汁中英夫利西单抗的浓度仅相当于血药浓度的1/200。但仍需更多的远期观察研究以明确英夫利西单抗对哺乳期婴儿的影响。迄今为止,也有个案报道持续哺乳并在哺乳期应用抗 TNF 抑制剂治疗的病例中(主要是依那西普和英夫利西单抗),婴儿没有观察到不良反应发生。但并没有大样本研究证据,因此我们建议使用生物制剂期间禁止哺乳。

## 266. 男性使用生物制剂期间爱人可以怀孕吗

重度银屑病严重的困扰着患者,常常有患者因此感到自卑,感到社交困难,有些患者会抱怨因为疾病的进展和病情的加重而导致无法正常结婚生子。所以对于门诊治疗中的青年男性银屑病患者常常有的顾虑就是:我在使用生物制剂治疗期间,我的爱人可以正常怀孕生子吗?

有研究显示,接受英夫利西单抗治疗的男性患者精子量和功能与健康人群无差异。亦有研究显示,男性患者在持续接受英夫利西单抗治疗过程中能使其妻受孕并顺利分娩健康婴儿。故男性患者在接受 TNF 抑制剂治疗期间,无需避孕。

## 267. 依那西普治疗银屑病的具体机制是什么

银屑病是一种免疫炎症介导的慢性皮肤病,炎症因子是银屑病发生发展的关键。与银屑病发生发展相关的炎症因子有许多种,主要有:肿瘤坏死因子(tumor necrosis factor,TNF)-α、白细胞介素 -17(IL-17)、白细胞介素 -23(IL-23)等。而生物制剂主要是通过特异性的拮抗某种炎症因子,而缓解疾病的发生发展。依那西普是由肿瘤坏死因子(tumor necrosis factor,TNF)-α 受体 P75 胞外段的二聚体和 IgG1 抗体的 Fc 段组成的全人源性可溶性受体,可与 TNF-α 三聚体以 1:1 的比例结合,使之丧失生物学活性。同时,依那西普还能结合 LTα3、LTα1β2、LTα2β1 等多种淋巴毒素并降低患者外周血中 IL-23、IL-17、IL-22 等重要炎症介质的水平,从而达到减轻炎症反应的目的,进而改善银屑病患者的症状和体征。

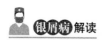 

## 268. 依那西普如何应用

许多门诊的银屑病患者除了关注生物制剂的疗效外,还会更多的关注它的使用方法,是否方便,是否影响正常工作。依那西普是通过皮下注射给药,每周 1~2 次,门诊即可完成,对患者工作时间的影响较小,用药比较方便。用药的剂量为 25mg 或 50mg,每周 2 次,3 个月后给予维持剂量 50mg,每周 1 次,此后根据患者的病情而减少维持治疗的剂量或者延长维持治疗的时间间隔。例如有一位患者已使用依那西普治疗银屑病 1 年余,目前病情仍控制良好。初次治疗是给予 50mg,皮下注射,一周 1 次,皮损全部消退,继续治疗 8 个月后,给予患者 25mg,皮下注射,每周 1 次,目前病情仍控制得比较好。

## 269. 使用依那西普需要注意什么

依那西普是一种生物制剂,是否使用该药进行治疗,治疗维持多久,多久停药,整个治疗过程均需在医生的监测下进行。对依那西普中活性成分或其他任何成分过敏者,脓毒血症患者或存在脓毒血症风险的患者;对包括慢性或局部感染在内的严重活动性感染的患者,患有活动性结核病史或近期与活动性结核病患者有密切接触史的患者,患有严重的未控制的心血管、肝脏、肺和肾疾病、其他自身免疫性疾病、恶性肿瘤、HIV 感染的患者禁用依那西普。由于临床试验显示使用依那西普治疗的患者可能存在加重充血性心力衰竭的倾向,故轻度心力衰竭患者慎用,中重度心力衰竭患者禁用。在用药期间至结束治疗后 3 个月内,育龄女性应避孕,哺乳期妇女不能哺乳。

在使用依那西普治疗期间,还必须严密监测患者是否出现新的感染、结核或乙肝再激活、肿瘤的发生等。若出现,应中断本品治疗,直到上述症状得到控制。治疗期间出现血液系统异常,狼疮综合征的症状且双链 DNA 抗体阳性的患者应立即停用。依那西普治疗期间需定期复查血常规、尿常规、C 反应蛋白、肝肾功能、T-spot 或者 PPD 试验、抗核抗体、抗双链 DNA、血妊娠试验、血沉、其他感染相关指标（内毒素、呼吸道病毒感染等）及肿瘤标志物以及胸片或者 CT、心电图等。定期评估皮损严重程度变化或关节症状的改善情况。

依那西普常见不良反应包括：注射部位反应，如疼痛、肿胀、瘙痒、红斑和注射部位出血等；感染，如上呼吸道感染、支气管炎、膀胱炎和皮肤感染等；变态反应；自身抗体形成；瘙痒和发热等。如有以上情况的发生也应及时报告医生及时处理。

## 270. 英夫利昔单抗治疗银屑病的具体机制是什么

英夫利昔单抗是由鼠源性 IgG 的 Fab 段和人源性 IgG 的 Fc 段组合的鼠 - 人嵌合单克隆抗体，可与 TNF-α 以 1：2 的比例结合，使其丧失生物学活性。并且，1 个单位跨膜 TNF-α 可与 3 个单位英利昔单抗结合，多个复合物相互交联后可诱导抗体依赖性细胞毒性（antibody dependent cytotoxicity，ADCC）及补体依赖性细胞毒性（complement dependent cytotoxicity，CDC），从而杀伤 T 淋巴细胞，减轻银屑病中的炎症反应，控制疾病的进展。

## 271. 英夫利昔单抗具体如何应用

英夫利昔单抗是通过静脉滴注给药，需要患者定期住院给药，以便在医生和护士的密切监测下进行输液，如有任何不良反应可及时得到解决。首次剂量为 5mg/kg，之后在首次给药后的第 2 周和第 6 周及以后每隔 8 周各给予一次相同剂量。对于疗效不佳的患者，可考虑将剂量调整至 10mg/kg。所以患者初次治疗后一周需再次住院治疗，一个月后进行第三次治疗。此后每 2 个月治疗一次，如治疗 4 次后病情仍得不到有效缓解，那么建议更换其他生物制剂进行治疗。

## 272. 使用英夫利昔单抗需要注意什么

英夫利昔单抗是一种生物制剂，是否使用该药进行治疗，治疗维持多久，多久停药，整个治疗过程均需在医生的监测下进行。而且英夫利昔单抗为静脉

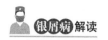 

输液给药,整个给药过程必须在医生和护士的监测下,防止不良反应的发生及对发生的不良反应进行及时的处理。

因此,英夫利昔单抗中活性成分或其他任何成分过敏者,脓毒血症患者或存在脓毒血症风险的患者;对包括慢性或局部感染在内的严重活动性感染的患者,患有活动性结核病史或近期与活动性结核病患者密切接触史的患者,患有严重的未控制的心血管、肝脏、肺和肾疾病、其他自身免疫性疾病、恶性肿瘤、HIV 感染的患者禁用该药。轻度心力衰竭患者慎用,中重度心力衰竭患者禁用。在用药期间至结束治疗后至少 6 个月内,育龄女性应避孕,哺乳妇女不能哺乳。

在使用英夫利昔单抗治疗的同时,必须严密监测患者是否出现新的感染、结核或乙肝再激活等。若出现,应中断本品治疗,直到上述症状得到控制。治疗期间出现血液系统异常,狼疮综合征的症状且双链 DNA 抗体阳性的患者应立即停用。英夫利昔单抗治疗期间需定期复查血常规、尿常规、C 反应蛋白、肝肾功能、T-spot 或者 PPD 试验、抗核抗体、抗双链 DNA、血妊娠试验、血沉、其他感染相关指标(内毒素、呼吸道病毒感染等)及肿瘤标志物以及胸片或者 CT、心电图等。定期评估皮损严重程度变化或关节症状的改善情况。

英夫利昔单抗常见不良反应包括:输液反应,如呼吸困难、面色潮红、头痛和皮疹等;再次给药后的迟发性过敏/迟发性反应,如肌肉痛和(或)关节痛伴有发热和(或)皮疹;感染;抗核抗体(ANA)/抗双链脱氧核糖核酸(dsDNA)抗体转阳;充血性心力衰竭:上市后经验显示,使用本品的患者(无论有无明显诱发因素)有心力衰竭加重的报告。因此在药物的使用前及整个使用期间需定期就诊,进行相关检查,在医生的密切监测下用药。

## 273. 阿达木单抗治疗银屑病的具体机制是什么

阿达木单抗(Adalimumab)是抗 TNF-α 的重组全人源化 IgG1 单克隆抗体,是人单克隆 D2E7 重链和轻链经二硫键结合的二聚物。其作用靶点为 TNF-α。主要作用机制为特异性地与游离型及膜结合型的 TNF-α 结合,阻断其与细胞表面 TNF-α 受体的相互作用。在体外有补体存在的情况下,溶解表面 TNF-α 表达细胞。对由 TNF-α 诱导或调节的生物应答起到调控作用。因此,阿达木单抗通过拮抗炎症因子 TNF-α 的作用而控制银屑病的发展。

## 274. 阿达木单抗具体如何应用

在门诊中,常遇到一些银屑病患者,不是因为经济状况,而是因为工作因素无法频繁来门诊治疗,所以依从性较差,不能很好地控制疾病的进展。而阿达木单抗是通过皮下注射给药,给药方便,目前已有阿达木单抗的笔型针剂,患者可以自行在家皮下注射给药,无需频繁来门诊,节约时间,不影响工作。阿达木单抗的首次给药剂量为 80mg,首次给药后的第 1 周给予 40mg,之后可以隔周一次给予 40mg 维持治疗。此后根据患者的病情改善程度调整用药的时间间隔。

## 275. 使用阿达木单抗需要注意什么

阿达木单抗是一种生物制剂,是否使用该药进行治疗,治疗维持多久,多久停药,整个治疗过程均需在医生的监测下进行,防止不良反应的发生及对发生的不良反应进行及时的处理。我们认为对阿达木单抗中活性成分或其他任何成分过敏者,脓毒血症患者或存在脓毒血症风险的患者;对包括慢性或局部感染在内的严重活动性感染的患者,患有活动性结核病史或近期与活动性结核病患者密切接触史的患者,患有严重的未控制的心血管、肝脏、肺和肾疾病、其他自身免疫性疾病、恶性肿瘤、HIV 感染的患者禁用。轻度心力衰竭患者慎用,中重度心力衰竭患者禁用该药。在用药期间至结束治疗后至少 5 个月内,育龄女性应避孕,哺乳妇女不能哺乳。

在使用阿达木单抗治疗的同时,必须严密监测患者是否出现新的感染、结核或乙肝再激活等。若出现,应中断本品治疗,直到上述症状得到控制。治疗

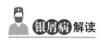

期间出现血液系统异常，狼疮综合征的症状且双链 DNA 抗体阳性的患者应立即停用。阿达木单抗治疗期间需定期复查血常规、尿常规、C 反应蛋白、肝肾功能、T-spot 或者 PPD 试验、抗核抗体、抗双链 DNA、血妊娠试验、血沉、其他感染相关指标（内毒素、呼吸道病毒感染等）及肿瘤标志物以及胸片或者 CT、心电图等。定期评估皮损严重程度变化或关节症状的改善情况。

阿达木单抗常见不良反应包括：注射部位反应，如红肿，瘙痒，出血，疼痛或肿胀等；呼吸道感染，如上下呼吸道感染、肺炎、鼻窦炎、咽炎、鼻咽炎和疱疹病毒肺炎等；白细胞减少，如中性粒细胞减少和粒细胞缺乏症、贫血；血脂升高；头痛；肝酶升高等。需密切关注不良反应的发生，如有发生应及时处理。

**颜克香** 复旦大学附属华山医院

## 276. 乌司奴单抗治疗银屑病的具体机制是什么

乌司奴单抗第一次在国内做临床试验的时候，被我们医师称为"神药"，为什么呢？因为很多患者一针打下去，第二次来复诊的时候，皮损就基本上完全消退了，让人觉得不可思议。笔者在国外的时候也亲眼见过一例严重的银屑病患者，打一针，第 3 个月来随访的时候，皮损消退了 50% 以上，患者未用任何其他药物。为什么这个药会有这么神奇呢？因为银屑病的发生与 Th1 和 Th17 细胞介导的炎症信号通路相关，而乌司奴单抗通过靶向性结合 IL-12/23 p40 亚单位，从源头阻止炎症细胞向 Th1 和 Th17 细胞分化，从而阻止了银屑病的发生。该药 2009 年首次获美国（FDA 批准，2010 年就在我国已经做了药物临床研究，但至今还未在中国上市，估计 2019 年会在中国上市。该药的起效受银屑病患者携带的易感基因和体重的影响，体重指数大于 25 的患者疗效会打折扣，携带有 HLA-Cw06021 易感基因的患者，起效的速度和临床的疗效更好，总体有效率 75% 以上的改善在 80% 左右，对关节炎也有效果。

## 277. 乌司奴单抗具体如何应用

既然疗效这么好,这个药该怎么应用呢? 这个药是目前所有生物制剂中使用最方便的一个,因为药物半衰期长,3个月打一次就可以了,皮下注射,患者可以自己在家中完成,但注意生物制剂都是要低温保存的,高温状态会影响药物的疗效。一般注射部位为大腿上部或距离肚脐至少5cm的腹部,如果有人协助注射,也可以选择上臂作为注射部位。注射过程中要注意无菌操作,严格消毒,避免注射部位感染。体重低于100kg的患者,推荐剂量为45mg,体重大于100kg的患者,推荐剂量为90mg。

## 278. 使用乌司奴单抗需要注意什么

有的人谈到生物制剂就特别害怕,医生这个药用下去有什么副作用,能根治吗? 生物制剂虽然有效,但也没法根治银屑病,因为如果你携带有银屑病的易感基因,在一定环境诱因下如感冒、劳累等都可能发生。还有的人可能担心,医生如果用了这个药,以后再用传统药物是不是就没效了。其实也不是这样,生物制剂可以和传统药物联合应用,也可以逐步再过渡到传统药物治疗。生物制剂由于是新出来的药物,大家对它长期的安全性尚不了解,因此,在用药过程中出现任何身体的不适要及时跟医生沟通。患者在用乌司奴单抗之前,一定要到正规医院做全面的体格检查和实验室检查,确保没有结核和乙肝,才可以应用这个药,既往有肿瘤病史,或近期有活病毒或者活菌疫苗接种史的患者,不能用这个药。此外,在用药过程中一定要在固定的医生那里定期做实验室检查,避免药物的副作用。由于生物制剂会降低人体的免疫力,在用药过程中要特别注意预防感冒。

## 279. 司库奇尤单抗治疗银屑病的具体机制是什么

司库奇尤单抗最近也非常火,很多人跑到国外或香港去用这个药,为什么

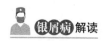

这个药会那么火呢？2017 年华山医院刚启动这个临床试验的时候，一个月内，30 名患者全部入组完，这是以往任何临床试验都没有的速度。通过一年的观察，确实让医生见证了司库奇尤单抗的奇迹，很多临床上用甲氨蝶呤、雷公藤、阿维 A、益赛普等治疗无效的患者，竟然在 2 个月左右好转了 90%，起效速度和临床疗效明显要优于传统治疗和益赛普。最近这批患者已完成 1 年的注射，并且已停药 3 个月。长期的观察看下来，尽管司库奇尤单抗的有效率高，可能达到 80%~90%，但仍有部分患者效果不佳，停药后还是会有复发，也有患者能达到皮损完全消退。副作用也因人而异，有的身体素质好的患者，几乎没有副作用，但有的患者会经常出现上呼吸道感染或者真菌感染的情况。这个药疗效这么好，具体的机制是什么呢？因为在银屑病发病过程中一个非常重要的炎症细胞因子 IL-17A，司库奇尤单抗就是通过拮抗 IL-17A 发挥治疗作用。IL-17A 本身在防御真菌感染中起重要作用，因此，拮抗到 IL-17A 后，患者真菌感染的发生率也明显增高。

## 280. 司库奇尤单抗具体如何应用

司库奇尤单抗用起来相对简单，皮下注射就可以了，患者也可以自己在家中注射，第 1 个月是每周注射 1 次，以后是每个月注射 1 次，推荐剂量为首次皮下注射 300mg，然后在 1 周后，2 周后，3 周后，4 周后各注射一次，然后每间隔 4 周后注射 300mg 1 次（分两次 150mg 皮下注射）。注意生物制剂的治疗一定要在医生的指导下用药，切记不要自己觉得好了就随意停药。所有药物的治疗基本上都是逐渐减量维持，最后到停药，不规范的使用会导致抗药物抗体的提早出现，降低药物疗效。

## 281. 使用司库奇尤单抗需要注意什么

司库奇尤单抗使用的注意事项与其他生物制剂一样，用药前一定要排除结核和乙肝，有严重的心血管疾病、恶性肿瘤，或近期接受过活病毒或者活菌疫苗接种的患者不推荐使用。患者在用药过程中要定期随访心电图和实验室检查，要注意预防感冒，出现任何身体不适要及时跟医生沟通，千万不要贪图便宜自行买低廉的药物在家里注射，一定要在医生的监督下使用。

## 282. 其他针对 IL-17A 和 IL-17 受体的生物制剂有哪些

除司库奇尤单抗之外，针对 IL-17A 和 IL-17 受体的生物制剂还有依克赛珠单抗和布罗达单抗等。对于那些因为疗效不佳或不良反应而停用 TNF-α 抑制剂（如英夫利昔单抗、阿达木单抗、依那西普）的患者来说，可以考虑换用针对 IL-17A 和其他 IL-17 受体的生物制剂。

依克赛珠单抗是继司库奇尤单抗之后，在美国、欧洲获批上市的第二款针对 IL-17A 的药物，由美国医药巨头礼来公司研发。临床实验显示，依克赛珠单抗对于斑块型银屑病具有较好的治疗作用，甚至超过依那西普。但是，和司库奇尤单抗一样，因为拮抗了防御真菌感染的 IL-17A，因此，使用依克赛珠单抗的患者比依那西普更容易出现真菌感染。

布罗达单抗是另一种针对 IL-17 受体的药物，目前已经在美国和日本上市，它通过选择性地与 IL-17 受体结合，避免机体收到可能导致炎症的信号，抑制银屑病相关的炎症反应。今年 6 月的一项研究显示，布罗达单抗治疗斑块型银屑病疗效显著，安全性佳，但该药的缺点是价格昂贵，使用周期长。

## 283. 针对 IL-23P19 的人源化抗体有哪些

和 IL-17 一样，IL-23 也是银屑病中一个具有治疗前景的作用靶点，针对 IL-23P19 亚单位的人源化抗体主要有 Guselkuma、Tildrakizumab、Risankizumab 等，前两者已在美国上市。Guselkumab 由强生公司研发，于 2017 年在美国上市，是首个获批的只针对 IL-23 靶向阻断的生物制剂。该药推荐剂量是初始第 0 周和第 4 周皮下注射 100mg，之后每 8 周使用一次即可。而另一种选择性阻断 IL-23 的药物 Tildrakizumab，也已经于今年 3 月在美国上市。该药推荐剂量为初始第 0 周和第 4 周皮下注射 100mg,之后每 12 周使用一次。除此之外,Risankizumab 也已公布Ⅲ期临床数据,结果显示,不论是医生评价,还是患者生活质量自评,结果都优于乌司奴单抗,日后上市的表现令人期待。值得一提的是,与乌司奴单抗不同,针对 IL-23P19 亚单位的生物制剂不影响 Th1 细胞免疫,所以更为安全。

## 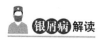 284. 目前上市的治疗银屑病的靶向药物还有哪些

目前上市的治疗银屑病的药物种类主要有五类:第一类,是抑制 T 细胞活生物制剂,比如阿法西普;第二类,是肿瘤坏死因子 α,也就是 TNF-α 的拮抗剂,比如类克、修美乐、依那西普;第三类,就是上面提到的 IL-12/IL-23p40 亚单位拮抗剂:比如乌司奴单抗;第四类,是 IL-17 单克隆抗体:司库奇尤单抗;第五类比较特殊,是小分子生物制剂:阿普斯特。很多患者想问,哪个药物最好? 就目前的临床经验来讲,司库奇尤单抗的有效率最高,其次是乌司奴单抗和修美乐,益赛普的有效率相对低一些,但最安全,不良反应少,而特别有效的生物制剂,副作用相对也要多一些。总之,生物制剂长期使用都可能面临失效的问题。

## 285. 如果一种生物制剂疗效欠佳,可以转换为另外一种生物制剂吗

当一种生物制剂治疗无效的时候,可以转换到另一种生物制剂治疗。这是为什么呢? 因为不同类的生物制剂作用于银屑病发病炎症信号通路的不同环节,即使作用于同一个炎症细胞因子如 TNF-α,它的种属来源也不同。有的可能直接通过抑制炎症细胞因子发挥作用,如类克和修美乐,有的通过抑制炎症细胞因子结合的受体发挥作用,如益赛普。因此,当一种生物制剂治疗无效的时候可以转换到另一种。生物制剂之间转换治疗是否需要缓冲期呢? 因其原因不同而异:因初始治疗无效可无需缓冲期(通常于初始治疗药物下一次给药的时间,给予转换后的药物),初始治疗采用标准的诱导剂量,后以维持剂量加

以维持；如果因安全问题，则需缓冲期，直至相关的安全参数正常。此外，尽管不同 TNF 拮抗剂的作用机制相似，由于药物之间可能存在肿瘤坏死因子抑制剂复合物稳定性、生物利用度或抗药物抗体产生等差异，因此，一种 TNF 拮抗剂治疗效果不佳时，选择另一种 TNF 拮抗剂同样有效。

 **286. 生物制剂在转换治疗后疗效如何**

大部分的生物制剂在进行转换的时候，效果是不错的，因为它们靶向的是炎症信号通路的不同分子；即使是同一分子，直接靶向炎症细胞因子和炎症细胞因子的受体，疗效也是不一样的；靶向同一分子，不同种属来源，疗效也会有差异。例如临床上对类克无效的情况下，转换为修美乐或者益赛普是有效的。当然，也有个别病例在转换时会出现病情加重的情况。总的来讲，当一种生物制剂无效，对传统治疗也无效的情况下，建议在医生的指导下进行生物制剂的转换治疗。

 **287. 儿童可以使用生物制剂治疗吗**

对于严重的无法用传统药物治疗的重度儿童银屑病，在权衡利弊的情况下，可以考虑用生物制剂治疗，国外已有生物制剂在儿童应用的报道，相对来讲是安全的，但要注意生物制剂会降低人体免疫力，会增加感染的风险，还有一些长期使用潜在的副作用目前尚不清楚，因此，在儿童中使用的时候一定要在传统治疗无效，严重威胁到患儿生活质量的情况下使用。毕竟生物制剂也不能根治银屑病，长期使用昂贵的费用也是很重要的一方面。

 **288. 国际上批准用于儿童银屑病的生物制剂有哪些**

尽管生物制剂在临床试验的时候都是用于 16 岁以上的成人，经过长期的临床观察发现有些生物制剂在儿童中使用是相对安全的，因此，国际上已相继

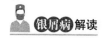

批准了以下生物制剂用于治疗儿童重度银屑病。

（1）依那西普。依那西普是一种肿瘤坏死因子拮抗剂，抑制银屑病中的炎症反应。该药是第一个被批准用于8岁以上儿童的生物制剂。应用于儿童和青少年中重度斑块型银屑病有效且耐受性良好。对于儿童银屑病患者，依那西普推荐的给药方法为0.4mg/kg，最大剂量不超过25mg，每周2次皮下注射。应用依那西普应密切监测血常规，防止出现粒细胞缺乏和严重血小板减少等不良反应。

（2）阿达木单抗。FDA已批准其用于4岁以上对局部治疗和光疗疗效不佳或不适宜的儿童和青少年严重慢性斑块型银屑病的治疗。但需注意的是，乙型肝炎是其应用的禁忌证之一。

（3）乌司奴单抗。2017年10月FDA批准乌司奴单抗用于青少年（≥12岁）中对其他治疗不耐受或效果不好的中度至重度银屑病患者。

总而言之，生物制剂是儿童银屑病其他治疗方法无效后的一个治疗选择，但因为其应用时间有限，尤其是长期应用于儿童的病例不多，长期应用生物制剂的临床疗效和安全性仍待进一步临床观察。

## 289. 阿普斯特的作用机制是什么

阿普斯特是一种磷酸二酯酶-4（PDE-4）抑制剂，是多年来第一个治疗银屑病的口服化学新药。该药分别在2014年9月和2015年1月在美国和欧洲批准用于治疗寻常型银屑病和关节病型银屑病，但目前还未在中国上市。现在的研究表明，阿普斯特可抑制PDE-4的活性，从而阻断银屑病发病机制中的关键炎症性细胞因子，包括TNF-α、IL-12、IL-17和IL-23的产生（对B细胞抗体分泌影响不大），最终抑制炎症反应。阿普斯特不仅具有银屑病治疗作用，而且在银屑病复发/初始方面也具有相当的应用前景。另外，有的患者可能会问，服用阿普斯特期间，什么药物不能同服？这个药与利福平、苯巴比妥、卡马西平、苯妥英等肝酶诱导剂不能同服，否则会丧失药效。

## 290. 阿普斯特具体如何应用

作为一个口服药物,阿普斯特最常见的不良反应就是腹泻、恶心等胃肠道症状,所以为减低这些症状,按照以下给药时间表逐渐调整至推荐剂量:第1天:早晨10mg;第2天:早晨10mg和傍晚10mg;第3天:早晨10mg和傍晚20mg;第4天:早晨20mg和傍晚20mg;第5天:早晨20mg和傍晚30mg;第6天和其后:30mg每天2次。

另外,对于有严重肾受损的患者,用药方案是:第1天:早晨10mg;第2天:早晨10mg;第3天:早晨10mg;第4天:早晨20mg;第5天:早晨20mg;第6天和其后:30mg每天1次。

# （六）中医中药治疗

*周东梅* 北京中医医院

## 291. 中医认为银屑病的病因病机是什么

祖国医学文献中有许多类似银屑病的记载,如"白疕""蛇虱""松皮癣""干癣"等。早在公元前14世纪,殷墟甲骨文中就有"疕"字的记载,当时泛指一般皮肤病,《周礼·天官·医师》曰:"凡邦之有疾病者,疕疡者造焉。"我国现存最早的医方《五十二病方》中也有"身疕"的记载。隋《诸病源候论》曰"干癣但有匡郭,皮枯索痒,搔之白屑出是也。"清《外科大成》记载"白疕,肤如疹疥,色白而痒,搔起白屑,俗呼蛇虱。由风邪客于皮肤,血燥不能荣养所致。宜搜风顺气丸、神应养真丹加白蛇之类。"清《外科证治全书》文中载"白疕皮肤燥痒,起如疹疥而色白,搔之屑起,渐至肢体枯燥坼裂,血出痛楚,十指间皮厚而莫能搔痒。因岁金太过,至秋深燥金用事,乃得此证。多患于血虚体瘦之

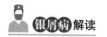

人,生血润肤饮主之,用生猪脂搽之。"清《医宗金鉴·外科心法要诀》白疕项下云:"此证俗名蛇虱。生于皮肤,形如疹疥,色白而痒,搔起白皮。由风邪客于皮肤,血燥不能荣养所致。初服防风通圣散,次服搜风顺气丸,以猪脂、苦杏仁等分共捣,绢包擦之俱效。"《医宗金鉴·外科心法要诀》亦云:"松皮癣,状如苍松之皮,红白斑点相连,时时作痒。"虽其名各异,症状亦有所差别,但都从不同角度较为形象地描述了本病的特征为皮肤干燥,搔抓后有白屑,且其病因病机为风邪侵袭肌肤或阴血枯燥不能营润于外导致皮肤红斑脱屑。

我国现代中医皮外科的奠基人和开拓者,著名中医皮外科专家赵炳南先生认为"白疕"之名更符合银屑病的特征,"疕"者,如匕首刺入疾病,表示病程缠绵日久,病难速愈之意。并认为"内有蕴热,郁于血分"是银屑病的关键病机,由于血热导致了燥、瘀等一系列病理变化。而导致血热的原因可由外感六淫;或心绪烦扰,内伤七情;或进食辛辣炙煿,鱼虾酒酪,饮食失节,致脾胃受伤,郁久化热等多种因素,使气机壅滞,郁久化火,蕴于血分。

热壅血络则发为鲜红斑片或鲜红色丘疹,血热生风化燥则干燥白色鳞屑叠出。病程日久,血热盛耗液伤津,营血亏耗,生风化燥,肌肤失于滋养,干燥白色鳞屑叠出。热入营血,热灼脉络,血液黏滞而运行不畅,瘀热不化,致"热结血瘀";或由于病久气血亏耗,运行不畅,导致经络阻隔、气血凝滞而瘀滞肌肤,皮肤失于濡养,出现肥厚的斑块,顽固难消。若血热炽盛,毒邪外袭,蒸灼皮肤,气血两燔,郁火流窜,形成红皮病型银屑病。若湿热蕴久,兼感毒邪,则见密集脓疱,发为脓疱型银屑病。若风湿毒热或寒湿痹阻经络,则手足甚至脊椎大关节肿痛变形,见于关节型银屑病。

## 292. 中医治疗银屑病的治则是什么

中医治疗银屑病遵循中医药治疗的基本原则,即关注整体,辨证论治,内外结合。

中医的整体观体现了天人合一的观点,在治疗银屑病时除关注疾病的具体情况外,还要根据患者的地域、性别、年龄、季节、社会地位、生活环境及生活方式、情绪变化等因素进行干预调整,在关注具体的皮损同时,还要关注患者先天禀赋、气血津液、经络脏腑的病理变化,整体调理。即要达到人与自然的和谐统一,人与社会的和谐统一,人体整体的和谐统一。

辨证论治常用的治则是凉血解毒、养血解毒、活血解毒,此外根据不同的兼证还经常应用祛风、除湿、润燥止痒、温经通络等治则。

外治疗法的原则则是要根据具体的皮损选择相应的治法、药物、剂型。以达到凉血消斑、润燥、止痒等功效。

 ## 293. 中医治疗银屑病有哪些方法

中医治疗银屑病采用内治外治结合的方法。

内治需根据体质、病情、诱发因素、季节等因素进行个体化的辨证论治,可以内服中药汤剂或者中成药进行治疗。

外治分为药物疗法及非药物疗法:药物疗法要根据具体的皮损选择相应的治法、药物、剂型。

(1)涂擦法:常用的药物剂型为中药软膏、中药油、中药水剂等。常用的药物则是具有清热、解毒、燥湿、润肤、止痒等功效的药物。

(2)封包法:常用的药物剂型为中药软膏,常用的药物是具有解毒、燥湿、润燥、止痒等功效的药物。

(3)贴敷疗法:常用的药物剂型为硬膏或软膏,贴敷于患处或穴位。常用的药物为解毒、燥湿、止痒温经药物。

(4)溻渍法:常用的药物剂型为中药水剂或者中药鲜药。常用的药物是具有解毒、除湿等功效的药物。

(5)外洗法:又分为泡洗、淋洗、浸浴等不同方法。常用的药物剂型为中药水剂。常用的药物为具有祛风、除湿、清热、解毒、止痒、润燥、温经、通络、活血等作用的药物。

(6)熏药法:常用的药物为具有温经、解毒、燥湿、杀虫止痒作用的熏药。

非药物疗法也要根据病情选择应用。

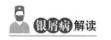

（1）针刺疗法：如体针、耳针、火针、揿针等。

（2）灸法：包括直接灸、隔物灸等。

（3）放血疗法：包括刺络放血、局部点刺放血、梅花针等。

（4）拔罐疗法：包括刺络拔罐、走罐、闪罐等。

此外还有埋线、割治等不同方法。

总之，中医药治疗银屑病的方法多样，临床要根据患者的具体病情、对治疗的接受程度等进行选择。

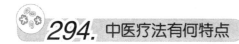

## 294. 中医疗法有何特点

中医治疗银屑病更关注整体，中医认为银屑病形于外而实发于内，"没有内乱，不得外患"，发病与经络的通畅与否、脏腑的盛衰与否、气血的充盈与否都是息息相关。而且认为疾病与自然、社会的因素息息相关，注重天人合一，所以在治疗时注意根据患者身体整体情况及不同环境、季节、体质调整药物，注意针对患者的不良情绪进行疏导，对不良的生活习惯加以告诫进行调整。所以在治疗皮损的同时，往往也改善了伴随的其他不适症状，对生活质量的改善更加明显。

中医药治疗采用的药物以天然植物为主，相对来说安全、副作用少，中药一般使用复方，耐药及停药病情反跳发生较少。而银屑病是慢性疾病，往往需要长期用药，中医药安全性较高，具有一定优势。

## 295. 常用于治疗银屑病的清热凉血药有哪些

中医认为银屑病的病因有内外因素共同作用，外可由风寒暑湿燥火侵袭；内因心绪烦扰，内伤七情，或进食辛辣炙煿，鱼虾酒酪，饮食失节，致脾胃受伤，郁久化热等多种因素，使气机壅滞，郁久化火，蕴于血分，发于肌肤，则发为鲜红斑片或鲜红色丘疹，血热生风化燥则干燥白色鳞屑叠出。血分蕴热是银屑病的关键病机。血热证是银屑病的常见证型，在银屑病的治疗中，清热凉血是重要的治疗原则,治疗银屑病的方剂中往往较多的使用清热凉血药物。

常用的清热凉血药为紫草、茜草、牡丹皮、赤芍、生地、白茅根、水牛角等。这些药物不只具有清热凉血的功效,还兼有解毒、祛湿、活血、熄风等功效。如紫草具有清热凉血、活血解毒透疹的作用,在《神农本草经》中记载还有利九窍、通水道的作用。牡丹皮具有清热凉血、活血祛瘀的作用,善清营血分的实热,治疗温毒发斑、痈肿疮毒。赤芍具有清热凉血、散瘀止痛的功效,善清肝火。生地具有清热凉血、养阴生津的功效,其性甘寒质润,既能清热又能养阴,是清热凉血的要药。水牛角具有清热凉血、解毒定惊的作用,能治血热妄行斑疹,又能治痈肿疮疡。

临床具体应用要由医生根据患者的具体情况选择,还要配伍其他药物。

 ## 296. 常用于治疗银屑病的养血润肤药有哪些

中医认为,血分蕴热是银屑病的关键病机,血热盛耗液伤津,营血亏耗,生风化燥,肌肤失于滋养,干燥白色鳞屑叠出。血燥证也是银屑病常见的证型,治疗需要应用养血润肤药物。

常用的养血润肤药为当归、鸡血藤、白芍。当归具有补血调经、活血止痛、润肠通便的功效,甘温质润,为补血圣药。白芍具有养血敛阴、柔肝止痛、平抑肝阳的作用,现代药理研究白芍具有免疫调节的作用。鸡血藤具有行血补血、调经、舒筋活络的作用,其苦而不燥、温而不烈、性质和缓,补而不滞。

此外,中医认为"有形之血不能自生,生于无形之气","脾为气血生化之源",补血常需配伍健脾益气药物,如黄芪、山药、白术、党参等。血虚常兼见阴虚,是故亦常配合滋阴润燥药物如麦冬、沙参、石斛、玉竹、黄精等。

临床要由医生根据患者的具体情况选择应用。

 ## 297. 常用于治疗银屑病的活血理气药有哪些

赵炳南老大夫认为血瘀贯穿于银屑病的始终。早期由于热入营血,热灼脉

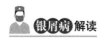

络,血液黏滞而运行不畅,瘀热不化,致"热结血瘀";病久气血亏耗,运行不畅,导致经络阻隔、气血凝滞而瘀滞肌肤,皮肤失于濡养,出现肥厚的斑块,顽固难消。临床治疗常需使用活血化瘀药物。

常用的活血化瘀药物为丹参、鸡血藤、赤芍、桃仁、红花、川芎、三棱、莪术等。丹参具有活血调经、祛瘀止痛、凉血消痈、除烦安神功效,丹参是寒性药物,适合银屑病的热瘀之证。前面已说过赤芍能凉血活血,鸡血藤活血补血,适合于银屑病热、虚、瘀兼见。桃仁具有活血祛瘀、润肠通便功效,红花能活血通经、祛瘀止痛,二者常相需为用,活血之力更强,有破血之功,去有形之瘀。川芎活血行气,祛风止痛。为血中之气药,具有通达气血功效,能上行头目,祛风止痛。三棱、莪术具有破血行气、消积止痛的作用,属于破血逐瘀药,药性峻猛,用于瘀血时间长、程度重的有形之瘀。往往用于顽固的斑块状银屑病。

活血化瘀药物,其作用强弱不同,要根据具体情况选择。气血之间关系密切,中医讲"气行则血行",使用活血药时,常配伍行气药物。另外还要针对瘀血的原因或兼证进行配伍,常配伍温经散寒、清热凉血、化痰除湿、祛风除湿、益气药物等。

本类药物行散力强,易耗血动血,不宜用于妇女月经过多者,忌用于孕妇。老人、儿童等身体虚弱者亦要慎重使用。临床要由医生根据患者的具体情况选择应用。

## 298. 市场上可购到哪些治疗银屑病的中成药

中成药是以中医药理论为指导,用中药材为原料,按规定的处方和加工方法制成的制剂。中成药的特点是具备相应的名称、规格、质量标准和检验方法、适当的包装,标明功效、主治、用法、用量,可以大规模生产。由于使用方便,在临床应用比较广泛。

目前具有国药准字批号的用于治疗银屑病的中成药常见有:复方青黛胶囊、消银颗粒、苦丹丸、银屑胶囊(颗粒)、银屑灵颗粒等。这些药物有些在说明书明确标明了适用于银屑病的某个证型,如复方青黛胶囊用于血热证,消银颗粒用于血热证及血燥证,苦丹丸用于血燥证,这些药物临床应用时需辨证应用;而有些药物只标明了用于银屑病,如银屑颗粒、银屑灵颗粒,这些药物临床需辨病应用。

需要注意的是与汤剂比较,中成药的针对性不强,不能根据患者的情况随时调整,所以个体化治疗不足,而且作用比较和缓,在临床应用需联合其他方法或药物。

 ## 299. 服用中成药治疗银屑病应注意什么

很多人认为中成药非常安全,自己购买应用也不会出现大问题。其实中成药也是药物,正确的选择应用可以提高疗效,减少不良反应。服用中成药要注意:

(1)需要在医生的指导下辨证应用。有些药物适用于银屑病辨病即可,多数药物需要辨证应用于血热证、血燥证等不同证型。需要辨证准确才能取得较好的疗效。

(2)与其他药物或治法联合。中医讲"丸者缓也",是说中成药的效力较缓,常需与其他疗法或药物合用,应在医生指导下选择。

(3)长期应用需防不良反应。中成药也不都是百分百安全,有些中成药含有有毒中药,有些中成药为提取的中药有效成分制成,都有可能出现不良反应,要注意定期检查肝肾功能等。另外,对于小儿、老人、孕妇等用药更需谨慎,避免药物克伐太过出现不良反应。

所以,中成药最好在医生的指导下应用,且不宜长时间的不加监测的应用。

 ## 300. 雷公藤为什么能治银屑病

雷公藤又名黄藤、断肠草,与昆明山海棠化学结构相似,是生长在不同地区的同一种植物,同属卫茅科,它的根去皮后即可入药。该物种为中国植物图

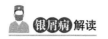 

谱数据库收录的有毒植物,其毒性为全株有毒。李时珍在《本草纲目》已记载了其毒性:"俚人常服此藤,纵饮食有毒"。雷公藤具有清热解毒、杀虫消炎的药理特性,用于治疗银屑病取其凉血解毒的功效。

雷公藤的主要药用部位为根,含有多种活性成分,大量的研究表明,雷公藤的药用活性成分具有抗炎、免疫抑制等的作用。而银屑病是一种由 T 细胞介导的免疫反应导致的炎症性皮肤病。因此应用雷公藤提取物制剂治疗银屑病具有明确的疗效。

## 301. 哪些银屑病类型适合用雷公藤治疗

临床应用雷公藤制剂治疗各种类型的银屑病均有报道,如有根据 9 项临床研究所作的 Meta 分析显示,联合雷公藤多苷片治疗寻常型银屑病的疗效优于对照组。对于关节病性银屑病,雷公藤制剂可缓解发热、关节肿痛等症状,对于重症关节病型银屑病,中药辨证论治联合雷公藤可提高疗效,对于应用非甾体抗炎药效果不佳的病例,应用雷公藤有效。还有报道应用雷公藤多苷治疗红皮病型、脓疱型银屑病,开始时联合口服阿维 A,2~3 周,依据皮损情况及体温情况减少阿维 A 及雷公藤多苷的用量,取得了较好的疗效。另外还有应用雷公藤内酯醇软膏治疗斑块状银屑病的研究,结果显示疗效肯定,起效快。

是否适合应用雷公藤制剂治疗,还需要医生根据患者具体情况进行选择。

## 302. 服用雷公藤煎剂及雷公藤多苷片时应注意什么

雷公藤属于具有毒性的中药,使用雷公藤制剂应注意监测肝、肾功能、血常规等。其毒性作用与药物剂量、用药时间关系密切,要尽量避免大剂量长期应用。还要注意不同的厂家、剂型、给药方式等。有生育计划的育龄期患者尽量不使用雷公藤制剂。可以与具有减毒作用的药物联合应用,比如研究发现中药当归、芍药、茶多酚、黄芪、白术、茯苓、炒谷芽、炒麦芽、延胡索、三七等可降低其毒副作用。一旦发现不良反应的出现,立刻停药,严重者进行相应处理。

## 303. 雷公藤制剂有哪些副作用

雷公藤是有毒中药,其药用成分同时也是有毒成分,具有一定的副作用,主要包括:

(1)胃肠道毒性作用:主要表现恶心、呕吐、食欲缺乏、腹胀、腹痛、腹泻,可见溃疡出血性结肠炎、急性胃肠炎,顽固性呕吐、消化道出血。

(2)肝毒性作用:雷公藤导致的肝毒性多为急性,临床表现为乏力、食欲缺乏、恶心、呕吐、皮肤及巩膜黄染等。血清学检查丙氨酸转氨酶(ALT)、天冬氨酸转氨酶(AST)升高,碱性磷酸酶(ALP)及总胆红素改变等。

(3)肾毒性作用:雷公藤肾毒性的主要表现为服药后迅速出现或逐渐发生的少尿、血尿、蛋白尿、浮肿。重者可见急性肾功能不全,急性间质性肾炎甚至急性肾衰竭。实验室检查可见尿素氮(BUN)、血肌酐(Cre)升高,肌酐清除率降低等。

(4)生殖系统毒性作用:雷公藤对男性生殖系统的毒性主要表现在精子数量减少、精子活率下降到不育水平。损害呈可逆性,停药2个多月可恢复。对女性生殖系统的毒性主要表现在闭经、月经减少、卵巢早衰。其损害可逆与否与用药的剂量、疗程、患者的年龄有关。

(5)血液及造血系统毒性作用:雷公藤可导致血小板、红细胞和白细胞减少,临床表现为重度贫血、皮肤淤斑、发热,严重者可出现粒细胞缺乏症、再生障碍性贫血等。

(6)心血管系统毒性作用:心血管系统不良反应临床表现为胸闷、心动过缓、心悸、心律失常等,严重者可致心源性休克,心电图检查可见窦性、频发性早搏,部分二联律等其他副作用。

## 304. 服用雷公藤制剂需要检测哪些化验指标

由于雷公藤制剂存在肝、肾、造血系统的副作用,在应用前要进行相应的

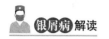

检测,确认肝、肾、造血系统的功能正常,才能应用雷公藤制剂。而有些雷公藤制剂相关损害的发生与疗程、剂量相关,且损害早期可能没有明显的临床症状,化验指标可以提示是否有了这些损害,所以治疗过程中也要定期进行相关化验检测,发现问题及时进行处理,可避免产生更严重的不良影响。

这些检测包括肝功能、肾功能及血、尿常规等。肝功能抽血检测,主要关注转氨酶的变化;肾功能要关注尿常规中有无蛋白、红白细胞等,抽血检测尿素氮、血肌酐水平;血常规检测看看各类血细胞的数量是否正常,以评价造血系统是否正常。

## 305. 育龄期的男女患者使用雷公藤制剂需要注意什么

由于雷公藤制剂对生殖系统有影响,在应用之前应该向患者交待可能存在的风险,如果近期有生育计划的最好不选用雷公藤制剂。

雷公藤的药效、毒性与剂量有明显的量效关系,有研究显示,20~60mg/d 雷公藤多苷可导致闭经,多数发生在 7 个月后。因此要尽量避免长期的用药。时间生物药理学研究表明,同一剂量雷公藤制剂中 12 时给药,毒性最高,晚 8 时至次晨 8 时给药毒性最低,因此选择给药时间也是减少毒性作用发生的方法之一。另外有研究表明规律的雌孕激素干预能较好地保护卵巢功能。滋补肝肾养血活血的中药可以改善雷公藤制剂对生殖系统的损害,可与雷公藤制剂联合应用。

**李 欣**　上海市中医药大学附属岳阳中西医结合医院

## 306. 复方甘草酸苷治疗银屑病的机制是什么

复方甘草酸苷(compound glycyrrhizin,CG)是复方制剂,有效的作用成分为甘草酸苷,结构与可的松相似,表现为糖皮质激素样作用,但没有糖皮质激素的副作用。在此,我们需要了解糖皮质激素,补充说明它的作用和副作用。糖皮质激素是一种肾上腺皮质激素,是由肾上腺皮质中层的束状带分泌的类固醇激素,人体的可的松和皮质醇即属于糖皮质激素,具有抗炎、免疫抑制、抗毒素、抗休克等作用;但若长期用药,不良反应包括皮质醇增多症体态、类固醇性糖尿病、高血压、低血钾、消化道应激性溃疡、肾上腺皮质萎缩、骨质疏松、兴奋、欣快、多食、甚至精神症状等。而 CG 对肝脏类固醇代谢酶(δ4-5-β 还原酶)有强亲和力,阻止可的松和醛固酮灭活,从而发挥类固醇样抗炎、抗变态反应、调节免疫等作用,同时可抑制磷脂酶 A2 活性,具有抗补体作用,增强细胞膜稳定性,对人体内糖皮质激素的多种代谢酶具有强抑制效果,使糖皮质激素代谢速度减缓,而广泛应用于银屑病的临床治疗。

近年来,CG 治疗银屑病作用机制研究逐渐增多,研究显示 CG 可促进皮肤角质形成细胞趋化因子受体 CXCR2、水通道蛋白 AQP3 和转化生长因子 TGF-β1 分泌,降低皮损组织中的角蛋白 K17、白介素 IL-17 表达,增加 IL-10 表达。研究证实 CG 通过改善毛细血管通透性、改变网状内皮系统,活化 T 细胞、趋化相关免疫细胞,诱导 IL-10 分泌与增强自然杀伤细胞,改善偏移的机体内环境,从而改善银屑病免疫功能异常和角质形成细胞增殖状态治疗银屑病。此外,CG 在动物模型和离体实验的作用机制也获证实:动物实验中,CG 能延缓银屑病模型皮肤组织退变,抑制辅助性 17 细胞(Th17)及相关细胞因子 IL-6、肿瘤坏死因子 TNF-a 和前列腺素 E2(PGE2)的表达;离体实验发现 CG 能抑制炎性细胞因子和凋亡相关蛋白的表达,从而抑制人角质形成细胞株 HaCaT 细胞的凋亡与坏死。

## 307. 复方甘草酸苷治疗银屑病需要注意些什么

复方甘草酸苷(CG)为类白色或者白色的疏松块状物,主要以 β 体甘草酸苷、半胱氨酸、甘氨酸、蛋氨酸等成分为主,有片剂和注射剂两种剂型。CG 主要药理活性单位甘草次酸在化学结构上类似肾上腺皮质激素,在肝内代谢失活起到竞争性抑制作用,间接提高了体内皮质激素的水平,故 CG 具有抗炎、抗变态反应、免疫调节等类固醇样作用。但也会有不良反应,需要我们在使用时

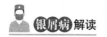

加以重视:

（1）出现肌力降低，肌肉酸痛，甚至四肢痉挛等症状，当发现血液、尿液中肌红蛋白含量增高时应该停止使用该药并进行适当处理。

（2）导致血钾降低、血压升高、尿量减少、身体水肿、体重增加等症状。所以，在用药过程中要仔细观察，一旦发现异常情况就应及时停药，尤其高龄患者低血钾发生率较高，使用该药应更加小心。

（3）与变态反应相关的不良反应：如过敏性休克、过敏性休克伴心律失常、过敏性紫癜、急性荨麻疹、皮疹、全身性斑丘疹等。

（4）说明书中没有提及的不良反应：如双眼视乳头水肿、高血糖、双侧腮腺肿大等，发生率极低但需多关注，一旦发现立即停药并给予适当处理。

（5）此外，正在服用其他甘草制剂的患者也应谨慎使用CG，因为该制剂中的甘草酸苷成分与其他甘草制剂同时使用时，可增加体内含量，导致不良反应出现。

临床上CG常与阿维A胶囊作为一种联合治疗策略广泛应用于银屑病的治疗。阿维A属第二代维甲酸类药物，是阿维A酯（依曲替酯）的脱脂代谢物。具有调节表皮角质形成细胞和其他细胞的增殖和分化、免疫调节、抗炎作用等功能，但其不良反应较多，主要有致畸、皮肤黏膜反应以及对肝功能、骨骼、肌肉等的影响。CG具有保护肝细胞膜、抗炎、抗病毒、免疫调节及类固醇样药理作用，可诱生 γ 干扰素（IFN-γ），增强自然杀伤细胞活性，减轻肝细胞变性坏死，降低谷丙转氨酶及谷草转氨酶，抑制肝原纤维增生，防止肝纤维化形成，促进胆红素代谢，提高肝脏解毒能力，减少过敏反应等作用，联合治疗可减少阿维A皮肤黏膜干燥、皮肤红斑、血谷丙转氨酶及谷草转氨酶升高、血脂升高等不良反应发生率，明显提高其治愈率和有效率。

综上，复方甘草酸苷是一种相对安全、有效的治疗药物，银屑病患者一定要在医生的指导和监测下合理使用，尽量减少不良反应的发生。

## 308. 白芍总苷治疗银屑病的机制是什么

白芍总苷（total glucosides of peony，TGP）源于中草药白芍，由芍药苷、芍药内酯苷等成分组成,用于治疗银屑病疗效肯定,其对银屑病的作用与免疫系统的调节密切相关,涉及 T 细胞、体液免疫、抗原提呈细胞、角质形成细胞和血管内皮生长因子等,然而,TGP 治疗银屑病的具体机制有待进一步阐明。

(1) 对 T 细胞的影响:T 细胞在银屑病的病理中起重要作用,TGP 可抑制调节性 T 细胞(Tregs)和 Th1 辅助细胞,达到减轻银屑病炎症的作用。

(2) 对体液免疫的影响:B 淋巴细胞在体液免疫中起主导作用,动物实验显示 TGP 不仅抑制小鼠脾淋巴细胞的增殖和活化,并可抑制淋巴细胞的分泌,其抑制作用与 TGP 浓度及作用时间有明显的相关性。表明 TGP 对细胞免疫和体液免疫均可产生抑制作用。

(3) 对抗原提呈细胞的影响:树突状细胞和单核 - 吞噬细胞是抗原提呈细胞的主要组成部分,研究证实 TGP 可通过 Toll 样受体 TLR4/TLR5 依赖途径抑制树突状细胞的成熟和活化,进而减少体内抗原特异性 T 细胞的增殖和炎性细胞因子的产生,从而治疗银屑病;同时 TGP 可通过抑制巨噬细胞一氧化氮(NO)及诱导型一氧化氮合酶(iNOS)表达和 NF-κB 的活性,产生抗炎作用。

(4) 对角质形成细胞的影响:角质形成细胞是表皮角质层的主要组成部分,银屑病患者的表皮异常主要为角化不全和角化过度。体外研究显示 TGP 可通过抑制人角质形成细胞株 HaCaT 细胞分泌细胞间黏附分子(ICAM)-1 来阻断 γ 干扰素(IFN-γ)的介导作用,进而治疗银屑病。

(5) 对血管内皮生长因子的影响:血管内皮生长因子(VEGF)具有促使毛细血管增生的作用,银屑病患者皮损内 VEGF 增多及毛细血管增生。研究证实 TGP 对 HaCaT 细胞增殖的抑制作用可能与 VEGF 及白介素 IL-23 的表达水平下降有关,其作用途径为 p38MAPK 信号传导途径。

## 309. 白芍总苷治疗银屑病需要注意些什么

白芍总苷(TGP)不良反应较少,主要集中在消化系统症状,如:便稀、便次增多,亦可见食欲缺乏、恶心呕吐、轻度腹痛等。动物实验发现,大鼠和狗长期静脉予 TGP 可致血小板数目升高,但血常规、尿常规、肝肾功能无明显异常,主要脏器(心脏、肝脏和肾脏等)亦无明显异常;但其可能对大鼠胚胎组织有毒性作用:胎仔及胎盘重量减轻,但胎仔内脏和骨骼等无明显异常。近来有文献报道了 TGP 的罕见不良反应,包括男性乳腺增生和疱疹,前者考虑与 TGP 具有雌激素样作用有关,后者考虑为 TGP 过敏反应。

总体来说,TGP 患者的耐受性比较好,临床应用安全,同时因为其具有保护肝、肾的作用,可以用在有此基础疾病的患者,或者也可以中和其他药物带来的肝肾功能损害,在银屑病患者治疗中应用广泛。

## 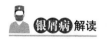 310. 如何应用白芍总苷治疗银屑病

白芍总苷(TGP)治疗银屑可单独应用,也可联合应用。尤其与其他治疗联合不仅提高临床疗效,而且减少副作用,这使 TGP 成为治疗银屑病的一种新选择。具体应用如下:

(1) 单独治疗:临床研究显示 TGP 能改善寻常型银屑病的临床症状,其治疗作用可能与调节白介素 IL-17、IL-12、IL-35 等细胞因子水平有关。但 TGP 起效较慢(至少口服 4 周),临床决策尚需考虑患者自身耐受性、经济能力以及药物副作用等实际情况。

(2) 联合药物治疗:与糖皮质激素外用制剂联合:糖皮质激素具有抗炎、抗增生等作用,局部外用可抑制银屑病皮损中角质形成细胞增殖,并可减少激素系统应用副作用。研究发现 TGP 联合复方氟米松软膏、哈西奈德乳膏可提高临床疗效且副作用少,TGP 调节患者肿瘤坏死因子 TNF-α、IL-2 等细胞因子水平,起效时间大于 4 周。

与阿维 A 联合:如前所述,阿维 A 具有调节表皮角质形成细胞和其他细胞的增殖和分化、免疫调节、抗炎作用等功能,但其不良反应较多,TGP 联合治疗可协同改善患者的临床症状,并降低阿维 A 治疗引起肝损害的发生率。

与复方甘草酸苷(CG)联合:如前所述,作为一种具有抗炎、类糖皮质激素样作用和免疫调节作用的复方制剂,CG 广泛应用于银屑病的治疗,研究表明 CG 与 TGP 联合治疗优于单独治疗,且不良反应少。

与雷公藤多苷联合：雷公藤多苷是一种中成药物，具有抑制细胞免疫及体液免疫、解毒等作用。TGP 联合治疗对于改善关节病型银屑病的症状起到协同作用，且安全性高，治疗 12 周效果更加明显。另有研究显示 TGP 联合治疗掌跖脓疱病患者能够提高临床疗效和降低不良反应的发生率与复发率。

与来氟米特联合：来氟米特是一种免疫调节药物，其有一定的抗炎作用。TGP 联合治疗关节病型银屑病，总有效率显著优于单独治疗，且 TGP 联合治疗组不良反应发生率显著降低，证实 TGP 联合治疗可以增效减毒。

此外，亦有 TGP 与甲氨蝶呤、环孢素 A、一清胶囊、卡泊三醇等药物联合治疗的相关报道。

(3) 联合物理治疗：窄谱中波紫外线(NB-UVB)对炎症细胞及细胞因子有一定的抑制作用。研究显示单用 NB-UVB 或与 TGP 联合治疗银屑病均有效，联合治疗能提高临床疗效，且安全性高。同时，也有研究者采用 TGP 和 CG 与 NB-UVB 联合治疗方案，临床症状改善更明显，仅有轻度不良反应。

## 311. 复方青黛制剂治疗银屑病应注意什么

复方青黛制剂为纯中药制剂，广泛用于进行期点滴型、斑块型银屑病的治疗。复方青黛制剂包含丸剂、胶囊剂以及片剂，是由青黛、紫草、土茯苓、萆薢、蒲公英、马齿苋、贯众、丹参、白鲜皮、白芷、乌梅、五味子(酒)、建曲、山楂(焦)等组成，具有清热凉血、解毒消斑之功效。常规用量为每次 4 粒，每天 3 次，1 个月为 1 个疗程，一般服用 1~3 个疗程。

复方青黛制剂以及下文涉及的郁金银屑片等均属中成药范畴。首先，我们需要了解什么是中成药。中成药是在中医药理论的指导下，以中药饮片为原料，按规定的处方和标准制成具有一定规格的剂型，可直接用于防治疾病的制剂。因其使用方便、易于携带保存、副作用较小、疗效稳定，受到临床医师及广大患者的欢迎和重视。药物的两重性是药物作用的基本规律之一，中成药也不例外，中成药既能起到防病治病的作用，也可引起不良反应。中成药出现的不良反应有多种类型，常见的有胃肠道反应、过敏反应、各系统副作用、毒性反

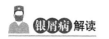

应、特异质反应、中西药配伍不当反应、中药配伍不当反应等。合理用药是临床中成药安全性的重要保证。

复方青黛制剂应用广泛,大量研究和临床实践表明,在合理使用的情况下,安全性是较高的。其主要引起的不良反应是消化系统症状,临床表现主要有食欲不振、上腹不适、恶心、呕吐、腹痛、腹泻、便血等。大多在继续服用后症状加重,或在重复应用后再次发病。

分析其消化系统不良反应发生原因,考虑与其药物成分有关,该药中所含的青黛、贯众、紫草等药物,性味大多苦寒,故脾胃虚弱者务必咨询专业医师或药师,慎重使用,一旦发生胃肠道症状,应立即减量或停药。同时,复方青黛制剂在临床使用过程中,也有诸多因素与环节容易导致消化系统不良反应的发生,譬如药物联合应用,个体差异如性别、年龄、生理/病理状态,尤其遗传、新陈代谢、免疫系统及个人生活习惯等。另有研究显示复方青黛丸对消化系统无明显损害,提示其剂型也有一定关系。

综上,提醒临床医生与患者需全面了解复方青黛制剂的配方组成与适应证,严格掌握好剂量、疗程、不良反应和禁忌证,以防滥用。

## 312. 郁金银屑片治疗银屑病应注意什么

郁金银屑片也属中成药,主要成分为郁金(醋制)、莪术(醋制)、当归、桃仁、红花、马钱子粉、土鳖虫、乳香(醋制)、香附(酒制)、大黄、木鳖子、雄黄等19味中药,具有疏通气血、软坚消积、清热解毒、燥湿杀虫之功,是临床治疗点滴型、斑块型银屑病的常用中成药。常规用量为每次5片,每天3次,1个月为1个疗程,一般服用1至2个疗程。

郁金银屑片的主要不良反应仍为程度不等的消化系统症状,常见的有口干、咽干、恶心、食欲减退、胃部不适及腹泻。大多经过处理后,症状缓解。由于相关临床研究报道不良反应较少,其消化系统不良反应的发生率,尚需前瞻性安全性监测临床研究进一步证实。

## 313. 外用银屑病中药软膏／油膏治疗银屑病应注意什么

目前临床治疗点滴型、斑块型银屑病的中药软膏／油膏大多为具有清热解毒、除湿止痒功效的中药制剂。常用中药软膏包括芩柏软膏、普连膏和复方莪倍软膏；中药油膏主要为复方青黛油膏。其使用方法为中药涂擦疗法、封包疗法。

（1）涂擦疗法可根据皮损形态及疾病辨证选择外用药物和剂型。适用于点滴型和斑块型银屑病患者，皮损少而局限，如皮损面积占全身面积的 10% 以下者，可选用外用药涂擦，多使用软膏、油膏或霜制剂，除辨证应用的中药功效外，以上制剂还具有润滑皮肤、保护皮损、软化角质、清除痂皮等作用。

中药软膏：血热证可选用芩柏软膏／细化芩柏软膏（组成：黄芩、黄柏和白凡士林；每日 2 次外用，连续治疗 8 周；不良反应：初用药时可能会出现皮肤发红或刺激的感觉，继续用药 5~7 天后可消失）或新普连膏（组成：黄芩、黄柏、青黛和紫草；每日 2 次外用，疗程 4 周）。血瘀证可选用复方莪倍软膏（组成：莪术挥发油 2.5%，五倍子水提物 5%；每日 2 次外用，疗程 4 周；不良反应：初用药时可能会出现轻度发红或刺激的感觉，继续用药 1 周后可消失）。

中药油膏：复方青黛油膏用于斑块型银屑病（组成：青黛、黄芩、黄柏、冰片和基质；每日 1 次外用，疗程 12 周；不良反应：可能会出现瘙痒）。

（2）中药封包疗法是将药物涂抹于皮损部位，用保鲜膜等加以覆盖从而使药效更好发挥的方法。适用于点滴型和斑块型银屑病静止期皮损较厚者，或各型银屑病皮损干燥脱屑者，或拒绝使用含有糖皮质激素类药膏的患者。该法利用上述中药软膏／油膏作用配以封包加强药物的渗透，提高疗效。操作方法：取适量药膏均匀涂擦患处后，外用保鲜膜进行封包，每日 2 次，夏季时可在保鲜膜上扎透气孔，封包时间约为 1~2 小时，以皮肤有潮热感为宜。临床应用需结合实际情况，酌情选择合适的外用药物和剂型。

此外，选择正规的治疗方案对本病的发展过程有重要影响，如急性发作期皮损以安抚为主，避免使用刺激性大的中药软膏／油膏，否则会使皮损面积扩

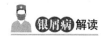

大或转为脓疱型、红皮病型，使治疗更加困难。

## 314. 服用治疗银屑病的中草药需要注意什么

中医学是自成体系的诊疗系统，其基本特点包括整体观念和辨证论治。其中辨证论治是中医诊断和治疗疾病的主要手段之一。口服中草药治疗银屑病可全程参与，就点滴型和斑块型银屑病而言，辨证论治规律是"辨血为主，从血论治"，血热证、血燥证和血瘀证是基本证型，在此基础上可加用其他多种辨证方法，以反映本病的复杂情况。发病初期多为血热证，中期多见血燥证，病程日久，则多以血瘀证论治，其中血热证多是发病之始，又往往是病情转化的关键，临床应充分重视对其的治疗。本病中医治疗法则为：血热证宜清热凉血解毒；血燥证宜养血润燥解毒；血瘀证宜活血化瘀解毒。

目前对本病的治疗只能达到缓解或近期临床痊愈，尚无明确的治疗方法能防止复发。因点滴型和斑块型银屑病较少伴发内脏及系统损害，且有一定的自限性，临床治疗以安全、不良反应少为基本原则，以迅速控制病情，减缓皮疹发展，减轻瘙痒、脱屑等不适，促进皮疹消退，延长复发周期为目的，临床医师会尽量避免有害于机体的治疗方法。

临床也需根据实际情况，辨兼夹证并针对性加减用药，如外感因素明显可兼用六淫辨证，辨为夹热毒、夹湿热、夹风寒、夹风热等；脏腑失调明显，可兼用脏腑辨证，辨为兼肝郁、肝火旺盛、脾虚等。

口服中草药治疗银屑病的安全性问题日益受到关注；如清热凉血解毒是血热证基本治则，热壅血络、热极致瘀，宜选凉血活血、凉血散瘀之药；根据患者兼夹证的不同，亦可加以祛风止痒、祛风除湿、益气养阴之品；治疗中常见的不良反应为消化系统症状（稀便或大便次数增多、轻度腹泻等），经调整后症状多可消失。

综上，大量研究和长期临床实践表明，在合理使用的情况下，口服中草药治疗银屑病的安全性是较高的。临床实践过程中辨证用药，采用合理的剂量和疗程，同时注意药物过敏史和药物间的相互作用，做好中草药不良反应的预防，保证广大患者的安全性治疗。

**315.** **服用中草药需要定期进行血常规、肝肾功能检查吗**

服用中草药确实需要定期进行血常规、肝肾功能检查！

随着中医药的大力发扬以及中西医结合工作的发展，特别是中药剂型改进，进一步拓宽了中药在临床治疗和保健工作中的应用。尽管中草药治疗银屑病引起肝肾损害及血液系统疾病少见报道，但也应引起重视。

(1) 中草药致肝损害：肝脏作为机体的主要代谢器官，最容易受到药物的损害，在药品不良反应损害中，有 10%~15% 为肝脏损害。中草药致肝损害的临床特点与其他化学药的药物性肝损害相似，具有一定的潜伏期，主要表现为发热、乏力、食欲不振及黄疸，有些患者可同时出现皮疹、肾损害等其他脏器表现。中草药存在天然风险：与化学药物一致，中药具有双重作用，即在治病的同时产生毒副作用。2010 年版中国药典中，明确有毒性的中药 83 种，毒性是药物作用表现出来的基本性质和特征之一，不存在绝对无毒的药物。中草药使用存在人为风险：研究显示不考虑中医辨证论治，按照西医"辨病"的思维方式来使用中药，是导致中药毒副作用的重要原因；中西药联合应用日趋普遍，运用合理可以增效减毒，但不合理可能造成更多的不良反应。同时中草药质量问题也是重要因素：中草药的生产年限、收获季节、药用部位及炮制方法不同，使引起药品不良反应的物质很难控制。

可见，加强对中草药不良反应的正确认识，正确合理的使用中药，是有效减少中草药肝损害发生的一个关键环节。

(2) 中草药致肾损害：肾脏是人体主要的排毒器官，其特殊的解剖和功能特点，决定了它易于产生药物的毒性反应。据报道，有一部分中草药对肾脏具有毒性。比较常见的有雷公藤、防己、木通、山慈菇、马桑果、丢了棒、牵牛子、苍耳子、罂粟壳、草乌、天麻、腊梅根、使君子、益母草、白花丹、胖大海等。

中草药引起肾脏损害的临床表现，以肾功能衰竭为多。中草药导致肾损害的因素主要是中草药本身的毒性，决定其是否具有导致肾脏损害的潜在可能。其他一些因素，包括炮制方法、配伍禁忌、剂型、煎制方法、服用方法、剂量及个体差异等亦可影响中药对肾脏的毒性作用。

综上,长期服用中草药治疗银屑病的患者需要加强血常规、肝肾功能等安全性指标的监测。我们应正确认识和对待中药毒性,通过辨证应用、合理的炮制及配伍、合理的用药剂量和用药途径、正确理性的宣传、完善的风险控制等方式来降低或消除药物损伤,使中医药发挥其独到的治疗效果,为广大银屑病患者做出积极贡献。

**阎玉红** 广东省中医院

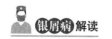 **316.** 外用的银屑病中药方剂有哪些

中药外用治疗银屑病的方法有很多,病友朋友可以根据自己的皮损类型采用水剂浸泡或者外涂,也可以采用油剂或者酊剂,比较常用的方法以水剂为主,下面列举几位学者的方剂和制作方法供参考:

(1)油剂

制作方法为:取紫草、苦参、白鲜皮、黄柏各 30g,地榆、红花、白芷、乌梢蛇各 20g,蜈蚣 1 条,上药入 1000ml 芝麻油中浸泡 1 天,以文火煎至药物枯黄,过滤后装瓶备用。此方具有清热解毒、凉血活血、除湿祛风止痒之功效。

(2)酊剂

制作方法为:白鲜皮、苦参各 30g,黄芩 20g,雷公藤、土大黄各 30g,用 75% 酒精 1000ml 浸泡 2 周。此方具有清热燥湿,祛风解毒,化瘀润燥之功效。

(3)水剂

1)组方 1:露蜂房、茜草、地骨皮、生地黄、透骨草各 50g,苦参、白鲜皮各 40g,丹参、蛇床子各 30g,红花 20g。调水温为 38~42℃,浸泡全身。本方具有疏风凉血、祛湿活血之功效,适用于血燥型或血瘀型银屑病。

2)组方 2:苦参、蛇床子、黄柏、苍术、苍耳子、玄参、丹参、白鲜皮、地肤子各 30g,冰片 15g(后下),浸泡全身,水温 40~42℃。本方具有清热解毒、祛风止

痒的作用。

3) 组方3:苦参、菊花各60g,金银花、蛇床子各30g,白芷、地肤子、黄柏各15g,石菖蒲10g。此方同样具有清热解毒的功效。

4) 组方4:蛇床子、生地、丹参、黄柏各15g,苦参、地肤子、蒲公英各20g,苍术12g,蝉蜕、荆芥、防风、当归、花椒各10g。本方具有活血化瘀、润肤止痒的作用。

## 317. 银屑病血热证的中药选择

医生治疗寻常型银屑病多采用"辨血为主,从血论治"的方法。由此将银屑病分为了血热证型银屑病、血燥证银屑病和血瘀证银屑病。在此基础上还有加用其他多种辨证方法的兼夹其他中医证的证型。如外感因素明显可兼用六淫辨证,辨为夹热毒、夹湿热、夹风寒、夹风热等;脏腑失调明显,可兼用脏腑辨证,辨为兼肝郁、肝火旺盛、脾虚等。"治外必本诸内"是中医治疗皮肤病的重要理论基础,它强调了中医内治的重要性。传统的中药内治法主要有中药汤剂煎服和中成药口服两种形式。文献检索发现,中药辨证内服是寻常型银屑病治疗最常用的中医内治法,其次为中药单方或中成药内服。

血热证是银屑病中的主要证型之一,银屑病的最主要表现是皮损鲜红或新出皮疹不断增多或迅速扩大,一般还会伴有心烦易怒,小便黄,舌质红或绛,脉弦滑或数的临床症状。清热凉血解毒是血热证基本治则,热壅血络,热极致瘀,宜选凉血活血、凉血散瘀之药。常用牡丹皮、生栀子、金银花、生地黄、大青叶、赤芍、红藤、板蓝根等药物。此外,根据患者兼夹证的不同,亦可考虑加以祛风止痒、祛风除湿、益气养阴之品。在常用的中药内服治疗中,有凉血解毒汤、凉血活血汤、土苓饮等。

## 318. 银屑病血瘀证的中药选择

血瘀证也是银屑病中的主要证型之一。中医学认为,凡是脱离经脉的血不能及时排出和消散,停留体内,或血行不畅,壅遏于经脉之内,及瘀积于脏腑组

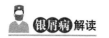 

织器官的,均称"瘀血"。由瘀血内阻而引起的病变,称为"血瘀证"。

血瘀证多见皮损淡红或鳞屑干燥,往往伴有口干咽燥、舌质淡,舌苔少或薄白、脉细或细数等临床症状。中医学认为寻常型银屑病的发病与"血"有关,其病理过程是血热→血燥→血瘀。血热导致血燥,进而导致血瘀是其病理转化的主轴。另外,银屑病又是一慢性病理过程,病程迁延日久,也必致血瘀,故血瘀是本病的关键。研究表明,血瘀证实质上与循环系统血液黏度增高、凝血活性增强、血小板异常、纤溶亢进等有关。因此,降低银屑病患者的血液黏稠度,改善微循环内血液瘀滞,有利于银屑病的缓解,这与中医的基本治疗原则是相吻合的。

活血化瘀解毒是血瘀证基本治则,由于"气行则血行,气滞则血瘀",理气药是治疗血瘀证的重要药物。常用活血中药有三棱、莪术、六月雪、狼毒、丹参、乳香、没药、桃仁、红花等。常用的治疗银屑病血瘀证的中药方剂有活血解毒汤、活血散瘀消银汤、血府逐瘀汤及其加减等。

##  319. 银屑病血燥症的中药选择

血燥证型银屑病常见于缓解期银屑病。其病期多较久,皮损暗红或皮损肥厚浸润,经久不退,常反复发作,皮损呈钱币状或地图状,皮肤干燥,常伴有肌肤甲错,面色黧黑或唇甲青紫;女性月经色暗,或夹有血块;舌质紫暗或有瘀点、瘀斑;脉涩或细缓等症状。养血润燥解毒是血燥证基本治则。基于"津血同源"理论,血虚可致血燥,阴虚亦可致血燥。

因此,对于本证治疗多选用养血滋阴燥之品。有学者经过统计共有198味药物可用于治疗血燥证型银屑病,最多的当归使用频数为127次,用药频数在13次以上的药物有当归、生地黄、白鲜皮、土茯苓、生甘草、丹参、牡丹皮、防风、白芍、何首乌、川芎、玄参、熟地黄、蝉蜕、鸡血藤、乌梢蛇、黄芪、苦参、麦冬、荆芥、金银花、紫草、黄芩、红花、白蒺藜、白术、连翘、地肤子、桃仁、天冬、大青叶、蜈蚣、茯苓、蛇舌草、板蓝根、火麻仁、蜂房、草河车、知母、黄柏、全蝎等,占到总用药频数的75.1%。养血润燥、祛风止痒是治疗银屑病血燥证的治疗大法,临床上多用养血解毒汤、养血化斑汤等方。

## 320. 银屑病其他证型中药选择

银屑病除了血热、血燥、血瘀三种证型外,还有很多其他证型,如血虚型、血寒型、血毒型。

血虚型多见于老年患者或关节病型银屑病、静止期寻常型银屑病,或病久不愈者。患者多表现为面色无华或萎黄,唇色淡白,爪甲苍白,常有爪甲病变或凹陷点或增厚;皮肤干燥脱屑,基底白屑迭起,痒较甚,伴有头晕目糊、心悸失眠、手足麻木、腰酸乏力、关节酸痛;舌苔白,脉细弱。治宜养血润肤,常用药物有熟地黄、黄芪、丹参、制何首乌、鸡血藤、乌梢蛇、当归、炙甘草等。临床上可采用内服当归饮子加减。

血寒型症见皮损色淡红,鳞屑色白较厚,皮肤干燥;常冬季加重或复发,夏季减轻;病期多较久;伴有形寒肢冷等阳虚血寒之全身症状,关节酸楚疼痛,奇痒不堪;舌苔薄白,脉紧。治宜温血散寒,常用桂枝、麻黄、当归、赤芍、制川乌、鸡血藤、附子、细辛、通草、黄藤等药物。

血毒型常见于红皮病型银屑病、泛发型银屑病或脓疱型银屑病。患者常见全身皮肤发红或呈暗红色,甚者可有肿胀;鳞屑不多,皮肤灼热;常伴有发热、关节痛、全身不舒、便秘、溲赤、口干;舌苔薄黄,脉滑数。治宜清解血毒,常用黄连、生栀子、牡丹皮、生地黄、犀角、羚羊角、黄藤、青黛、生甘草、紫草、紫花地丁、土大黄等药物。

除此之外,银屑病患者可能伴有一些兼夹证,如夹湿证会出现鳞屑黏腻,头身困重,苔腻,脉滑等症状;夹风会有阵发瘙痒,皮疹变化较快等症状;兼肝火旺盛:心烦易怒,胁痛,口苦,脉弦;兼肝郁:情志抑郁,胸胁苦满,善太息,脉弦;兼脾虚:便溏,纳呆,腹胀,舌体胖大、有齿痕,脉濡;兼阴虚:五心烦热,形体瘦,舌红少苔或剥苔,脉细;兼阳虚:面色萎黄或淡白,畏寒肢冷,喜热饮,唇色淡,小便清长,脉沉或弱。

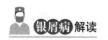
# （七）物理治疗

**阎玉红** 广东省中医院

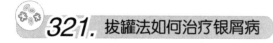

## 321. 拔罐法如何治疗银屑病

拔罐疗法是以罐为工具,利用罐内空气负压使之吸附于喻穴或应拔部位表面,通过皮肤充血来达到防治疾病的目的。

拔罐疗法具有悠久的历史,早在马王堆汉墓出土的帛书《五十二病方》就有记载,晋代葛洪在《肘后备急方》中称之为"角法"。唐代王煮著的《外台秘要》曾记载用竹筒角之,故又称"吸筒",清代赵学敏在《本草纲目拾遗》中名之为"火罐气"。

拔罐法中的走罐,也称推罐,即拔罐时先在施术部位及罐口涂一层润滑剂(常用凡士林等),将罐拔住后,施术者用手握住罐子向上下或左右需要拔的部位往返推动,至所拔部位的皮肤红润、充血,甚至疲血时,将罐起下。此法宜于面积较大,肌肉丰厚部位,如脊背、腰臀、大腿等部位的酸痛、麻木、风寒湿痹痛等症。

走罐吸附力强,作用层次深,因其快速在皮损处推拉罐,推动脉中营血流动,激发机体活力,起到加快血液循环、行气活血,祛瘀通脉,通经活络,引邪外出的作用。因此,对于内治多从血论治,外治也多从养血、活血、化瘀着手的银屑病,尤其是由血瘀证引起的银屑病,走罐疗法具有良效。

此外,走罐还可以有效地作用于人体自身的传控体系 - 经络系统,使肌肤表面对体内外环境物质及信息的交换能力提高。在引邪外出的同时也增强了肌肤表面对药物等的吸收能力。

根据实验的证明,走罐疗法对寻常型斑块状银屑病的皮损是一种有效治疗,可加速皮损变薄,促进皮损消退,帮助药物吸收,临床运用可提高疗效,缩短疗程。

以下为走罐疗法治疗斑块状银屑病的具体操作,患者朋友宜去专业机构操作:

（1）将95%酒精棉球点燃后,深入罐内中下段,绕一周后迅速抽出;

（2）通过罐内的负压吸附于肌肤皮损表面,并快速向皮损远心端方向拉动罐体,保证拉动方向一致（腰腹部可沿带脉经络方向,也可根据皮损形态拉动罐体）,拉动至正常皮肤后借助腕力将罐体与皮肤分离;

（3）其后再次将罐内空气燃尽吸附于皮损表面拉动罐体,依此法重复作用于皮损处20~60次,每10次更换罐体,间歇时间不超过10秒,吸附力以罐内皮肤约凸起3~4mm为度。

注意事项:

（1）拔罐时应采取适当体位,选择肌肉较厚的部位。骨骼凹凸的毛发多处不宜拔罐。

（2）根据拔罐部位选用大小合适的火罐,并仔细检查罐口边沿是否光滑,有无裂痕,以防损伤皮肤。

（3）拔罐动作要做到稳、准、快,防止烫伤留罐过程中,要随时检查罐子吸附情况。

（4）对拔出的脓、血,应清除干净,局部覆盖消毒敷料或药物。

（5）凡高热抽搐、出血性疾病、皮肤溃疡、水肿及大血管处、孕妇的腹部和腰骶部不宜拔罐。重症心脏病、恶性肿瘤、皮肤破损者禁用火罐。年老体弱者慎用火罐疗法。

（6）有皮肤过敏者应用药罐疗法时应慎选药物。

## （八）其他治疗方法

*阎玉红　广东省中医院*

## 322. 火针法如何治疗银屑病

火针最早见于《黄帝内经》,被称为燔针、焠针,《灵枢·经筋》云:"治在燔针劫刺也。"唐·孙思邈在《备急千金要方》中首次将火针应用于外科领域,用来治疗疮疡痈疽、瘰疬痰核和出血等疾患。其温热之性可清热解毒及激发经气,疏通气血,有祛风散寒、消肿止痛、泻火解毒、温经通络、活血化瘀、软坚散结、祛腐排脓等功效。现代医学认为,火针通过直刺病理组织,快速消除局部组织的水肿、充血、渗出等病理改变,加快新陈代谢;还可以增加局部血液供应,提高白细胞吞噬功能,起到消炎的作用。

一般利用火针治疗银屑病的治疗方法如下,没有专业背景切勿模仿:

(1) 先将火针针尖烧至发红、发白后(先加热针体,再加热针尖);

(2) 再垂直快速刺入皮损顶端,要求稳、准、快,速进疾出,尽量减少患者痛苦。点刺深度不超过皮损基底部,以针点均匀、局部皮肤潮红为度;

(3) 施术完毕干棉球封闭针孔,再次常规消毒。

血瘀型银屑病可把火针治疗和刺络放血结合进行治疗。具体操作如下:

(1) 先对局部病变皮损常规消毒;

(2) 右手持一次性使用无菌注射针,用拇指、示指、中指捏住针柄,对准皮损部位即阳性反应点迅速刺入,快进疾出,使出血少许;

(3) 然后根据病变范围不同,以针间距为 0.5cm,稀疏均匀,由病变外缘环向中心点刺;

(4) 点刺后火罐吸出瘀血,留罐 3 分钟,用干棉签擦去血液,针孔再次消毒。使用这种方法治疗,在临床上也疗效显著。

火针治疗银屑病一般 5~7 天一次,总疗程一般在 4~8 周不等。不过,在利用火针治疗银屑病时,医生一般较少考虑辨证选穴,大部分选穴以病变的皮损局部为主。之所以出现这样的选择,是因为火针扶正驱邪力强,采用火针点刺局部皮损具有借火助阳、以热引热、迫邪外出之功,从而达到活血化瘀、行气开郁、解毒通络的效果。

大家一定想知道火针为什么能治疗银屑病,火针治疗可明显改善患者的甲皱微循环,从而起到抗炎的作用。银屑病本属热性病症,而火针直接作用于皮损处,为热邪寻其出路,以热引热,使火热之邪得以外泄、郁结之物得以消散。火针温度可高达 700℃,作用于皮损,起到去腐生新的效果。此外,火针具有针刺和艾灸的双重作用,虽作用于皮损局部,但其透热力强,能通过局部皮损使热透里,促进血液循环及机体的抗邪能力,从而降低复发率。

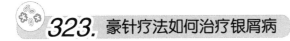

## 323. 豪针疗法如何治疗银屑病

豪针,即"毫针",是临床上运用的最广泛的医用针,是用金属制作而成的,使用最多的是以不锈钢为材料的毫针。不锈钢毫针具有较高的强度和韧性,针体挺直滑利,耐热和防锈,不易被化学物品腐蚀,故目前被临床上广泛采用。我们平时的针灸所采用的主要就是这种针,而且它也可以运用于多种针刺治疗手法中,并且因其运用之广泛,相关的研究数量也较多。

那么它治疗银屑病的机制何在呢?针刺治疗对组织细胞和机体具有双向调节作用,对局部皮损的刺激可以改善微循环,调节细胞新陈代谢,对穴位的刺激可循经传导以达到内外兼治、调整脏腑阴阳平衡的目的,对机体免疫、内分泌、代谢都具有良性调整作用。也因针刺能够对机体产生良性的调节作用,进而影响全身各生理功能系统和防卫、免疫功能。

毫针的临床运用有很多,除我们最熟悉的针刺之外,电针、耳针这些也是使用毫针这种针具。事实上针刺方法还可按照针刺部位可以分为腹针、体针等。以毫针的普通针刺操作为例介绍。

毫针针刺操作:

常规穴位消毒,毫针快速进针,得气后捻转,之后或留针或不留针。当然,针刺的时候也要考虑中医辨证,前面也说过银屑病事实上有血瘀、血燥、血热三种证型,针刺治疗足三里增强机体免疫力,通经活络、扶正祛邪,关元补肾疏肝,扶助元阳结合三阴交共同理气和血、增强机体免疫能力,同时以曲池、合谷、尺泽及大椎等散风清热、凉血行气以血海、太溪等补益气血、滋阴润燥以隔腧、肝俞、肾俞、脾俞等养血行血,活血化痕。针刺需要靠不同的配穴,通过辨证选取不同的穴位以达到不同的治疗效果。

注意事项:

(1) 过于疲劳、精神高度紧张、饥饿者不宜针刺;年老体弱者针刺应尽量采

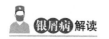

取卧位,取宜穴少,手宜法轻;

（2）怀孕妇女针刺不宜过猛,腹部、腰骶部及能引起子宫收缩的穴位如合谷、三阴交、昆仑、至阴等禁止针灸;

（3）小儿因不配合,一般不留针。婴幼儿囟门部及风府、哑门穴等禁针;

（4）皮肤感染、溃疡、瘢痕和肿瘤部位不予针刺,故银屑病患者皮损部位一般不针刺;

（5）针刺时应该注意避开重要脏器。

## 324. 三棱针疗法如何治疗银屑病

三棱针是用于刺破出血的医针。多用不锈钢制成,针柄呈圆柱状,针身至针尖呈三角锥形,刃尖锋利,分大、中、小三型,临床可根据不同病症及患者形体强弱,适当选择用针型号。用三棱针刺破浮络、孙络,可促进局部气血运行,有疏经通络、活血化瘀、开窍清热、消肿止痛的功效。三棱针的主要用途正是刺络放血疗法。

刺络放血疗法也属于针刺方法的一种,即《内经》中的刺络法,运用"三棱针"根据不同的病情,刺破人体特定部位的浅表血管,放出适量的血液,通过活血理气,达到治疗的目的。放血疗法在疾病治疗中发挥了重要的作用,古代医家对放血疗法非常重视,比如《素问·血气形志篇》说:"凡治病必先去其血。"《灵枢·热病篇》中:"心疝暴痛,取足太阴、厥阴尽刺去其血络。"

刺络放血古称"启脉""刺络",俗称"刺血疗法"。其治疗能够起到养血活血、消瘀去滞、通经活络、调和气血、解表发汗等作用,能明显改善局部或全身的微循环,一方面可以放出瘀血,使微血管的自律性加强,双向交流增加,有益于机体的物质及时地补充到血液循环中去;另一方面刺激了微血管管壁的神经,加强了微血管的调节作用而间接地改善了微循环功能,继而改善机体脏腑组织器官的功能。此外,也有研究表明,放血疗法还能提高机体的免疫功能,增强抗应激能力。刺络放血疗法多用于血瘀证导致的银屑病,对血热、血燥证导致的银屑病也有较好疗效。

三棱针刺血的操作,以耳穴刺络为例:

采用在耳背部1~2根微细动静脉,以显见的毛细血管为主,经常规消毒后,用三棱针从远心端点刺放血4到6滴,7天1次,14天作为一疗程,通过放血、渗血,以起到疏通经络、调节气血、祛瘀生新、祛邪疗疾的作用。

刺络放血不只是耳穴刺络,还有许多其他放血法,如对局部皮损部位直接采用刺络放血疗法,目前也有较多这方面临床研究,效果较好。

注意事项:

(1) 患者均需保证休息,饮食清淡,忌食辛辣厚味。

(2) 点刺放血治疗后,患者保持针孔干燥,3天内皮损治疗处不沾水。

(3) 点刺放血过程中要注意观察皮损处出血情况,避开大血管,如出现出血情况,避开大血管,如出现出血不止要及时处理并停止点刺。

(4) 若针孔发生感染者按常规处理。

## 325. 耳针疗法(包括耳灸和耳贴)如何治疗银屑病

中医上讲,"十二经上络于耳""耳为宗脉之聚",人体通过耳脉、经筋、经别等把全身联合成一个整体。因此耳与十二经脉联系密切。

耳针疗法除使用短毫针针刺刺激耳穴之外,还可用王不留行进行耳穴压豆,以及耳穴割治等多种方法刺激耳穴,以达到治疗效果的一种传统医疗方法。

临床上耳穴多取如肾上腺、神门、肝、内分泌、枕等,这些穴位皆为从整体针对银屑病的发病机制,对人体免疫、神经、内分泌等进行调节,能够起到治疗银屑病的作用。耳针疗法操作简便、安全,易于被患者接受,不存在明显副作用。

耳针因较为疼痛,所以我们更常用的其实是压丸法,又称耳穴压豆,是一种简便安全的耳穴刺激法。压豆的材料使用较多的是王不留行籽以及磁珠(磁性强度在180~380高斯)。

耳穴压豆操作方法,此方法操作简单,可以自学成才:

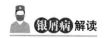

取肺、内分泌、神门、皮质下为主穴,其他视皮损部位和症状,如肝火旺者加肝穴,气血虚弱者加心、脾穴等,接着用耳穴探寻器找到耳穴敏感点,将王不留行籽留于胶布的中间贴压于耳穴,每个部位自行捻压,并保留一段时间,通过刺激耳穴达到疏通经络、贯通气血、调理脏腑、提高免疫功能,从而达到治病的目的。

耳针割治疗法,此方法非常专业,切勿自行操作:

取耳背部静脉放血数滴,于上耳根、神门、对耳轮上脚、对耳轮下脚、肾上腺、内分泌、风溪、脑点、枕、肺、脾等耳穴割治,割治的同时还可以再贴敷中药以增强疗效。

运用耳穴除上面所讲的手法之外,耳灸也是一种刺激耳穴的方法:

耳灸法是用温热作用刺激耳廓以治疗疾病的方法。近来已有研究证明,耳灸具有温经散寒、疏通经络的作用,它能够调整生理功能,促进新陈代谢,增强内分泌活动,提高机体的免疫能力。因耳廓小而穴位集中,艾灸条自然无法进行耳灸,故临床上常用点燃的卫生线香对准所选的耳穴加以灸治,一般取 2~3 穴,灸至感觉温热而稍有灼痛为度。

一般来说,耳穴治疗较为安全,没有绝对禁忌证,但使用不当,也可能发生意外事故。因此,宜对下列情况加以重视。

(1)外耳有明显炎症或病变,如冻疮破溃、感染、溃疡及湿疹等,应暂停治疗。

(2)有严重器质性疾病者或精神过度紧张者,不宜用较强烈的穴位刺激方式,妇女怀孕期间宜慎用耳针疗法,有习惯性流产史者则禁用耳针。

(3)注意防止感染。耳针疗法中最常见的意外是因消毒不严所致的耳廓感染,所以对耳朵、针具的消毒十分重要。

(4)注意防止晕针。耳穴晕针包括耳针引起的晕针和耳穴压丸引起的晕针,刺激耳穴发生的晕针的比例远较体针为少,但依然存在,其应对措施和普通晕针相同。

# 326. 穴位注射治疗银屑病的疗效如何

穴位注射又称"水针",可分为自血穴位注射以及药物穴位注射,是对传统疗法的又一发展。药物穴位注射是选用中西药物注入有关穴位以治疗疾病的一种方法。自血穴位注射疗法是抽取自身的血液再进行注射的疗法,是一种非特异性刺激疗法,可产生一种非特异性脱过敏作用,促进白细胞吞噬作用,从而增强机体免疫力,治疗银屑病有一定疗效。

具体操作方法:

在严格无菌条件下用 10ml 注射器抽取患者自身静脉血 4ml,轻轻摇匀,经 2~3 分钟后,迅速分别于特定的穴位注射,每个穴位注射 1ml。3 天 1 次,20 次为一个疗程,共 60 天。

取穴标准:每次可取四个穴位:单侧的曲池、足三里、血海三个穴位,以及辨证取穴:血热可加大椎,血燥加三阴交,血瘀加膈俞。每次治疗取单侧同侧穴位,双侧穴位可交替使用。

自血穴位注射既有自血疗法的非特异性脱敏作用和提高机体免疫力的功效,又有穴位注射疗法的疏经活络、清热和营、理脾胃、调气血、疏风解毒、镇静止痒的作用。

注意事项:

(1) 严格遵守无菌操作规则,防止感染。

(2) 使用穴位注射时,应该向患者说明本疗法的特点和注射后的正常反应。如注射局部出现酸胀感、4~8 小时内局部有轻度不适,或不适感持续较长时间,但是一般不超过 1 天。

(3) 要注意药物的有效期,并检查药液有无沉淀变质等情况,防止过敏反应的发生。

(4) 风池穴近延髓,故应严格掌握针刺角度和深度,针刺深穴应控制在颈围的 1/10 内,向鼻尖方向刺 0.5~0.8 寸,以免伤及延髓。脊髓两侧腧穴注射时,针尖斜向脊髓为宜,避免直刺引起气胸。

(5) 药物不宜注入脊髓腔。误入脊髓腔,有损伤脊髓的可能,严重者可导致瘫痪。

(6) 年老体弱及初次接受治疗者,最好取卧位,注射部位不宜过多,以免晕针。

(7) 孕妇的下腹部、腰骶部和三阴交、合谷穴等,不宜用穴位注射法,以免引起流产。

## (九) 特殊人群银屑病的治疗

**任韵清**　浙江大学医学院附属第二医院

### 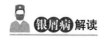 327. 儿童银屑病如何治疗

随着社会的发展,生活节奏的加快,连小朋友的压力也逐渐增大,繁忙的学业,同龄人的竞争,孩子正处于发育成长阶段,各方面的抵抗力都比较差,这时候很容易得感冒、扁桃体炎、咽炎等上呼吸道疾病,银屑病也常常在这个时候乘虚而入。

儿童中最常见的银屑病临床类型就是慢性斑块型银屑病,其次为急性泛发脓疱型,少见红皮病型及关节病型银屑病。相对于成年人,儿童患银屑病有明显的家族遗传因素,而精神因素、饮食因素的影响则不明显。儿童对疾病缺乏自我管理,因此家长在儿童银屑病的治疗中扮演至关重要的角色。常用的治疗方法与银屑病常规治疗基本相同,但对于儿童又有其特殊之处。

(1) 外用药物治疗:包括局部外用皮质类固醇激素及非激素类药物,后者主要包括维生素 $D_3$ 衍生物(如卡泊三醇)和钙调神经磷酸酶抑制剂(如他克莫司、吡美莫司等)。儿童的皮肤比较薄嫩,家长需关注长期使用皮质类固醇药物可能导致的皮肤萎缩、毛细血管扩张等副作用,在医师指导下可与非激素类药物联合使用以减少彼此的不良反应。儿童对于维生素 $D_3$ 衍生物耐受性好,但长期应用时,有必要监测维生素 D 水平。此外,润肤剂的使用可以有效保护皮

肤屏障功能,是重要的辅助治疗措施。在使用外用药物的时候,家长一定要帮助孩子使用,防止孩子在使用过程中自行将药物抹除。

(2) 系统治疗:系统用药对儿童来说,由于副作用的存在,需保持谨慎的态度。常用药物包括甲氨蝶呤、维 A 酸类和环孢素等,一般仅用于脓疱型、红皮病型、关节病型或其他治疗方法无效的严重、难治性儿童银屑病患者,父母必须了解其治疗方法可能出现的各种不良反应以及进行长期监测的必要性。甲氨蝶呤通常每周服用一次,是一种低成本疗法,最严重的副作用包括骨髓抑制、肝脏、肺和生殖毒性等。维 A 酸类药物(阿维 A)是儿童脓疱型、红皮病型银屑病的有效治疗方法,副作用包括皮肤黏膜干燥、肝功能损害、高脂血症、骨骺早熟闭合、致畸等,由于其对患儿骨骼系统及生长发育的影响,需权衡利弊后考虑使用。环孢素见效快,但用于儿童斑块型银屑病的数据有限,副作用包括高血压、肾毒性及肝酶升高等。此外,以 TNF-α 拮抗剂(依那西普)和 IL-12/IL-23 拮抗剂(乌司奴单抗)为代表的生物制剂在国外已经被批准用于治疗 4~12 岁的儿童银屑病。

(3) 光疗:窄谱紫外线(311nm)对儿童银屑病有效,且不良反应较小。如儿童可配合治疗,通常每周 2~3 次,一旦取得满意疗效,治疗频率递减。可能的副作用包括皮肤红斑、干燥、瘙痒及水疱等,致癌可能性较小。儿童一般应避免使用光化学疗法(psoralen-ultraviolet-A,PUVA)。

(4) 支持治疗:儿童的心理比较稚嫩,承受能力比较弱,患病过程中还可能承受同龄孩子的歧视,造成自卑、内心压抑等负面的心理情绪,而且银屑病需要长期用药,难免产生厌食药物的心理,因此家长需要密切关注患儿的心理健康,对孩子进行疏通引导,增强信心。当然加强体育锻炼,增强饮食营养,预防感染等措施都是重要的支持治疗手段。

## 328. 孕妇银屑病如何治疗

对于孕妇来说,怀孕这个漫长的过程中,痛苦并快乐着,也是一个女人最美的时刻。然而妊娠时如果患有银屑病那又该怎么办呢? 对于孕妇这一类特殊的银屑病患者群体,治疗原则首先要考虑安全性问题,需要审慎而为之,避免滥用药物。不过在一定程度上可以令大家宽慰的是,妊娠可能也是银屑病的一大"劲敌",曾有一项调查研究发现,银屑病患者妊娠时,55.3%的患者病情会有所改善。因此,患有轻度银屑病的孕妇可选择停止治疗,这样作为准妈妈,就不用担心药物的副作用对孩子的影响了。然而对于较重的银屑病者,甚至有些危及孕妇生命安全的情况,仍需继续治疗。当然大家对孕妇银屑病的治疗要抱有理性的态度,不能盲目地拒绝和排斥,要相信医生,综合考量。

通常局部治疗是孕妇银屑病的一线治疗,但仍需评估各类药物的安全性。保湿剂和润肤剂无明显副作用,可作为外用药物的基础治疗。局部类固醇类药物对孕妇来说相对安全,但要注意药物剂量、治疗面积、治疗时间等因素。维生素 D 衍生物如卡泊三醇建议避免使用。煤焦油的安全性还不清楚,在动物实验中表明可能致畸,在人类中还未见报道。窄谱紫外线(narrow-band UVB)是继润肤剂及外用皮质类固醇激素药物之后的二线治疗,安全性和有效性较高,PUVA 理论上可致突变,但一项大规模前瞻性研究未发现畸形和死胎率较一般人群增加,一般被列为相对禁忌。维甲酸类药物包括外用及口服,均可能引起胎儿畸形,一般应避免使用,推荐怀孕前至少停药 2 年以避免其致畸作用。甲氨蝶呤具有促流产、致突变和致畸等作用,一般也列为孕期禁忌。有文献报告应用环孢素治疗妊娠期脓疱性银屑病是相对安全的,未发现对胎儿有影响。TNF-α 抑制剂就目前的报道来看,对于孕妇银屑病相对安全,适用于中重度的患者。

## 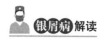 329. 老年银屑病如何治疗

老年人作为社会的弱势群体,本应该颐享天年,如果患有银屑病,将会对其晚年生活造成巨大的影响,不仅仅整日承受病痛折磨,更是在心理上承受了巨大的负担。老年银屑病通常病程较长,往往是年轻时初发银屑病,病程迁延反复,顽固难愈。其诱因多与饮食、精神心理、感染等相关,且多伴发心血管疾病(如高血压、冠心病)、代谢综合征,银屑病关节炎以及恶性肿瘤等,常常治疗比较困难。老年银屑病的治疗与成人银屑病的治疗原则基本一致,包括局部治疗和系统治疗,其治疗取决于疾病的严重程度、年龄、治疗史以及依从性。但需

注意以下几点：

（1）局部治疗对老年患者是常用的一线疗法。老年人的依从性会由于时间的推移逐步下降，且老年人皮肤屏障功能降低，在外用药物的选择上，要加强基础的保湿、润肤，选用有滋润作用的乳膏、软膏类药物，减少酒精制剂的使用。局部用皮质类固醇药物在老年人要谨慎使用，应尽量减少皮肤萎缩、紫癜、毛细管扩张、继发皮肤感染等副作用的发生。

（2）"头痛医头，脚痛医脚"，这是老年人看病，患者和医生都容易犯的错误。银屑病也不仅仅是皮肤病，它常伴发心血管疾病，代谢综合征，自身免疫性疾病，对于"多病缠身"的老年人，尤其要注意综合治疗。同时老年人常患有多种疾病需同时服用不同药物，因此发生药物相互作用及副作用的风险要高于其他人群。其次，年龄因素会导致多脏器功能的下降，如肾脏排泄功能下降，代偿能力不足。因此治疗老年银屑病的药物要谨慎选择，尽量减少多种药物同时使用，患者就诊时应该向医生准确地提供其治疗各种疾病的用药史。

（3）老年人身体功能较差，长期服用药物需要定期检查血尿常规、肝肾功能，应用免疫抑制剂、生物制剂的患者需定期排查感染等，必要时辅助应用免疫增强剂。

（4）老年人自身也要学会预防银屑病的发生，尽量避免各种诱发因素，特别是注意少饮酒，不暴饮暴食，多参加体育活动，增强人体抗病能力。老年银屑病发病诱因主要是精神因素，因此家庭和社会的支持，心理治疗也显得尤为重要。

# （十）特殊部位银屑病的治疗

**任韵清**　浙江大学医学院附属第二医院

 **330.** 面部银屑病如何治疗

银屑病可以长在人的任何部位，长在头上可以戴帽子，长在手上可以戴手

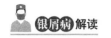

套,但是长在脸上怎么办? 难道要日日当"蒙面大侠"? 因此对于银屑病患者来说"面子工程"就显得尤为重要,面部银屑病的治疗效果也就成为患者最为关注的部分。面部银屑病多源于头皮银屑病,可累及眉毛、发际线、额头及耳部等部位,表现为局部的红斑、鳞屑伴瘙痒。面部的皮肤较薄且敏感,因此用药上需尤其注意。尽管没有治愈的方法,但是对快速控制症状对恢复患者治疗信心尤为重要。治疗主要包括以下方面:

(1) 一般的皮肤护理:温和的非肥皂类清洁剂、润肤霜、防晒霜。

(2) 皮质类固醇类药膏:弱至中效的外用糖皮质激素可以减轻炎症并缓解瘙痒,但皮质激素的副作用限制了其在面部使用的时间。这些副作用主要包括:激素依赖性皮炎、毛细血管扩张、毛发增加、皮肤变薄、易产生痤疮及毛囊炎等。氢化可的松通常是比较安全的,较强效一点的药物最好控制每月使用几天之内。

(3) 局部钙调神经磷酸酶抑制剂:如吡美莫司乳膏和他克莫司软膏可以用于面部银屑病的治疗,并且非常有效,尤其对眼睑皮肤特别有用。需注意局部使用可出现短暂的皮肤刺激症状,如烧灼感、瘙痒和红斑,治疗数次后可逐渐耐受。

(4) 其他局部治疗:水杨酸制剂可用于面部厚层鳞屑的角质剥脱;维生素 D 衍生物卡泊三醇易刺激面部皮肤,但一般皮肤可耐受霜剂,常与激素类合用。煤焦油膏可能导致皮肤刺激。

(5) 光疗:日光照射或光疗往往对面部银屑病很有帮助。如果存在光敏性或明显的阳光损伤性皮肤病(如光化性皮炎或皮肤癌),则不推荐光疗。

## 331. 头皮银屑病如何治疗

头皮银屑病相对于其他身体可遮挡部位的银屑病来说,对患者外貌的损害较大。头皮银屑病患者占银屑病患者的半数以上,皮损可单独见于头皮,身体其他部位也常有同样损害。皮损通常分布不对称,表现为边界清楚、覆盖厚层银白色鳞屑的红斑,有时融合成片,常超出发际缘,甚至满布头皮。俗话说

"头可断，发型不能乱"，而对于头皮银屑病的患者来说，损害处的头发呈束状，严重者更造成脱发，丝毫没有发型可言，导致很多患者产生严重的自卑心理。由于头部的特殊性，皮损不易治疗，在短时间内得不到有效的缓解，但患者又有迫切的治愈诉求，在寻求正规治疗的同时常常会步入误区，导致病情加重。因此患者要遵循科学的治疗方法，不可盲目听信所谓"偏方"胡乱治疗。目前的治疗主要包括：

（1）局部外用药物：是头皮银屑病的一线治疗，包括皮质类固醇激素、维生素 $D_3$ 衍生物、水杨酸类、地蒽酚类、维 A 酸类。局部单用皮质类固醇较维生素 $D_3$ 衍生物效果好，而皮质类固醇激素与维生素 $D_3$ 衍生物联合治疗较两者单用有更好的疗效。水杨酸具有角质剥脱作用，与皮质类固醇激素联用可增加后者的穿透性，可用于头皮鳞屑较厚处。建议选用溶液、凝胶等剂型。

（2）光疗：中波紫外线对头皮银屑病有一定疗效。

（3）系统治疗：上述治疗无效，且为中重度银屑病患者，可考虑给予系统治疗，如阿维 A、甲氨蝶呤、环孢素、生物制剂等。

（4）头皮及毛发护理：为了减少药物副作用和清理头皮及药物残渣，应做必要的头发护理，可试用二硫化硒洗剂、酮康唑洗剂等。每个患者需要选择适合自己的护发品。

目前的治疗策略：轻度头皮银屑病，尽量避免搔抓，选择合适的洗发液，局部使用中效皮质类固醇激素或者维生素 $D_3$ 衍生物，或两者配合使用；对于有较厚头皮鳞屑的患者，开始可以选用水杨酸制剂、焦油洗剂或植物油、矿物油封包过夜去掉鳞屑，然后短期间歇使用皮质类固醇激素制剂，或者使用皮质类固醇激素与维生素 $D_3$ 衍生物的复合制剂。局部使用维生素 $D_3$ 衍生物和中波紫外线有效，两者联合使用时效果更佳。在伴有身体其他部位皮肤受累时可使用系统治疗。

## 332. 甲银屑病如何治疗

银屑病患者中指甲的受累可多达 50%，指甲的改变主要包括甲凹陷，甲剥

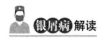

离,甲下角化过度和指甲变色等。根据严重程度可分为轻度和中重度,甲银屑病的治疗有一定难度,目前治疗主要包括以下几点:

(1) 一般治疗:做好手足的护理是非常重要的,包括避免指甲的外伤、定期使用润肤露、修剪指甲,清洗或洗澡后需干燥指甲及周围皮肤。

(2) 局部治疗:轻度指甲银屑病的一线治疗包括局部皮质类固醇激素或维生素 $D_3$ 衍生物单药治疗,以及两药联合治疗,常用方法为局部封包。对于甲床病变(如甲剥离),先剪去甲板或外用高浓度的尿素软膏封包 1 周左右(涂药前用胶布保护甲周皮肤),使甲板软化、脱落,再局部外用强效皮质类固醇激素(如丙酸氯倍他索)或维生素 $D_3$ 衍生物效果更佳。局部使用他克莫司和他扎罗汀亦可改善甲银屑病。病灶内局部注射皮质类固醇激素对于治疗银屑病甲营养不良有较好的疗效,但可能因给药量和频率的不同治疗效果各异。595nm 脉冲染料激光偶尔用于治疗银屑病指甲。光疗对银屑病甲的疗效尚不能确定。

(3) 系统治疗:主要适用于中至重度甲银屑病,需结合全身皮损情况综合考虑。一线治疗可考虑生物制剂,如 TNF-α 抑制剂。不能接受生物制剂的患者可使用的替代疗法包括甲氨蝶呤等。

###  333. 外阴银屑病如何治疗

外阴银屑病顾名思义是指发生在外阴生殖器部位皮肤黏膜上的银屑病,多数同时合并有其他部位的皮肤损害,也可以仅仅发生在外阴生殖器部位而没有其他部位皮损。外阴部位的银屑病皮疹多表现为炎症性的红斑,表面鳞屑附着如薄膜状。患者常有外阴瘙痒、灼热感或不适感。虽然外阴银屑病并不常见,但给患者带来很大的心理上的恐惧,严重还会影响夫妻感情,影响家庭幸福。因此外阴银屑病需要及时治疗,目前的治疗包括:

(1) 局部弱、中效皮质类固醇激素治疗:外阴黏膜表皮薄,对皮质类固醇激素非常敏感,因此外阴部位银屑病应选用弱效皮质类固醇激素(如氢化可的松)及中效或软性皮质类固醇激素(如糠酸莫米松和丁酸氢化可的松)。

(2) 局部钙调神经磷酸酶抑制剂:他克莫司或吡美莫司对外阴部位的银屑

病有效,且一般不会引起皮肤变薄等副作用,但仍有一定的刺激性,使用时需注意。

(3) 润肤剂:润肤剂的使用可以在皮肤表面形成保护层,防止水分丢失。

(4) 紫外线:在特殊情况下可以用于治疗外阴银屑病。剂量必须低于通常用于治疗身体其他部位银屑病的剂量。过度的暴露会烧伤生殖器皮肤。

外阴银屑病不推荐使用刺激性制剂如地蒽酚或维 A 酸类或维生素 $D_3$ 衍生物。可短期、间歇局部使用弱效或中效皮质类固醇激素 1~2 周,然后以非激素制剂如钙调神经磷酸酶抑制剂维持治疗。如局部用药失败,同时伴有其他部位银屑病,也可考虑使用系统用药治疗。女性银屑病患者需警惕外阴银屑病的发生,内分泌变化、妊娠均可诱发本病并使其加重。因此,日常要注意内分泌的变化以及病情的发展。

## 334. 皱褶部位银屑病如何治疗

褶皱部位银屑病是指银屑病的皮损主要位于身体褶皱部位,又称为反向银屑病。通常发生于腋窝、腹股沟、乳房下、肛周等部位。与其他类型的银屑病不同,由于这些部位多汗潮湿,摩擦频繁,其银屑病皮损多表现为红色的、有光泽的、光滑的皮疹,易产生浸渍、皲裂,表面湿润、糜烂和黄色油腻性痂皮。对患者生活舒适度的影响较通常部位的银屑病更大。皱褶部位银屑病的治疗包括:

(1) 局部外用药物:皱褶部位皮肤薄嫩,易对外用药物治疗产生刺激反应,因此在选择外用药物治疗时应注意药物的不良反应。弱中效皮质类固醇激素可短期应用,连续用药时间不应超过 2 周;强效或超强效糖皮质激素外用易导致上述部位的皮肤发生萎缩,需谨慎使用。钙调神经磷酸酶抑制剂的局部应用有效,且不会引起皮肤变薄。维生素 $D_3$ 衍生物如他卡西醇软膏刺激性小,患者耐受性好,卡泊三醇软膏因具有刺激性应慎用。以上三类药物可联合或单独应用,同时联合润肤剂使用。

(2) 皱褶部位银屑病合并感染的治疗:由于褶皱部位多比较潮湿,易引起

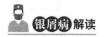

细菌和真菌的感染,因此在外用药物上酌情考虑加用抗细菌和真菌的治疗。

(3)光疗:可用于治疗中重度的皱褶部位银屑病,但有时因照射部位不能完全暴露而影响治疗效果。

(4)系统治疗:系统药物如甲氨蝶呤、环孢素、生物制剂一般在局部治疗无效时使用。

# 第七部分　银屑病患者的健康教育

**任韵清**　浙江大学医学院附属第二医院

## 335. 何为银屑病的心理治疗

心理治疗是用医学心理的原理和方法,通过医务人员的言语(包括语义和语音)、表情、姿势、态度和行为,或是通过相应的仪器及环境来改变患者的感觉、认识、情绪、性格、态度及行为,使患者增强信心,消除紧张,达到增强战胜疾病的信心,从而促进患者代谢、内分泌和免疫调节功能等健康状态的恢复,达到祛除疾病的目的。

银屑病发生、发展及转归与患者个性、情感、紧张、烦恼、忧虑、抑郁等心理因素及气候、社会环境、生活方式等有密切关系,是银屑病发病和加重的重要诱发因素。多年的临床调查、基础研究和大量的实践经验,已证实银屑病属于心身疾病范畴,是典型的心身性皮肤病。因此医患双方均需充分重视心理治疗,主要包括科普教育、心理疏导、行为治疗(生物反馈等)以及使用安慰剂方法等。医生需耐心听取患者叙述病情,重点挖掘和分析其患病的特殊诱因和加重的原因,分析拟定合理的治疗方案,使患者放松情绪,增强信心,提高依从性;经常组织患者座谈会,开展科普教育,并请一些患者讲述他们既往治疗的经验和教训;家庭和全社会对银屑病患者要尊重、关怀、支持和鼓励,而不是歧视和排斥。此外,可因人而异采用生物反馈放松训练和腹式呼吸训练等的行为疗法,增强患者自主神经调节功能、内分泌和免疫调节功能。患者方面也需要认识到寻求心理治疗的重要性,争取积极参与其中,改善心态,增强治疗的信心。

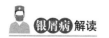

## 336. 什么是生物反馈疗法

生物反馈疗法是一种有意识的放松疗法,它利用仪器提取与患者心理生理过程有关的体内某些生物学信息(如肌电、皮温、心率、血压、脑电等),然后以视觉或听觉的方式显示给患者(即信息反馈),患者通过对这些信息的认识,学会有意识地控制自身的心理生理活动,使全身躯体和精神处于放松状态,调整机体生理功能和生化代谢,提高内分泌和免疫调节功能,从而起到防病、治病的作用。

生物反馈疗法是心理疗法的经典治疗方法之一,操作方便、安全有效,被银屑病患者誉之为"绿色治疗"。生物反馈疗法治疗银屑病的研究是随着医学模式从单纯的生物医学模式向"生物 - 心理 - 社会"医学模式转换而进行的防治银屑病的新课题,并越来越多地引起心理学界和皮肤科学界的重视。银屑病病因复杂,与免疫、内分泌和遗传有关,是种典型的心身性皮肤病。初次发病时,生活事件往往是其主要原因,情绪紧张或劳累也会引起复发或加重病情。因此银屑病是生物反馈疗法很好的适应证。

通常采用小型肌电生物反馈仪,患者在训练时的心理生理放松程度可通过肌电信号的强弱显示,一般以 $3\sim5\mu V$ 为理想的肌电放松值,每日训练一次,每次 30 分钟。经过 $1\sim3$ 个月后患者的精神状态和自主神经调节功能均有明显改善,银屑病皮损也随之明显减退,甚至痊愈。

## 337. 银屑病患者如何根据自己的情况选择最佳的治疗方案

银屑病的治疗方法多种多样,每种疗法又有各自的优势和特点,那么作为患者又该如何根据自己的情况选择最佳的治疗方案? 这就需要根据患者的具体情况,即病变的类型、发病的部位、皮损状况、经济承受能力等依据,医患双方沟通后做出最合适的选择。如何选择最佳的治疗方案虽然没有固定的模式,但有一些原则可以遵循:

（1）联合治疗原则：实践经验证明，对银屑病的治疗无论内用药物、外用药物还是物理等疗法，联合治疗总是优于单一的措施。联合治疗的方式有很多种，如内用药物与外用药物联合、内用药物与光疗联合、外用药物与光疗联合以及联合其他特殊疗法等。

（2）特定类型特定治疗原则：根据体表面积受累的情况，可以将银屑病分为轻度和中重度，不同严重程度治疗方案也不同。通常轻度银屑病的治疗多以外用药物及光疗为主。而中重度的银屑病多需系统用药。不同类型、不同部位的银屑病治疗选择也各异。

（3）标本兼治和预防复发相结合：银屑病皮疹的多少及鳞屑厚度是反映病情最直观的指标，也是患者最迫切希望解决的问题，因此应当采取措施积极清除皮疹。但在治疗银屑病，消除皮损的同时应针对免疫、代谢紊乱等并发症做到对症治疗，如有感染也应积极抗感染。在皮损等症状控制好后也要积极的预防复发，做好巩固治疗。

（4）适当顾及经济承受能力：银屑病需要长期治疗，因此在选择治疗方案时不能不考虑治疗费用的问题。患者可以根据自己的经济状况和医生协商讨论，要知道费用跟疗效并不总是成正比的，有时昂贵的药物并不一定适合于自己，而一些相对便宜的措施也可能收到很好的效果。

总而言之，患者银屑病治疗方案的选择还是要具体情况具体分析，在专业的医生指导下，做出理性选择，并在治疗的过程中逐步探索适合自己的治疗方案，做到个体化的治疗原则。

## 338. 为什么说银屑病的治疗是三分治疗七分养

银屑病是一种常见的慢性复发性炎症性皮肤病。由于银屑病的确切病因尚未明了，目前尚无特效疗法能够控制其复发。对于少数患者来说，银屑病是需要终生治疗的顽固性皮肤病，但绝大多数银屑病患者是可以通过药物治疗和自身调养达到临床治愈的。目前认为感染、精神紧张、应激、肥胖、酗酒、吸烟等都是加重和诱发银屑病的重要因素，而这些都是与我们生活方式息息相

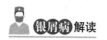

关的。因此除了药物治疗,对于银屑病的日常管理也就是衣食住行,是非常重要的。

俗语说疾病要靠"三分治,七分养"。这是对治病的一种态度和认识,指的是生病了治疗固然重要,但是注意生活方式的改变,注意保健和养生更重要。由于银屑病的难以治愈,这"七分养"显得尤为重要,关键要靠患者平时注意生活的细节。针对银屑病发病的环境因素,这"七分养"可以具体体现在以下几点:①控制情绪,调整心态,修身养性,认识疾病,切忌自暴自弃。②养成良好的饮食习惯,切忌盲目忌口,尽量避免油腻性饮食,需戒烟、戒酒。③增强体质,积极锻炼,规律作息,预防感染。④滋润皮肤,保护好皮肤屏障,避免挠抓。⑤同时需要了解银屑病的并发症,并及时评估风险,树立防范意识,减少并发症的发生。

## 339. 卡介苗素、转移因子、胸腺肽、左旋咪唑可以治疗银屑病吗

临床上常常会有银屑病患者问我们:"医生,我最近身体免疫力下降了才会发病的,能不能给我打点增强免疫力的药?"那么我们是否可以通过调节患者免疫力治疗银屑病呢?卡介苗素、转移因子、胸腺肽、左旋咪唑等都属于常见的免疫调节剂,能调节机体的非特异性和特异性免疫反应,纠正机体的免疫功能紊乱,对于免疫异常相关的疾病具有一定的治疗作用。例如,转移因子是由猪或牛脾经匀浆透析而制得的一种小分子多肽与核苷酸复合物,能够选择性激发和增强机体的细胞免疫反应,活化淋巴细胞,促进淋巴细胞生长和分裂,调整机体的免疫状态,稳定机体内环境,临床上较广泛应用于各种免疫性、感染性及肿瘤性疾病的治疗。而银屑病作为一种遗传背景下、免疫介导的慢性炎症性皮肤病,患者的免疫状态紊乱,目前也被认为是一种自身免疫性皮肤病,使用免疫调节剂有一定的辅助治疗作用。而且大部分的中重度银屑病患者,在长期使用免疫抑制剂、生物制剂等药物时,机体的免疫功能下降,常常容易并发感染,而此时免疫调节剂的使用可以提高机体的免疫力,预防感染的作

用。但也不能因此滥用药物,如某些增强免疫反应的药物也可以明显加重银屑病,甚至导致出现红皮病。且此类药物尚缺乏大规模的临床循证医学证据,因此在选择治疗方案时还是需要和医师讨论,评估病情,平衡利弊后根据情况酌情选择使用。

## 340. 银屑病患者可以注射丙种球蛋白吗

丙种免疫球蛋白是从健康人混合血浆中提取的免疫球蛋白制剂,里面含有大量抗体,主要为 IgG,也有一定量的 IgM 和 IgA,它具有增强机体抵抗力以预防感染的作用。常用于治疗丙种球蛋白缺乏症、严重联合免疫缺陷、预防病毒性感染等。在皮肤科病房住过院的一些患者可能会看到,我们用大剂量的免疫球蛋白静滴治疗重症药疹、皮肌炎、天疱疮等疾病。那么丙种球蛋白可以治疗银屑病吗?

我们的人体的免疫功能包括固有免疫和适应性免疫,而适应性免疫又分为 T 淋巴细胞介导的细胞免疫和 B 淋巴细胞介导的体液免疫。银屑病作为一种免疫介导的慢性炎症性皮肤,研究认为经典的银屑病发病机制为固有免疫及 T 淋巴细胞介导的细胞免疫途径,近来越来越多的研究发现,B 淋巴细胞在银屑病的发生发展中也起着重要作用,且产生了一些银屑病相关的自身抗体(致病抗体)。免疫球蛋白在治疗过程中的具体作用机制尚不清楚,可能由于大剂量的免疫球蛋白封闭了与银屑病相关的自身抗体。此外免疫球蛋白富含广谱抗细菌和抗病毒活性的 IgG 抗体,能够增强机体的免疫功能,起到预防感染的作用,因此对于感染为诱因的银屑病也具有一定作用。目前临床实践提示通过联合免疫球蛋白的治疗方案可以减少皮质类固醇激素和免疫抑制剂的使用,例如已有文献报道使用免疫球蛋白联合传统药物(如阿维 A)治疗重症银屑病。因此使用免疫球蛋白对银屑病的治疗有一定的辅助作用,但是单一的使用治疗效果不是非常明显,而且目前相应报道的应用经验较少。当然使用丙种免疫球蛋白时需严格掌握其指征,如患者伴发严重的心脏、肾脏疾病、对免疫球蛋白过敏等,需要谨慎使用。

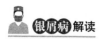

陈柳青　武汉市第一医院

**341.** 哪些治疗银屑病的药物已被淘汰？为什么

临床中治疗银屑病已经逐渐被淘汰的药物有：某些副作用较大的细胞毒类抗肿瘤药物，例如乙亚胺、乙双吗啉、白血宁、芥子气、氮芥等；含有汞、砷、铅等重金属的中药制剂，例如雄黄、轻粉等。

银屑病是一种慢性炎症性皮肤疾病，易反复发作，其治疗可能是长期的，故治疗银屑病的原则应是安全第一，要能长期或反复应用，不会在治疗银屑病的同时损害了机体的健康。在临床治疗中发现，某些细胞毒类抗肿瘤药物如（乙亚胺、乙双吗啉、白血宁、芥子气、氮芥等），对银屑病患者有较好的疗效，但产生的药物毒副作用很大。例如乙双吗啉及其衍生物乙亚胺因其诱发白血病的风险较大，而逐渐被淘汰。白血宁（氨蝶呤）有骨髓抑制、脱发、黏膜损害、消化道症状等不良反应，且有诱发白血病的风险。其毒性反应大于甲氨蝶呤，故逐渐被甲氨蝶呤替代。芥子气或氮芥，治疗银屑病虽然有一定疗效，临床使用时易引起接触性皮炎，大面积外涂时，因能被吸收而产生肾脏损害，长期应用有致突变、致畸的作用。另外含有重金属的中药制剂，短期内可以使皮损改善甚至消退，给银屑病患者造成治愈的假象，长期使用会出现砷、铅等重金属中毒而危及患者健康，这在治疗中是不可取的。虽然上诉药物在临床应用中短期效果较好，但毒副作用大，且随着科学的发展，近年来研制出越来越多疗效较好、安全性较高的药物来治疗银屑病及其他非药物治疗手段，所以，临床上这些对身体有严重毒副作用的药物逐渐被淘汰。

**342.** 服用哪些维生素有助于银屑病的治疗

治疗银屑病的维生素种类：

常用来治疗银屑病的维生素有维生素 A、维生素 B 族、维生素 C、维生素 D、维生素 E 和维生素 K 等。

(1) 维生素 A:属于脂溶性维生素,存在于动物性食物中,特别是在肝脏、蛋黄、海鱼、牛奶中非常丰富,有些植物性食物如胡萝卜、番茄等也含大量 β 胡萝卜素在肝脏可以转化为维生素 A。维生素 A 能促进和维持上皮细胞的正常结构和功能,可用于银屑病的辅助治疗。但是大剂量服用维生素 A 可出现维生素 A 过多症,表现为头疼、恶心、疲乏、情绪不稳定、肌肉和骨疼痛、皮肤干燥、瘙痒、红斑、唇炎和鼻出血等,也可有程度不等的肝功能异常。儿童和孕妇不宜大剂量服用。

(2) 维生素 $B_{12}$:作为甲基转移酶的辅助因子,参与蛋氨酸、胸腺嘧啶等的合成,保护叶酸在细胞内的转移和贮存。是体内多种代谢中必需的辅酶,维生素 $B_{12}$ 可促进蛋白质的生物合成、甲基的转换以及脂肪和糖的代谢。缺乏时影响婴幼儿的生长发育。尤其适用于病程短的点滴型银屑病,儿童效果更佳。维生素 $B_{12}$ 的副作用较少,偶尔会发生荨麻疹等过敏反应。

(3) 维生素 C:又称抗坏血酸,在新鲜蔬菜、水果中含量丰富。大剂量维生素 C 可使组织内 cAMP 含量增高,参与氨基酸代谢调节体内氧化还原反应,对银屑病有辅助治疗作用,并可减小一些其他药物的副作用,尤适用于银屑病急性期。维生素 C 大剂量口服也可引起恶心、呕吐、腹痛、腹泻。长期大量应用可使尿液酸化,引起草酸盐结石以及白细胞的吞噬能力降低。

(4) 维生素 D:维生素 D 及其类似物通过与细胞核受体即维生素 D 受体结合调控靶基因转录,不仅能调节钙、磷代谢,还能够作用于单核细胞、巨噬细胞、T 细胞和树突状细胞等多种免疫细胞,发挥抗炎和免疫调节效应,抑制角质细胞的增殖并诱导分化从而有效地治疗银屑病。50 多年前,Reed 等报告维生素 D 类似物治疗银屑病有效,以后因对高血钙的副作用有顾虑,使这种化合物未能进一步发展,1985 年有作者报道用 1α- 羟基维生素 $D_3$ 治疗骨软化病时,患者的银屑病得以改善,此后各种维生素 $D_3$ 类似物(VDAs)相继被开发用于治疗银屑病。目前已成为广泛应用的一线外用治疗药物。现在市场上主要有卡泊三醇、骨化三醇、他卡西醇、马沙骨化醇等品种,并具备软膏、霜剂、凝胶、泡沫剂等多种剂型,和激素等外用药物、光疗、生物制剂、中药等系统治疗联合,提高了银屑病的治疗效果。

（5）维生素 E：又称生育酚，具有抗氧化作用，减少过氧化脂质的生成，保护细胞膜免受游离自由基的损害。还能增强皮肤毛细血管抵抗力，维持毛细血管的正常通透性。研究表明银屑病患者的维生素 E 水平是下降的。维生素 E 在皮肤科的应用广泛，对银屑病和其他角化性皮肤病都有效。

（6）维生素 K：具有调节自主神经功能紊乱，兴奋交感神经 β 受体，使细胞内 cAMP 含量增加促进细胞分化，抑制细胞增生等作用，可用于银屑病的治疗。维生素 K 副作用甚小，静脉注射可出现面色潮红、出汗、胸闷、低血压等反应。

当然，维生素并不是对每个银屑病患者的治疗都是有用的。银屑病很难在短期内完全治愈，它的治愈要靠坚持治疗、日常护理、还有很多生活中的细节，需要患者在医生的指导下，长期坚持合理的生活、用药才能取得满意效果。

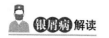

## 343. 鱼油治疗银屑病的机制是什么？疗效如何

鱼油治疗银屑病的机制：

银屑病是一种基于 T 细胞功能异常的多因素自身免疫性皮肤病。由于 T 细胞活化产生了大量花生四烯酸，通过 MAPK/AP-1、EARK1/2、蛋白激酶 C（PKCs）激活途径产生各种促炎介质，如前列腺素（PGs）、白三烯（LTs）、细胞因子、黏附分子等促进角质形成细胞增殖异常。鱼油中含有大量多元不饱和脂肪酸尤其是二十二碳六烯酸（DHA）和二十碳戊烯酸（EPA），和其前体亚麻酸，这些必需脂肪酸须由食物中直接供给，人体不能在体内合成，其中的亚麻酸（十八碳脂肪酸）主要来源于海洋鱼类。必须脂肪酸可以通过抑制各种关键促炎介质发挥抗炎、减少角质形成细胞增生的作用。EPA 和化学结构和花生四烯酸（AA）相似，与 AA 竞争，抑制 PGs 和 LTs 的形成，发挥抗炎的作用。其次 EPA 可使血管内皮细胞前列腺素产生减少，同时减少红细胞膜磷脂聚积，降低全血黏度和红细胞黏度，这些都可抑制血小板凝聚及血管扩张。而且 EPA 对降低血脂血压、防止心脑动脉硬化、保护大脑和心脏都具有神奇的功效，可以降低银屑病的危险因素。所以,多吃海鱼不仅给机体提供了所需的必需脂肪酸,其中的鱼油,还可以作为银屑病患者的一种有效的补充疗法。当然,鱼油也必须适量的补充,而且对于过敏的患者就不能食用了。

## 344. 维生素 E 为何能用来治疗银屑病

尽管在目前各版教科书及指南中,均未提及口服维生素 E 可用于治疗银屑病,但根据文献报道,补充适量的硒及维生素 E 可以作为银屑病的一种辅助治疗。其可能的作用机制如下:维生素 E 是一种脂溶性抗氧化剂,它作为一种供氢体来消除氧自由基,阻断脂质过氧化连锁反应,可降低体内氧自由基的含量。银屑病患者体内血硒明显降低,在同时补充硒与维生素 E 的情况下,患者血硒升高程度较单用硒剂更为显著。值得注意的是,维生素 E 通常作为银屑病的辅助用药,而非单一用药,尽管其使用方便,无明显不良反应,但仍需在医生的指导下用药,以免用药不当造成病情延误。

## 345. 银屑病关节畸形可以行外科手术吗

可以,对于已经形成关节畸形且伴有功能障碍的患者,可选择关节成形术等外科治疗。一般情况下,对有关节炎的银屑病患者,通常采用药物治疗,如甲氨蝶呤、硫唑嘌呤、环孢素 A、生物制剂等,若药物控制得当,大多数患者关节症状及皮损可明显好转,不需要进行手术治疗。关节病型银屑病患者一般病程良好,只有少数患者(<5%)有关节破坏和畸形。而对于有家族银屑病史,20 岁前发病,HLA-DR3 或 DR4 阳性、侵袭性或多关节病变、以及广泛皮肤病变的患者,预后较差。若病情发展至关节畸形且伴有功能障碍,目前髋、膝等大关节的修复术已比较成熟,但在手术后关节僵硬仍是个尚未解决的问题,另外,诸如指关节、趾关节等小关节的受累,目前尚无合适的外科手术方法,因此银屑病患者在选择手术治疗关节畸形的时候,应征求骨科医师及皮肤科医师的意见,选择合适自己的治疗方案。

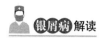

## 346. 出现什么症状提示可能出现关节损害了

银屑病患者全身任意关节和周围软组织疼痛、肿胀、压痛、僵硬和运动障碍时，均因考虑银屑病关节炎的存在。有银屑病皮损或儿童时期有点滴型银屑病病史，或在头皮、腹股沟、脐凹、肛周等隐蔽部位发现皮损，出现指趾甲损害、指关节或趾跖关节等小关节为主，常不对称，关节僵硬，肿胀压痛，活动障碍。或出现腰背痛或脊柱强直等症状等表现均要考虑是否出现了关节损害。其易误诊为类风湿关节炎、强直性脊柱炎、骨关节炎等，需通过实验室检查及影像学资料进行鉴别。

Vasey 和 Espinoza 提出的诊断标准诊断银屑病关节炎的敏感性可达 99%，诊断银屑病关节炎仅需两个条件：银屑病和外周或中轴关节受累的证据。指标Ⅰ加任意一条指标Ⅱ（外周关节）、指标Ⅲ（中轴关节）确定诊断。指标Ⅰ：银屑病皮肤和甲的病变，如出现指（趾）甲病变，如顶针样凹陷（>20 个）、指甲脱离、甲下角化过度、增厚、横嵴及变色等时。指标Ⅱ：①伴或不伴活动受限的远端指间关节疼痛、肿胀超过 4 周；②伴或不伴活动受限的外周关节非对称性疼痛、肿胀超过 4 周；③对称性外周关节炎至少持续 4 周，RF 阴性、无皮下结节；④"笔帽征"、末节指（趾）骨尖削、毛绒状骨膜炎及骨性关节强直。指标Ⅲ：①脊柱疼痛、僵硬、活动受限超过 4 周；②双侧骶髂关节炎达纽约标准Ⅰ级；③单侧骶髂关节炎达纽约标准Ⅲ或Ⅳ级改变。少部分患者银屑病关节炎的症状可先于皮肤受累出现，有银屑病家族史也是重要的诊断依据。

## 347. 切除扁桃体对银屑病有好处吗

银屑病是一种常见的 T 细胞介导为主的慢性炎症性皮肤病，与遗传、环境及免疫等因素有关，如寒冷、感染、劳累、焦虑、外伤、吸烟、酗酒、药物等，都可诱导银屑病的发生与加重。感染一直被认为是触发或加重银屑病的重要因素。研究发现 T 细胞识别的抗原多肽能加重银屑病。急性点滴状银屑病，发病前往往有急性链球菌感染的病史,腭扁桃体是链球菌感染的常见部位。链球菌 M 蛋白与人角蛋白抗原决定簇有交叉反应,T 细胞识别 M 蛋白后导致了银屑病的发生。在慢性斑块状银屑病中也发现发生咽喉痛的概率是普通人的 10 倍,链球菌感染可加重慢性斑块型银屑病的病情,抗生素治疗时皮损往往也可同时减轻。

因此,如果是点滴状银屑病的患者,且发病前有明显扁桃体感染的诱因,切除扁桃体可以作为常规治疗手段效果不明显时的辅助治疗手段,文献报道有一定的治愈率及有效率。特别是对于急性点滴状银屑病的儿童及青少年患者。对其他银屑病患者,对患急性扁桃体炎而导致皮损加重明显者,也可考虑在感染控制后行扁桃体摘除术。

但摘除扁桃体也需掌握严格的适应证。扁桃体本身对来自外界细菌的感染有一定的防御作用,参与人体的免疫调节功能。因此,只有扁桃体感染与银屑病有确切联系,及扁桃体本身炎性病变已不可逆时才考虑手术切除。而急性扁桃体感染则需待感染控制后才可施行手术治疗。与此同时还需与患者进行有效沟通,摘除扁桃体并不能保证银屑病彻底痊愈,还有一定的无效率风险。

因此,切除扁桃体可以作为一种银屑病的辅助治疗手段供患者参考。

## 348. 银屑病应治疗到什么程度

银屑病目前属于一种终生性疾病,尚不能完全根治。这一点可以从其民间俗称"牛皮癣"中得知。但是我们说银屑病是一种可以临床控制症状,达到临床治愈,使其不影响患者的生活质量及外表美观的疾病。银屑病治疗的目的在于迅速控制病情;减缓向全身发展的进程;减轻红斑、鳞屑、局部斑片增厚等症状;稳定病情,避免复发;尽量减少不良反应;提高患者生活质量。要完全清除皮损通常是不现实的。

治疗过程中与患者沟通并对患者病情进行评估是治疗的重要环节。中、重度银屑病患者单一疗法效果不明显时,应给予联合、交替或序贯治疗。在给银屑病患者制定合理的治疗方案前,临床医师需要对银屑病的严重程度进行评

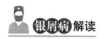 

估。定义重度银屑病的一个简单方法称为 10 分制规则：即 BSA（体表受累面积）≥10%（10 只手掌的面积），或 PASI≥10，并且 DLQI（皮肤病生活质量指数）≥10 即为重度银屑病。在临床工作中有时也采用医生和患者的总体评价方法来评估疾病严重程度。

对于寻常型银屑病，面积小于 3% 时，一般采用外用药物为主的治疗方法，可以达到瘙痒减轻、皮损消退甚至消失的程度。有些患者甚至未经治疗，也可达到这样的效果。这是由银屑病这一疾病的自身特点所决定的。对于面积较大银屑病患者可以紫外线光疗结合外用药物治疗。对于面积较大的寻常型银屑病、关节病型、脓疱型及红皮病型等重型银屑病患者，通过临床规范化的系统治疗，可以达到控制病情，使其转变成较轻型的银屑病。因此银屑病的治疗，首先是要控制病情发展，然后在此基础上减轻本病对患者生活质量的影响。在病情基本控制后，应开始限制对药物的使用，如逐渐停用系统药物，减少外用药物及物理治疗的频率，如此，才能将银屑病对患者的各方面影响降至最低。

在治疗过程中，尤应重视的是针对患者的健康教育，让患者更好地了解本病的相关知识，消除其恐惧心理，及盲目追求彻底治愈的心理。避免使用刺激性强的药物及所谓"偏方"，以防止病情反弹，导致严重后果。并在治疗过程中，保持心情舒畅，避免诱发及加重因素，如感染、寒冷及外伤等。因此不同的患者对疾病的预后不同，均需正确治疗以争取最好的治疗效果。

## 349. 银屑病患者如何进行自我心理调节

银屑病为一种慢性炎症性皮肤病，许多患者发现自己得了银屑病后，一时难以接受现实。由于影响外观、治疗周期长，病情容易反复发作，不仅影响患者生活质量，患者往往出现不同程度的抑郁、沮丧、自卑等心理疾病。国外研究表明银屑病是典型的心身疾病，心理 - 社会因素在银屑病的诱发、加重、缓解、治愈中起着重要的作用。那么银屑病患者该如何进行自我心理调节呢？

（1）首先要接受自己患病的现实，患者可通过科普书籍及讲座等正确认识银屑病，了解到银屑病皮疹是可以得到控制的，并不是不治之症。切勿听信广告宣传,盲目使用偏方,积极到正规医院就诊,在医生帮助下,树立战胜疾病的信心。

(2)尽量转移注意力,不要时刻提醒自己是一名银屑病患者,积极投身到学习或工作中,或者将注意力转移到自己感兴趣的事情上面,逐步摆脱自己银屑病的角色。

(3)生活中要注意心理素质的锻炼和培训,遇到使自己烦恼或不开心的事情,要调整自己的情绪,认识到精神、心理因素在银屑病的发生、发展中起着重要作用,努力保持情绪平稳,心情愉悦。

(4)生活中多培养自己的兴趣爱好,通过适当的参加一些体育锻炼及文艺活动,来调节自己情绪,消除疲劳,使身心得到放松。让自己从紧张、抑郁、沮丧情绪中走出来,进入一个兴趣盎然的境界,可有效的缓解心理上的压力。

(5)生活、工作中多结交朋友,遇到苦恼、不开心的事情可以多和朋友倾诉,不要压抑自己情绪,在和朋友沟通、交流中,能促使自己更积极乐观地面对生活。

## 350. 银屑病患者应持怎么样的心态面对银屑病

首先银屑病患者应该正确认识及接受患有银屑病这一事实。银屑病是一种常见的慢性复发性炎症性皮肤疾病,发病机制尚不完全清楚。目前并没有能够治愈银屑病的方法,银屑病被形象地称为"不死的癌症",任何报纸或者电视广告上可以根治银屑病的承诺都是骗人的,患者要学会与疾病和平共处。银屑病患者中出现焦虑、抑郁等心理问题的发生率及严重程度较正常人明显增高,这种病态的心理状态又会诱发或加重银屑病,银屑病的发表模式是非常典型的"生物-社会-心理"模式,是一种心身疾病,患者应该通过加强对银屑病的认知,认识到可以通过合理的用药、健康的饮食生活习惯、良好的心态,控制疾病,过上正常人的生活。

银屑病没有传染性,从而减轻患者患病后的自卑感。其次银屑病患者在面对疾病的控制时应该是有计划性的,在发病后如何通过正规的治疗(规范地吃

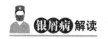

药、搽药或者光疗)达到临床的治愈;银屑病的治疗是一个漫长的过程,临床治愈后如何养成健康的生活习惯,避免各种可能诱发银屑病的因素,如何面对周围不知情人的质疑等,这些问题都可以先做好计划。当银屑病患者面对自身患病的压力或者他人不理解银屑病而对患病者恐惧的时候应该积极面对,通过各种娱乐方法转移这种压力,修身养性、宣泄紧张的情绪。银屑病患者要积极地参加工作,融入社会。银屑病患者对待疾病应该乐观,同时也应该保持警惕之心,对待疾病不能太过大意。银屑病除了寻常型还有关节病型、红皮病型和脓疱型,当患者处于发病状态时,应当积极地寻求规范治疗。银屑病患者不必盲目的忌口,除了不吃辛辣刺激的食物外,可以正常饮食,以免造成营养不良。

## 351. 银屑病患者如何与别人相处

银屑病没有传染性,消除银屑病患者在与他人相处过程中的病耻感等负面情绪对控制病情有帮助。银屑病患者皮肤大量脱屑,呈银白色鳞屑,鳞屑厚积,或有脓疱或关节变形,指甲增厚变形,头发成束状,有异味等使患者产生自卑心理,不愿意去公共场所,有的甚至不愿见自己的家人或朋友,不愿参加社交、文体等活动,更不敢去游泳池、健身房、美容院等公共场所。在社交活动中,由于大部分的人都对银屑病不了解,容易对银屑病患者产生恐惧感或者歧视,这也使银屑病患者畏惧社交活动。这些都不利于银屑病患者抵御自身不良情绪,不利于疾病的恢复。

银屑病患者可以大方地给这些人做些科普,解释该类疾病的特点,抵消大家的恐惧感。同时让患者看到自身在社交方面的优势,并尽量降低劣势,如:适当修饰自己,穿长袖长裤,勤洗澡、勤换内衣,以消除身体异味。银屑病患者在与人相处的过程中,不必太过敏感。人们对不了解的疾病感到恐惧很正常,患者应该以豁达的态度来看待别人的不理解。患者该积极地融入工作及社会活动中去,不能因为疾病而影响了正常的工作和生活。

## 352. 家人与朋友如何对待银屑病患者

银屑病没有传染性,所以身为银屑病患者的家属或者朋友不必恐惧。精神因素是银屑病发作或加重的重要诱因之一。银屑病患者皮肤大量脱屑,呈银白色鳞屑,鳞屑厚积,或有脓疱或关节变形,指甲增厚变形,头发成束状,都影响患者的外观,使患者产生自卑心理,不愿意去公共场所,有的甚至不愿见自己的家人或朋友,不愿参加社交、文体等活动,更不敢去游泳池、健身房、美容院等公共场所。这使得患者大部分具有社交恐惧感或病耻感甚至是负罪感。若患者的家属或者朋友由于对疾病的不了解而对银屑病患者表现出恐惧或者差别对待,更会加重患者的不良情绪。银屑病由于不能根治、病程长、迁延不愈、反复住院、影响社交和家庭生活及经济负担,使其对治疗失去信心,产生严重的恐惧心理。这些负面的情绪都不利于银屑病患者的恢复,许多文献表明银屑病患者多参加文体活动、转移患者患病的压力及进行积极的心理治疗,对银屑病患者的治疗和预防复发有显著的效果。银屑病患者的家属及朋友应该鼓励患者积极地参加各种文体活动,疾病控制后正常工作,融入正常的社会活动中。银屑病不能根治,生活中还有感染、应激事件、外伤、手术、妊娠、肥胖、酗酒、吸烟等可促发或者加重银屑病,病程迁延,患者的家属和朋友应该尽可能的帮助患者避免这些不良的诱因,对患者进行健康教育,一起积极乐观的面对生活。

**卜晓琳** 第二军医大学附属公利医院

## 353. 运动对银屑病患者有好处吗

法国思想家伏尔泰曾说过"生命在于运动"。热爱运动的人往往精力旺盛,对生活充满了热情。那么,银屑病患者做适当运动自然也是极好的,既有利于身心健康也有利于银屑病皮损的改善。另有研究显示,大运动量还有利于降低

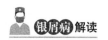

银屑病的患病率。

我们大家都知道运动能增强体质,提高免疫力,使人体免受外界各种恶劣环境的侵袭。但是想不到的是,抵抗力提高了,链球菌感染的机会也就减少了。链球菌会引起感冒和上呼吸道感染,进而诱发或加重银屑病。把链球菌挡在外面,自然也就减少了一个诱发因素。

运动有助于促进新陈代谢,改善微循环,提高身体各方面的协调性,包括神经系统、内分泌系统、免疫系统,这些正是银屑病发病和加重的症结之一。运动过程中脑垂体会分泌内啡肽和多巴胺,这些神经递质会使患者在伸展筋骨的同时产生愉悦感,有助于缓解工作、生活巨大压力下造成的紧张焦虑感,增强战胜疾病的信心和勇气。

银屑病患者最适合户外运动了,原因可不只是新鲜的空气,而是女士们的天敌紫外线。太阳光谱分为紫外线、红外线和可见光。本书前文已经给大家介绍了银屑病的光疗,也就是人工紫外线照射治疗银屑病的一种物理治疗技术。太阳光对普通人来说会引发各种皮肤问题,但对银屑病患者来说却是一种免费的、天然的治疗手段,因此有人比喻疗养院、海滨浴场是银屑病患者的"人间乐园"。

## 354. 哪些运动项目适合银屑病患者

适合银屑病患者的运动项目很多,比如游泳、太极拳、太极剑、体操、瑜伽、跑步、步行等。如何把运动变为一种享受? 那么选择适合的运动项目就很重要了。选择运动项目应该顾及性别、年龄、体质、家庭、收入和环境等,结合个人兴趣和爱好。大家可以多尝试,最后找到一两种自己喜欢的项目。偶尔运动一次简单,难就难在长期坚持,因此从毅力到习惯的过程是必经之路。

运动要达到什么程度呢? 我们可以参考潘藩提出的运动出汗疗法。具体方法是秋末开始每日早、晚着厚衣(比平时稍穿暖些)跑步,不论室内外或原地,使用健身器材或其他均可。使身体出微汗维持半小时以上。经过长期跟踪观察,发现该疗法可使银屑病好转且长期不复发。需要注意的是,运动要劳逸结合,循序渐进。在运动时及运动后切忌出汗立即脱衣,谨防感冒及过量运动疲劳,致皮损加重。运动中要注意避免磕碰伤,以防同形反应的发生。对于冬季加重的银屑病患者要特别注意加强冬季锻炼,目的是改善冬季皮肤干燥,有利于皮损康复。

 ## 355. 如何预防银屑病并减少复发

(1) 精神心理因素:皮肤是人体内部心理活动的表达器官之一,从某种意义讲,银屑病属于皮肤心身疾病。银屑病患者的精神因素、生活质量和病情严重性之间存在密切关联。很多患者病情长久未复发,但是由于受到重大精神刺激,如亲人亡故、打仗斗殴等使患者精神紧张,继而出现失眠多梦,心烦意乱,而后燥热、瘙痒,出现银屑病皮损。因此精神紧张是银屑病发生和加重的促发因素。银屑病患者要保持心情愉快,心态平和,遇事不急不躁。保持充足睡眠,培养健康的兴趣爱好。与家人朋友共同维护融洽的家庭气氛,和睦的夫妻、亲朋、同事、邻里关系。如遇重大生活事件,要学会疏导压力,提高心理承受能力,热爱生活,对生活充满信心。对于出现较重焦虑、抑郁症状者,要积极寻求医生帮助,接受心理治疗。

(2) 预防感染:大量研究显示银屑病与感染相关。其中链球菌感染不仅与急性点滴型、斑块型银屑病关系密切,与关节病型、脓疱型银屑病都有关。因此,换季时要注意保暖,多饮水,预防感染及咽炎的发生。如有咽痛或皮肤感染要及时就医。

(3) 避免受潮着凉:中医学认为外感风寒之邪外袭可诱发银屑病。就是说居住环境潮湿、天气寒冷易外感风寒,可使银屑病发生或加重。因此患者应尽量避免大冷大热刺激皮肤,保持居住场所通风干燥。

(4) 不破坏皮肤屏障功能:银屑病本身存在皮肤屏障功能明显受损,皮肤经水分丢失量增多,在治疗过程中不正确的护理方式也会对皮肤屏障造成再次损伤,且与疾病严重程度相关。因此患者应避免采用药物或其他方式过度治疗,使皮肤屏障功能遭到进一步破坏,并将屏障功能的修复作为治疗银屑病必

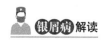

不可少的一部分。

(5) 避免物理性创伤：银屑病皮损存在同形反应，因此应避免对皮肤的搔抓、磕碰、切割、烧烫等各种损伤。

(6) 不滥用药：有些药物可能使银屑病加重，包括 β 受体阻滞药、非甾体类抗炎药、抗疟药等。患者在服用上述药物时要注意观察自身病情变化，及时调整用药。在银屑病治疗方面杜绝偏方，不急于求成，不迷信广告宣传，不盲目追求"根治"。

(7) 保持健康生活方式：工作和生活中学会劳逸结合，适度休息，不过度劳累。保持健康的饮食、运动、睡眠、卫生、排便习惯不仅对银屑病，对整个身体健康都有益，建议长期坚持。

## 356. 银屑病患者在饮食起居上应注意什么

饮食起居对银屑病的发生发展、预后复发都有重要意义。

(1) 银屑病患者皮损处有大量鳞屑脱落，鳞屑都是由大量蛋白质和脂质组成，机体的蛋白质是抗感染的物质基础，因此需要补充足量的蛋白质。建议通过食用瘦肉、蛋类、豆制品、奶制品摄取优质蛋白质及矿物质。

(2) 新鲜的蔬菜、水果、粗粮、坚果、薯类等蕴藏丰富维生素及纤维素，摄入食物的多样性可以保证人体每日所需，维持正常生理功能，也有利于银屑病的好转。

(3) 酒精、烟草及辛辣刺激性食物会加重银屑病，因此银屑病患者应忌烟、酒及辛辣刺激性食物。同时少饮浓茶及咖啡。

(4) 银屑病患者伴发高血压、2 型糖尿病、高尿酸血症、代谢综合征和肥胖等代谢相关性疾病的几率均高于健康人群。因此银屑病患者应重视此类疾病，积极干预或治疗，平时更应限制高脂、高糖、高嘌呤类食物的摄入。

(5) 为恢复皮肤屏障功能，患者应加强皮肤的保湿、滋润，给皮肤一段自我修复的时间。理想的外用皮肤屏障功能修复剂含有湿润剂、脂质及天然保湿因子，可恢复皮肤屏障功能，改善经皮水分丢失，提高银屑病治疗效果，降低复发率。

（6）纠正错误治疗行为及生活方式。不过度劳累、不熬夜、不久坐，保持心情愉快，舒缓压力，适当运动。人类在白天主要是劳动，以能量释放为主，夜晚是休息和睡眠，以利能量合成和储备。有规律的睡眠对维护健康有很大益处。睡眠不足可以使人的注意力和记忆力下降，影响新陈代谢，加速衰老。因此提高睡眠质量是预防银屑病复发的关键。

（7）患者可以听音乐、看书报、研究琴棋书画、与亲朋好友外出旅游或参加聚会。通过这些健康的文体娱乐活动，陶冶情操、修身养性。

（8）注意多饮水、保持大便通畅。每天饮 1.2~1.6L 清水，每天 1~2 次大便。一般来说，从进食至排便的时间不应超过 24~36 小时，否则肠道菌群不断分解肠道残留物，释放有害物质进入血液，因此银屑病患者应矫正便秘。

## 357. 银屑病患者不能吃海鲜吗

回答这个问题前我们先了解一下什么是"发物"。"发物"一般是指摄食后能引起旧疾复发、新疾加重的食物。中医将其归属为"忌口"的不相宜食物之类。中医的忌口相对于病症的寒热虚实，如：寒症忌寒凉生冷食物，热症时忌燥热温性食物。西医的不宜食体现在糖尿病忌食多糖物，高血压忌食多盐物等。中西医都是以疾病、症状的机制来确定忌口食物的，也称为发物。

还有一种情况，有的患者根据亲身经历，发现食用海鲜后，有时会发病，有时不会，为什么会这样？分析其中的原因，发病一方面和胃肠道是否受累有关，因为胃肠道也像皮肤一样，发病部位和程度都会改变，同时还可能与摄入量有关。另一方面和机体的基本状况有关，如当时处于热象还是寒象，是否处于免疫状态低下期等。因此，发物因病而异，具体情况具体分析很重要。也就是说，忌口不应该依据别人或自己以往的经验，而是要结合自身现在的病症。

接下来我们回答题目，海鲜属于"发物"，因此银屑病患者还是少吃为宜，最好忌口。但是上面也提到了，忌口也要结合自身当时的病症，动态分析。如果银屑病患者此时食用海鲜后银屑病病情加重或出现过敏反应，那么近期就应忌食

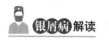

海鲜。有些患者长期习惯性食用海鲜,病情也未随之加重,则可以适当食用。

## 358. 银屑病患者需要严格忌口吗

饮食方面银屑病患者是要多加注意,一些食物需要忌口,但是切忌盲目忌口。根据个人情况,因人而异,因时而异,试验性的食用后观察病情变化而定。另外,油炸、煎炒及各种炒货会助火生风,如烤鸭、烟熏鱼肉、花生、瓜子等最好忌食。总之,食物总体以清淡为主,低盐、低脂、低糖、低嘌呤,不要长期食用太过油腻、调料过重、烧烤、油炸或腌制食物。因为长期食用高脂肪、高胆固醇的动物性肉类食物不利于银屑病恢复。应选择当季新鲜食材,采用清蒸或煮沸的方式,尽量保留营养成分。

## 359. 吸烟对银屑病有影响吗

众所周知,吸烟有害健康,吸烟几乎对人体各个系统都有损害,对健康有百害而无一利。吸烟在银屑病发病中起着重要作用。吸烟可以增加银屑病发病风险,加重银屑病病情,降低治疗效果。吸烟可以改变多形核细胞的形态和功能,加速中性粒细胞的分布与利用,增强其趋化性与粘附性。诱导中性粒细胞活化或产生一些过氧化物及酶类,进一步参与银屑病皮损的炎症反应,从而导致银屑病的发生与加重。有研究发现吸烟的银屑病患者,其体内外中性粒细胞趋化性明显高于不吸烟的患者。张学军教授的研究发现吸烟数量越多,银屑病的发病程度越重。也就是说每日吸烟量与银屑病发病的危险度呈正相关。

一些长期吸烟的银屑病患者经常询问医生:要不要戒烟? 答案同样是肯定的,而且越早越好。吸烟对银屑病严重程度的影响与性别有关,女性患者的影响可能更大。因此阻止年轻女性吸烟可能防治具有易感体质的银屑病患者病情的发展。吸烟与掌跖脓疱病的关联性最强,戒烟与该病的改善相关联。除此之外,戒烟虽然可能没有明显改善银屑病的作用,但为了避免更严重的身体、心理健康损害,减少心血管疾病的风险,积极戒烟很有必要。

 **360. 饮酒对银屑病有何影响**

大量研究表明酒精是诱发和加重银屑病的因素之一,银屑病严重程度与酒精摄入量具有独立相关性。大部分银屑病患者有过度饮酒史,多数患者自述本病时也认为饮酒可以引起或加重本病,尤其喝了烈性酒、黄酒或葡萄酒后,皮损在随后几天内迅速增加。而且饮酒次数及数量越多,银屑病病情程度越重。

这是因为大量酒精摄入后可抑制细胞免疫,提高有丝分裂原激发的淋巴细胞增殖并上调炎症前细胞因子,引起炎症反应。同时饮酒者对细菌清除能力下降,易发生多种感染,其中链球菌感染作为银屑病的重要诱因之一,易加剧银屑病病情。饮酒还可引发情绪精神心理问题。一些银屑病患者存在自信心下降又无力改变的心理。酒精消耗量的增加既可以是银屑病的诱因,也可以是患银屑病后的产物,最终往往会形成恶性循环,加重病情。过量饮酒同样会提高心血管疾病危险性,因此应该积极戒酒。

 **361. 银屑病患者为何要预防感冒及感染? 如何预防**

研究显示,有1/3的初发银屑病皮疹是在急性感染的情况下发生的。成人患者中,感染因素占8.3%~28.4%,多为咽喉痛和扁桃体炎。儿童中感染作为诱因的占11.7%,其中10岁以下占59.6%,以感冒居多。链球菌感染上呼吸道,引起扁桃体炎、感冒、气管炎,不仅是银屑病触发因素,也是银屑病复发和加重的重要因素。皮损局部金黄色葡萄球菌感染也可诱发银屑病。因此银屑病患者应注意预防感冒及局部皮肤感染。天气寒冷时注意保暖,穿戴保暖衣物,室内采取取暖措施,多喝温水。讲究个人卫生,不搔抓、不搓洗皮肤。如有感冒、咽痛、局部皮肤破溃或感染应积极用药,控制感染。

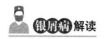

## 362. 银屑病患者如何涂药

银屑病外用药的用量可以根据指尖单位来衡量。一个指尖单位是指从标准包装软膏(管径为 5mm)挤到成人一个指尖的外用药剂量。一个指尖是指从示指指尖到第一指间关节的长度。一个指尖单位大约为 0.5g 软膏,可以涂两个手掌大小面积,也就是人体体表面积的 2%。各部位对应的体表面积为:面颈部占 5%,躯干前后(包括臀部)占 28%,单上肢占 5%,单手(反正面)占 2%,单腿占 12%,单足占 4%。据此可以大致确定使用药膏的用量。

当鳞屑不多时涂药前没有要求必须清洗皮肤,可以直接涂药。鳞屑较多时可以先软化并清除鳞屑再涂药,以利药物更好的发挥效用。洗澡可以去除鳞屑,但不要刻意撕除鳞屑。浸泡可以帮助软化鳞屑,利用滚动的水浸泡鳞屑,可使鳞屑更易清除。洗澡无效时可以使用软化剂软化鳞屑,软化剂包括:水杨酸、尿素、乳酸或酚等活性成分。施用软化剂后,按照处方时间保留软化剂(有时为整个夜间),之后用水清将松软的鳞屑清洗掉。夜间应用软化剂后,可以戴上浴帽防止一些不必要的麻烦。

对于头皮较大的鳞片,通常应用圆的或密齿梳或刷子类清除鳞片。最好的办法是:使用梳子温柔做圆周运动,梳子需要平坦的接触鳞片,一旦鳞片松软了即可使用洗发水洗去鳞片。注意在清除鳞片时切忌太用力,太用力可能损伤皮肤导致感染,甚至脱发。如果药物加重了皮损或刺激了头皮,可以使用单纯的油剂和水直接刺激消退。鳞屑清除后要严格护理并进行局部调理避免继发不良反应。用药时注意保护耳朵和眼睛。在使用药物或洗发露前,最好先用涂着凡士林的棉球塞住耳朵。类似于地蒽酚及他扎罗汀类药物对于耳后皮肤具有刺激性,在用药前要注意应用一层薄薄的凡士林覆盖这些区域加以保护。注意避免任何药物弄到眼睛里。用药后可以用浴帽、塑料膜/袋、毛巾等包裹,包裹不仅可以加强药效还可以保护枕头、衣服、家具等不受药物及油剂污染。为避免污染,可以用多层毛巾缝制一个治疗专用枕头。

一般的银屑病外用药物副作用很小,直接用手指涂药即可,涂药后再洗手。药膏涂到皮肤上后以画圈的方式轻揉,直至皮肤上看不到残留药膏为止,随后可以直接穿衣服。涂药后注意观察,若发现皮肤明显红肿或痒痛,应立即停药或遵医嘱。在银屑病进行期,皮损炎症明显时不宜使用刺激性强的外用药物。当皮损广泛时应分区涂药,防止因为吸收过多引起中毒。刺激性较大的药物,不能用于面部,也不能靠近黏膜部位;有感染时应先控制感染,有渗出时应按急性或亚急性皮炎处理。

大多数银屑病外用药使用次数是一天两次,就是早晚各涂一次。部分特殊药物,如他扎罗汀,用药后要求避光,晚上睡前用一次。卡泊三醇与光疗联合应用时,注意光疗前 2 小时或光疗后 2 小时再使用卡泊三醇。头皮银屑病外用卡泊三醇搽剂方法如下:用药前先用温水去除厚鳞屑。头后仰,避免药液流到脸上。将头发分开,将药物直接涂于头皮上,一滴药液约覆盖一张邮票大小面积。间隔 1cm 处再次分开头发涂药。用完药,洗手。

## 363. 银屑病患者需要每天洗澡吗

洗澡是银屑病皮肤护理中的重要组成部分,既能滋润皮肤,又能除去皮肤表面的污垢和鳞屑。如果有条件,银屑病患者宜每天洗澡。如果坚持每天洗澡 1~2 次,每次 20~40 分钟,与使用同样药物治疗而不洗澡的患者相比,治愈时间明显缩短。另外,如能进行浸浴或浴疗就更有利于病情恢复了。浴疗有很多种,如温泉浴 / 矿泉浴、药浴(常用花椒、枯矾、侧柏叶、核桃叶等多种药物)、硫黄浴、糠浴、焦油浴、海水浴等。温泉浴是指用含有微量元素的矿物质温泉水浸浴、擦浴或淋浴。温度通常在 36~38℃,每次 10~20 分钟。温泉是一种自然疗法,大部分化学物质沉淀在皮肤上,可改善皮肤酸碱度,刺激神经、内分泌及免疫系统。温泉浴可去除鳞屑,有利于外用药物的吸收,增加紫外线的治疗作用。

## 364. 头皮银屑病患者需要每天洗头吗

头皮银屑病患者可以每天洗澡,也可以将洗头频率控制在 4~7 次 / 周。头

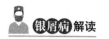

皮是发生银屑病最常见的部位。有 65.7% 的银屑病患者会有头皮症状,46.9% 的患者初发部位就是头皮。因此头皮护理十分重要。每天洗头对头皮银屑病患者很有好处。患者应经常剪指甲,洗头时用指腹轻轻按摩头皮,促进血液循环,避免指甲挠破头皮造成皮肤感染或发生同形反应。除医生推荐的药物洗发水外,可使用温和、中性、刺激性小的普通洗发水,帮助头皮恢复自然平衡状态。洗发水洗发后,记得使用护发素以保持头皮湿润。干发时动作轻柔,避免抓挠斑块,注意彻底擦干耳后和耳垂正反面。不要使用电吹风最热档,不要使用卷发棒或卷发器,避免拉扯头皮。

在发型方面,银屑病患者最好避免逆梳、马尾绑得太紧等加重头皮负担的发型。建议不要戴发巾、头巾及帽子,因为阳光照射有助于疾病治疗。让头发、耳朵暴露在空气和阳光中。如果头皮上的斑块比较严重,短发造型可能更舒服和方便。如果头皮银屑病发作,在斑块愈合之前最好不要烫发、染发。

## 365. 银屑病患者应如何正确沐浴

洗澡前不饥饿或过饱,剧烈运动或大汗后不要立即洗澡。关节病型银屑病患者或老年患者可以在浴室放个凳子,采取坐式沐浴比较安全。条件允许时,浸浴效果最好,如果没有条件淋浴一样可以起到清洁作用。洗澡水不宜太烫,水温 35~39℃,时间为 15~30 分钟。根据皮损的类型选择具体水温,寻常型进行期及红皮病型、脓疱型皮损,不宜接受过强刺激,水温宜低些;静止期皮损,特别是明显增厚的斑块型皮损水温可高一些。洗澡应选用刺激性小的沐浴产品,最好具有滋润保湿作用的沐浴乳或香皂。洗澡过程中不应过度搔抓或使用浴巾搓擦皮损,更不要揭皮,以免继发皮肤感染或过度刺激皮损。洗澡后皮损部位用清洁的毛巾拍干或蘸干,而不是擦干。洗澡后必须立即应用滋润皮肤的油、脂等护肤品,最好在沐浴拍干后 3 分钟内涂润肤剂或银屑病外用药,防止皮肤干燥。护肤品的选择根据情况,一般白天用水包油的乳液,晚上用油包水的霜剂或软膏,后者的保湿效果要持久一些。贴身衣服要选用纯棉柔软的,最好洗涤后日晒晾干。

**366.** 江湖游医包治银屑病可信吗

不可信。由于银屑病的慢性病程导致一些患者四处投医。江湖游医抓住这种急于求成的心态,打着"包治"的旗号吸引患者。

首先,这些江湖游医可能根本就不具备医生资格,没有接受过正规医学教育,纯粹是以赚钱为目的欺骗患者。其次,他们卖出的药物往往成分不明,毫无安全性可言,经常出现服药时效果显著,停药后病情加重的情况,严重时甚至危及患者生命。另外,正规医院的医生都清楚,其实银屑病与许多疾病如高血压、糖尿病一样,没有"包治""除根"或"去根"的说法,目前只能控制,不能"根治"。但有些人要问了,有些银屑病患者皮损消退后可能不再复发,有的几年才复发一次,病情并不加重,这不就是"根治"吗?其实不然。这些现象与个人的病情有关,与治疗无关。也就是说是综合了天时地利人和各个方面,机体自行出现了未复发的表现。

因此,对于打着"包治"这样口号的机构或个人,患者一定要擦亮眼睛,保持清醒,敬而远之。

 **367.** 显效特别快、疗效特别好的药物可信吗

不可信。因为银屑病慢性易复发的特点,医生会根据病情选用有效而无副作用或副作用小的治疗方案,一般需要一段时间才能起效,疗效也不是以消退得"干干净净"为目标。但有些来自非正规医院的药物,号称显效快、疗效好,吸引着银屑病患者去购买。皮肤科医生经常会遇到一些治病心切的银屑病患者,为追求速效,使用了这类药物后皮疹迅速消退,患者当时非常满意,但停药后病情立刻复发,导致患者不敢停药,长期维持,时间久了全身各重要系统出现严重副作用。还有些患者停药后病情较之前明显加重,由寻常型银屑病变为更重的红皮病型或脓疱型银屑病,甚至危及生命。其实这些药物并不神秘,往往是添加了免疫抑制剂或糖皮质激素,是它们在发挥作用。

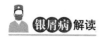

这类药物的虚假宣传常采用如下伎俩：①盗用高科技术语，如基因治疗、纳米技术等；②夸大治疗效果，如根治、速效；③缩小毒副作用，如"纯中药制剂"、绝无毒副作用等。因此对于这类宣传广告，或来路不明、成分不确定的药物一定要慎重、慎重、再慎重！这就是我们反复强调的大部分重症银屑病都是医源性的。所以正规治疗是多么至关重要！患者要相信正规医院，相信正规医生！

## 368. 民间的偏方、土方可信吗

不可信。我国自古就有关于银屑病的记载，因此长久以来，民间流传了大量偏方、土方。我们目前使用的治疗方法是全世界多少代辛勤的医学、科技工作者们利用科学的方法通过动物实验、临床观察等大规模的实验过程摸索出来的宝贵经验。而且银屑病治疗过程中要经常复诊沟通，以便医生评估疗效、监测副作用，随时指导治疗，调整用药。民间的偏方、土方并没有进行这些长期跟踪和统计学分析，使用过程中身体出现了哪些副作用也不得而知，所以还是抱着谨慎、怀疑的态度看待它们，不要在自己身上试用，以免出现意想不到的不良反应。

58检